新・精神保健福祉士シリーズ **2**

現代の精神保健の課題と支援

福祉臨床シリーズ編集委員会編

責任編集＝ 岡﨑直人・長坂和則・山本由紀

弘文堂

はじめに

　本書は2021（令和3）年度より順次導入されている新しい精神保健福祉士の養成カリキュラムに準拠しながら、現代の精神保健分野の動向と課題について学ぶテキストです。

　旧カリキュラムでは「精神保健の課題と支援」という科目名でしたが、新カリキュラムでは「現代の精神保健の課題と支援」とされました。それは精神保健福祉士を取り巻く現代社会の環境の変化によって、精神保健福祉士の果たす役割が拡大し、精神障害者に対する支援だけではなく、メンタルヘルスの課題を抱える人たちへの支援が求められているためです。

　日本では2020（令和2）年に始まった新型コロナウイルスのパンデミックによって、社会は目まぐるしく変化し、精神保健の分野では従来の課題に加えて、新たな課題も出現しました。その中では、精神保健の保持や増進への支援の重要性が増し、精神障害の発生予防のための支援も引き続き求められています。コロナ禍の社会の活動が制限を受ける中で、精神保健分野の専門機関や関係職種の役割や連携方法についても、見直しと新たな理解が必要とされました。

　そのため、精神保健の基本的考え方の理解だけでなく、現代社会における精神保健のさまざまな課題を、医療（病院・診療所など）、福祉（障害福祉サービス等事業所など）、保健（行政など）から、教育、司法（更生保護施設、刑務所など）や産業・労働（ハローワーク、EAP、一般企業など）という生活環境ごとに理解し、そこでの精神保健福祉士の役割について学ぶ必要があります。

　さらに、コロナ禍のため一時的な行き来の中断はあったものの、オンラインによる国内外との交流はかえって促進された側面があり、世界は狭くなりました。この科目では、国際的な視点も身につけていただくために、国際連合の精神保健活動や諸外国における精神保健の現状と対策についても学びます。

　次に全体の流れの把握のために、各章について簡単に触れていきます。

　序章「人と環境と精神保健」では、ソーシャルワークの基礎理論のひとつである人間生態学（ヒューマンエコロジー）を理解し、人と環境の相互作用という大切な視点や精神的健康の概念について学びます。

　第1章「現代の精神保健分野の動向と基本的考え方」では、精神保健の歴史や精神保健活動についての概説に続いて、欠かしてはならない視点として、心的外傷（トラウマ）の影響や嗜癖についても取り上げます。

第2章「家族に関連する精神保健の課題と支援」では、家族間暴力、出産・育児、思春期・青年期、介護、ひきこもり、グリーフケアなど家族のライフサイクルと関係する精神保健の諸課題について学びます。

　第3章「精神保健の視点から見た学校教育の課題とアプローチ」では、いじめや不登校など学校教育における精神保健の課題や教員の精神保健について学び、スクールソーシャルワーカーの役割について理解を深めます。

　第4章「精神保健の視点から見た勤労者の課題とアプローチ」では、現代日本の労働環境について知り、ハラスメント、過重労働とメンタルヘルス不調、過労自殺などについて学びます。また、復職支援についても、取り上げています。

　第5章「精神保健の視点から見た現代社会の課題とアプローチ」では、災害、犯罪被害、自殺予防、身体疾患、貧困、社会的孤立、ジェンダーとLGBT、異文化、反復違法行為、高齢化など、現代社会の諸課題と精神保健について、幅広く学びます。

　第6章「精神保健に関する発生予防と対策」では、精神保健の予防について触れ、アルコール・薬物・ギャンブルなどの依存症、うつ病と自殺予防、虐待予防、認知症、ひきこもり、発達障害、災害時の精神保健など、精神保健福祉士が取り組む諸課題についての理解と支援についての習得を目指します。さらに、援助者自身の精神保健についても重要であるので特に一節を加えました。

　第7章「地域精神保健に関する偏見・差別等の課題」では、地域で働く際に必要な関係法規についての知識や人材育成について述べ、精神保健における偏見についても理解を深めます。

　第8章「精神保健に関する専門職種と国、都道府県、市町村、団体等の役割および連携」では、やはり地域で働く際に必要な他の専門職種への理解や連携する際に不可欠な行政機関、各種団体、セルフヘルプグループについての理解と精神保健福祉士の役割について学びます。

　第9章「諸外国の精神保健活動の現状および対策」では、世界の精神保健の実情やWHOなどの国際機関や団体の活動についての知識を広げます。

　広範な領域を含む科目ですが、皆さんが広く深く学び、豊かな知識と心を持つ精神保健福祉士となることを願いつつ、テキストを作成しました。

　最後に、ご多忙の中を分担執筆していただきました先生方に対して、感謝を述べさせていただきます。

2022年11月

責任編者を代表して　岡﨑直人

目次

第8章　精神保健に関する専門職種と国、都道府県、市町村、団体等の役割および連携 219

現代の精神保健の課題と支援 (60時間)〈2021年度からのシラバスと本書との対応表〉

シラバスの内容　ねらい
①現代の精神保健分野の動向と課題を理解する。
②精神保健の基本的考え方を理解する。
③現代社会における精神保健の諸課題の実際を生活環境ごとに理解し、精神保健福祉士の役割について理解する。
④精神保健の保持・増進と発生予防のための支援及び専門機関や関係職種の役割と連携について理解する。
⑤国際連合の精神保健活動や他の国々における精神保健の現状と対策について理解する。

教育に含むべき事項	想定される教育内容の例		本書との対応
大項目	中項目	小項目 （例示）	
①現代の精神保健分野の動向と基本的考え方	1 精神保健の動向	● 衛生行政報告例、地域保健・健康増進事業報告 ● 受療率に見る課題（受療格差と受療バリア、受療までの期間（DUI）と受療促進）	第1章1節
	2 精神保健活動の三つの対象	● 支持的精神保健 ● 積極的精神保健 ● 総合的精神保健	第1章2節
	3 精神の健康に関する心的態度	● 否認、受容、回復	第1章3節
	4 生活と嗜癖	● 自己治療説 ● 依存症	第1章5節
②家族に関連する精神保健の課題と支援	1 家族関係における暴力と精神保健	● DV	第2章1節
	2 出産・育児をめぐる精神保健	● 育児困難、子育て不安 ● 児童虐待 ● 発達障害と療育をめぐる精神保健	第2章2節
	3 介護をめぐる精神保健	● ケアラー ● 不適切ケア ● 高齢者虐待	第2章4節
	4 社会的ひきこもりをめぐる精神保健		第2章5節
	5 家族関係の課題	● 支配・被支配、依存・共依存関係 ● 家族問題を相談する機関	第2章6節
	6 グリーフケア	● 死別経験と喪失経験 ● 複雑性悲嘆	第2章7節
	7 精神保健支援を担う機関		第2章8節
③精神保健の視点から見た学校教育の課題とアプローチ	1 学校教育における精神保健的課題	● いじめ、学校における暴力、自殺・不登校、学級崩壊、非行問題	第3章1節
	2 教員の精神保健	● 燃え尽き症候群	第3章2節
	3 関与する専門職と関係法規	● 学校保健安全法 ● いじめ防止対策推進法	第3章3節
	4 スクールソーシャルワーカーの役割		第3章4節
	5 学校精神保健にかかわる社会資源		第3章5節

教育に含むべき事項	想定される教育内容の例		本書との対応
大項目	中項目	小項目（例示）	
④精神保健の視点から見た勤労者の課題とアプローチ	1 現代日本の労働環境	●過労働と過労自殺	第4章1節
	2 産業精神保健とその対策	●ストレスチェックと職場環境改善 ●職場復帰支援	第4章2節
	3 職場のメンタルヘルスのための相談	●ハラスメント相談 ●従業員援助プログラム（EAP） ●企業内保健相談活動	第4章3節
	4 職場内の問題を解決するための機関及び関係法規	●労働基準法 ●労働安全衛生法	第4章4節
⑤精神保健の視点から見た現代社会の課題とアプローチ	1 災害被災者の精神保健	●こころのケアチーム ●支援者のケア ●DPAT	第5章1節
	2 犯罪被害者の支援		第5章2節
	3 自殺予防	●ゲートキーパー ●自傷行為、自殺未遂、自死遺族	第5章3節
	4 身体疾患に伴う精神保健		第5章4節
	5 貧困問題と精神保健	●貧困とストレス ●新たな貧困問題（子どもや女性）に伴う精神保健	第5章5節
	6 社会的孤立	●ホームレスと精神保健 ●セルフネグレクト	第5章6節
	7 LGBTと精神保健		第5章7節
	8 他文化に接することで生じる精神保健上の問題	●異文化ストレス ●文化差に配慮した支援	第5章8節
	9 反復違法行為と精神保健	●違法薬物使用・盗癖・性加害・放火・ストーカー行為の反復 ●司法領域との連携	第5章9節
⑥精神保健に関する発生予防と対策	1 精神保健の予防の考え方		第6章1節
	2 アルコール問題に対する対策	●社会問題としての依存症対策 ●個人及び家族への依存症対策（家族相談・減酒支援・受療支援） ●SBIRTS	第6章2節
	3 薬物依存対策	●薬物乱用防止教育 ●ハームリダクション	第6章3節
	4 ギャンブル等依存対策	●多重債務、貧困、虐待、自殺、犯罪等の関連問題に関する施策との連携	第6章4節
	5 うつ病と自殺防止対策	●ゲートキーパー	第6章5節
	6 子育て支援と暴力、虐待予防	●親教育 ●子育て中の親支援グループ ●思春期の親グループ	第6章6節
	7 認知症高齢者に対する対策	●介護家族支援	第6章7節
	8 社会的ひきこもりに対する対策	●世代別関連問題	第6章9節
	9 災害時の精神保健に対する対策		第6章10節

教育に含むべき事項	想定される教育内容の例		本書との対応
大項目	中項目	小項目（例示）	
⑦地域精神保健に関する偏見・差別等の課題	1 関係法規	●地域保健法 ●母子保健法	第7章1節
	2 精神保健に関わる人材育成		第7章2節
	3 精神保健における偏見	●古典的偏見 ●制御可能型偏見	第7章3節
⑧精神保健に関する専門職種（保健師等）と国、都道府県、市町村、団体等の役割及び連携	1 国の機関とその役割		第8章1節
	2 精神保健に関係する法規		第8章2節
	3 保健師等の役割と連携		第8章4節
	4 地域精神保健に係わる行政機関の役割及び連携	●精神保健福祉センター、保健所、市町村（保健センター）	第8章3節
	5 学会や啓発団体	●いのちの電話 ●日本精神衛生会	第8章5節
	6 セルフヘルプグループと地域精神保健を課題とした市民団体	●家族会、当事者の会 ●市民団体	第8章6節
⑨諸外国の精神保健活動の現状及び対策	1 世界の精神保健の実情	●障害調整生命年（DALY）	第9章1、2節
	2 WHOなどの国際機関の活動	●基本10原則 ●アルコールの有害な使用を低減するための世界戦略決議	第9章2節
	3 諸外国の精神保健医療の実情		第9章3節

注）この対応表は、厚生労働省が発表したシラバスの内容が、本書のどの章・節で扱われているかを示しています。
　　全体にかかわる項目については、「本書との対応」欄には挙げていません。
　　「想定される教育内容の例」で挙げられていない重要項目については、独自の視点で盛り込んであります。目次や索引でご確認ください。

序章 人と環境と精神保健

「精神保健」は、個人的な要因だけではなく環境的要因が大きく関連している。また、人間が生まれてから死ぬまでの時間的広がりと、生活する空間の広がりとも関連している。本章は、生態学的ソーシャルワークが介入対象とする「人と環境との相互作用」が、そのまま精神保健の問題であることを理解する。

1

「精神保健」の概念を、ICF（国際生活機能分類）の視点、生態学的視点から捉え直し、個人因子、環境因子、生活因子等の全体関連の中に位置づけられることを理解する。

2

「精神的健康」の概念を、人間の環境形成の営み（個人にとっては成長の営み）および人と環境との「適合」（adaptation）と関連づけて理解する。

3

精神保健のために必要な環境に配慮した条件を確認し、「滋養豊かな環境」についてのイメージを描く。

4

精神保健問題を、人と環境の「不適合」によってもたらされる「生活ストレス」として理解し直す。

A.「精神保健」の概念

WHO の定義によると、健康とは単に疾患が存在しないことを意味するのではなく、「身体的・精神的・社会的によりよい状態（ウェルビーイング）となること」を意味している。さらに、「可能な限り最高水準の健康に到達すること」は、「すべての人類に賦与された基本的人権の一つである」としている。この健康の定義を精神的健康に応用すると、精神保健とは、「精神疾患や情緒の障害でないというだけではなく、人が心理的にも、身体的・社会的にもよりよい状態となるための諸活動」と定義できる。

WHO が 2001 年に採択した「**国際生活機能分類（ICF）**」によると、健康状態は、生活機能（心身機能・身体構造および活動と参加）と背景因子（環境因子と個人因子）との複雑でダイナミックな相互作用の要因の１つとして位置づけられている（**図 序-1-1** 参照）。

図 序-1-1　ICF、生活機能と障害の過程―構成要素間の相互作用

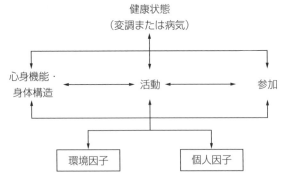

出典）世界保健機関（WHO）／障害者福祉研究会編『ICF 国際生活機能分類―国際障害分類改定版』中央法規出版，2003，p.17.

B. 人間生態学から見た精神保健

[1] 人間生態学のアイデア

精神保健問題は、人間の人生（時間）と生活空間の広がりの中で生起している。それらを統合的に見る視点として最適なものが**人間生態学**（ヒュ

WHO
World Health
Organization
世界保健機関。

WHO の定義
1948 年発効の世界保健機関（WHO）憲章より抜粋。

国際生活機能分類（ICF）
International
Classification of
Functioning, Disability
and Health

健康状態
ある個人の健康状態とは、単に疾病や障害があるか否かだけではなく、その人なりの個人因子（年齢、性別、人種、ライフスタイル、教育、職業、困難への対処法、行動様式、性格、心理的資質）と環境因子（身近な環境および社会文化的環境）とのかかわりの下で、その人がどのような人生を送っているかによって異なってくるといえる。

人間生態学（ヒューマンエコロジー）
human ecology
生物学をモデルにして、人間と環境との関係を研究する実証科学。現在では、ソーシャルワークの基礎理論の１つとなっている。

ーマンエコロジー）の理論である。人間生態学とは、人間も生物界と同じように、環境との間に相互的な関係をもちながら生息しているというアイデアである。したがって、このアイデアからいえば、人間にとってよりよい状態は、環境との調和的な相互関係が維持されているか否かにかかっている。

　環境は、人間的環境、社会環境および自然環境（人工物も含む自然法則によって形成される環境）に分類されているが、人と環境との不調和の1つの表れとして精神保健問題が生じると考えることができる。

[2]「生活」の概念

　人間生態学的ソーシャルワーク理論によれば、人と環境とが相互にやり取りし、お互いに影響を与え合う場を「**生活**」と呼んでいる（図 序-1-2参照）。人は、それぞれ異なった遺伝的素質をもって生まれてくるが、人生の最早期から外界とのやり取り（**交互作用**）をしながら生きている。そうして、人は環境に適合するように自らを作り変えながら、その外界の一部を素材として自らの環境を形成し続けていくのである[1]。この環境形成の営みは、人間の生涯を通して続けられる。

　人間生態学では、人と環境との**接触面**を「生活」と定義している。生活には、生まれてから死ぬまでの間の時間的広がりと、家庭、地域、自然環境などの空間的広がりとが存在している。

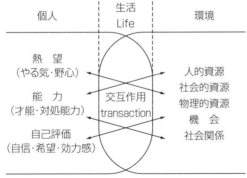

図 序-1-2　人と環境との交互作用

[3]「生活」と精神保健

　このように考えると、精神保健活動は、人間生態学でいう「生活」の場面で展開されていると理解できるであろう。

　人間生態学によると、人間にとって「よりよい状態」とは、「生活」の場で、人と環境との複雑な交互作用が円滑に行われ、人と環境とがともに

生活
life
「生活」の概念には、①生命活動、②日々の暮らし、③人生などの意味が含まれている。

交互作用
transaction
交互に作用することでお互いに変化するやり取りのことを意味している。

接触面
interface

複雑な交互作用
人間の生活を形作る各要素間の複雑な交互作用の結果、あるいは要因の1つとして健康状態を捉えるICFのモデルと、人間生態学の考え方は、ほぼ同じ現象を言い表していると思われる。人間生態学には、時間の概念が加わる。

変化することによって、個人と環境とがともに「適合」している状態を意味する。したがって、身体的・精神的健康が脅かされる状況とは、個人と環境との交互作用に、何らかの阻害要因が働き、個人と環境との関係がうまくいかなくなった状態であると考えることができる。

C. 主体的環境形成者としての人間

［1］「外界」と「環境」との区別

　人間生態学的視点の特徴は、人間を単に生態システムの構成要素とみるだけではなく、「主体的環境形成者」とみなす点にある。このことを説明するために、岡田真は、人間生態学の論者であるジャーメインの理論を引用しながら、「環境」と「外界」とを区別して用いるべきであると主張した[2]。「外界」とは、人が生まれる前から存在し、個人の営みとは無関係に存在し続ける「所与の環境」のことを指している。人間は、その外界の一部に働きかけ、それを加工して「環境」に作り直しながら生きているとの主張である。岡田によると、「環境」とは、個人が外界の人や物とやり取りをすることによって個別に作り上げた「世界」を意味している。

ジャーメイン
Germain, Carel B.
1916-1995

［2］人間の環境形成

　近年は、乳幼児に備わった生得的能力が見直されているが、乳幼児は、周囲の環境に適応し、積極的に養育者との関係を形成しようとする本能が備わっている。赤ちゃんの微笑、養育者への反応を通して、養育者は育児に没頭する気持ちが引き出される。このようにして乳幼児と養育者の関係が形成されるが、見方を変えると、赤ちゃんが養育者に働きかけることによって、「快く世話を受けられる環境」を形成しているのである。これが人間の環境形成の第一歩であろう。

　このような環境形成の営みは、生涯にわたって続き、各年齢に対応した生活課題に対応して、個別に環境は作り変えられるものである。逆に、その営みが滞り、「固定した環境」に人が縛られてしまうとすれば、人間の人格的発展はそこで止まってしまうことになる。

乳幼児に備わった能力
安川美杉『赤ちゃん—成長の不思議な道のり』[3]などで、新生児の強力な適応能力が紹介されている。

［3］環境形成と人格形成

　人間の主体的環境形成の営みと、人間の人格形成過程とは、同じ現象の裏と表の関係である。岡田によれば、環境形成の営みとは、人が環境に働きかけて環境を変化させるプロセスであるが、それは同時に、環境からの影響によって自らが変化するプロセスでもある。

　乳幼児は、養育者との親密なやり取りを基盤として自己を形成し、他者を思いやる能力を獲得し、やがて、集団に適応できる技能を身につけていく。それらは、環境からの刺激によって、自らを形成し、環境への適応能力を発展させていくプロセスである。それが人格形成の営みである。

　人間の環境形成の阻害要因は、怒りや恨み、嫉妬や僻み（ひが）などの些細なものであっても、長い間それらが放置されると、環境との悪循環が固定化し、重大な精神保健問題として人生の節目に顕在化することが少なくない。

2. 人間生態学における精神的健康概念

A. 精神的健康の指標

[1] 精神的健康の心理的指標

　国際生活機能分類（ICF）や人間生態学的な視点から見ると、精神的健康は相対的なものである。精神的健康と不健康あるいは精神疾患との間の境界は不鮮明であり、各要因間の相互作用（生態学では交互作用）によって便宜的に境界が設定されていることになる。

　一方、自分が健康であるか否かの主観的指標が存在している。半世紀前の 1950 年代、**ヤホダ**は、S. フロイト、E. フロム、E. H. エリクソン、G. W. オルポート、A. H. マズロー、C. R. ロジャーズなどのよく知られた心理学的理論を検討し、精神的健康についての心理的指標を「自己受容」「自己実現」「自己の統合」「自律」「現実認識」「環境支配」の 6 項目にまとめている。

[2] 主観的・価値的側面が人と環境の交互作用に与える意義

　この精神的健康に関する主観的感覚は、人間が希望をもって力強く生きていくための動機づけとしてとても重要な感覚である。

　その重要さについて、精神障害者の当事者運動の中から生まれた「リカバリー」の運動が教えてくれる。リカバリーについての最近の考え方は、「病気や健康状態の如何にかかわらず、希望を抱き、自分の能力を発揮して、自ら選択できるという主観的な構えや志向性を意味する」[4]というものであり、「健全さと意思」の感覚の再構築の過程である。再構築された「健全さと意思」は、まさに精神的健康の心理的指標と、かなり重なるも

ヤホダ
Jahoda, Marie
1907-2001
オーストリア出身の社会心理学者。1980 年代の終わり頃まで、「精神保健」と銘打つ教科書には、必ずといっていいほど引用されていた。

精神的健康
精神的健康の感覚とは、自分は自分であり（自己の統合）、他者とは異なった存在であり、自己責任があり（自律）、生きていく価値をもっており（自己受容）、限界はあるが（現実認識）、人を助け、世の中を改善する（環境支配）ことによって、自己実現できるという感覚である。この感覚が精神的健康を意味しているのである。

リカバリー
recovery
「回復」と訳されるが、病気が治癒するとは別の概念であり、病気があってもなくとも、自分の人生を再構築するという意味で使われている。

のである。リカバリーについての実証的研究は多くはないが、リカバリー運動は、従来の専門家中心の精神保健活動では成し得なかった、人間の主体性の回復や社会システムの変革という成果を挙げている。

[3] 精神的健康の内容

ジャーメインの人間生態学では、環境とのよりよい交互作用を行う人間の側の能力を「**対処能力**」と呼んでいる。人間の対処能力は、「関係性」「力量」「自己管理・自律性」「自己評価」の4つの要因のバランスによって成立しており、ヤホダの心理的指標と類似している。「**関係性**」とは、お互いを尊重しながら共存できる関係のパターンを意味しており、「**力量**」とは、環境に働きかける動機と実行力とを意味する。「**自己管理・自律性**」とは、自分を統制しながら自己決定していく力を意味し、「**自己評価**」とは、自己受容と自尊感情に基づいた「自己概念」を形成し維持する力であり、アイデンティティと同義である[5]。

人間生態学から精神的健康の意味を表現すると、「人と環境とのよりよい適合を形成できる人間の状態」ということができる。ここでいう「適合」とは、「人間が物理的・社会的環境を作ったり、逆に環境によって作られたりする交互作用的なプロセス」[5]と定義されている。つまり、環境に働きかけ、環境の質を高めるように変革（環境支配）しながら、自らも変化（人格形成）し、全体の生態系が保たれている状態を指している。人間の対処能力は、環境の側の反応がよければ強化され、その逆であれば弱体化する。したがって、主観的健康の指標は、環境の側の応答性との関連で評価されるものである。人間の「対処能力」は、環境との「適合」を形成する潜在的な能力であるが、この潜在能力を発達させるのは「**環境的滋養**」である。

B. 現代社会と精神保健問題

[1] 身近な精神保健問題

家族、学校、職場、地域社会など、個人にとって身近な環境における人間生態学的問題は、相互に関連しており、個人の精神保健に直結する諸問題である。また、身近な環境における人間生態学的問題は、より大きな社会・経済・文化的な「外界」（個人が直接交互作用を行っていない環境）の諸問題と密接に関連している。

現代の高度に分業化し、都市化した社会では、一定の地域空間を越えた生活圏の拡大と、一定地域内での人と人との関係の希薄化が招来されてい

対処能力
coping ability

関係性
relatedness

力量
competence

自己管理・自律性
self-direction・
autonomy

自己評価
self-esteem

環境的滋養
environmental nutriments
物理的・精神的ニーズを充足してくれる環境の要素。

生活圏の拡大
大都市圏では、職場、住居、遊びの場が分離する傾向がある。「職・住・遊の分離」といわれるが、それぞれを交通機関で結んだ範囲が人びとの「生活圏」となっている。そのように拡大し、点と線で結ばれた地域を都市社会学では「結節地域」と呼んでいる。

る。このような地域は、安全さと快適さを失い、人びとは塀を高くして家庭の中にひきこもり、身の安全を守らなくてはいけない状況に追い込まれている。家庭は地域社会から孤立しているのである。家庭の孤立は、子どもの成長に重大な影響を与えている。

　家庭の孤立と関連して、不登校や学級崩壊の問題は、子どもと学校との交互作用のあり方に重大な問題が起きていることを示唆している。それは、家庭の養育上の問題が尾を引いているのかもしれないし、学校と親との連帯の弱さが関係しているかもしれない。また、学校が地域社会から隔絶されている環境になっているからかもしれない。むしろ、それらの問題が絡み合い、学校が、親や地域、子どもの個別なニーズに応答できる「滋養豊かな環境」として機能できなくなっているのであろう。

［2］「圧迫」と「公害」

　また、高度に組織化された社会では、「力」の不均等が起きやすい。よい条件に恵まれた職場は、力のある者から占められてくる。個性の発揮やよりよい収入の機会は、性別、年齢、国籍、社会階層、障害の有無によって不平等になりやすい。また、営利優先の活動がある限界を超えると、社会的格差、失業、貧困、保健・福祉への不充分な分配などの「**社会的公害**」が発生する。

　それにとどまらず、現代は、温暖化や自然環境の破壊などの「技術的公害」を生み出し、個人の生活だけではなく、地球の生態系が破壊される危機状況が生み出されている。

［3］精神保健の捉え方

　人間生態学では、1人の個人を、身近な環境と交互作用を繰り返し、お互いを作り変えながら自らの「生活空間」を形成する「主体的環境形成者」として描いている。人間のある時点における「生活空間」は、ジャーメインによると、①「**生活推移**」、②「**人間関係過程**」、③**環境的性質**の力動的な相互関係によって成り立っている。「人間が成長し、発達し、社会機能が発動される」のは、これらの3つの領域においてである[5]。したがって、人間の精神保健問題は、具体的にはこれらの3領域の相互関係によって説明することができる。

（1）生活推移とストレス

　乳幼児期、思春期、高齢者などの発達上の変化は、人生の歩み（生活推移）の中で避けることはできない。また就労や失業、偏見などによる社会的地位・役割の変化、災害や戦争等の危機を伴う出来事に遭遇することも

隔絶された環境
都市部の多くの小中学校は、外部からの不審者の進入から子どもたちを守るため、有刺鉄線で囲まれた要塞のような構造になっている。また、警備員の常駐する学校も存在する。これは、学校を包み込む地域自体が崩壊していることを意味しているのであろう。

「力」（power）の不均等
政治や経済の支配的集団による力の制圧をジャーメインは「圧迫」（oppression）、力の悪用と乱用により、人と環境との生態学的なバランスが崩されることを、「公害」（pollution）と呼んだ。両者とも「生活ストレス」の項目である[5]。

社会的公害
social pollution

生活推移
life transition

人間関係過程
interpersonal process

環境的性質
environmental properties

7

ある。それらの変化や出来事は、ストレスを伴い、発達の停止と退行、パニックや自殺、発病などの精神保健問題に直結する可能性がある。

（2）人間関係過程とストレス

　人と人との関係は、人生の喜びの源泉であると同時にストレスの源でもある。夫婦、友人、家族、集団、社会的ネットワーク、組織での関係のあり方（関係性）が、精神保健問題の発生とその解決とに関連している。

（3）環境的性質とストレス

　精神保健政策、サービス制度、人的・物的資源の有無など、社会的環境と物理的な環境の両方を含んでいる。

　生活推移と人間関係過程は、人間が生きている限り、必然的に生起するものである。生活推移におけるストレスは、人間関係過程において解決できる場合があるかもしれないし、環境的性質によって緩和されるかもしれない。逆に、あまりにも劣悪な環境的性質は、それだけで大きなストレスになる。それぞれの領域におけるストレスが、精神保健問題として「事例化」するか否かは、それぞれの相互関係いかんにかかっている。

注）
(1)　岡田真『ヒューマン・エコロジー―人間環境の一般理論』春秋社，1972，pp.125-126.
(2)　岡田真「ヒューマンエコロジーと社会福祉システム論Ⅱ」常盤大学人間科学部編『常磐大学人間科学部紀要　人間科学』第11巻1号，1993，p.2.
(3)　安川美杉『赤ちゃん―成長の不思議な道のり』日本放送出版協会，2007.
(4)　野中猛『精神障害リハビリテーション論―リカバリーへの道』岩崎学術出版社，2006，p.165.
(5)　ジャーメイン，C.ほか著／小島蓉子編訳『エコロジカル・ソーシャルワーク―カレル・ジャーメイン名論文集』学苑社，1992，p.108，pp.192-197，p.204.

▊理解を深めるための参考文献

● ジャーメイン，C.ほか著／小島蓉子編訳『エコロジカル・ソーシャルワーク―カレル・ジャーメイン名論文集』学苑社，1992.
　　カレル・ジャーメインの論文集。人間生態学的な援助について学ぶための必読書である。

● レーガン，M.著／前田ケイ監訳『ビレッジから学ぶリカバリーへの道―精神の病から立ち直ることを支援する』金剛出版，2005.
　　精神障害者のリカバリーについて紹介している。病気の有無にかかわりなく、精神的健康の回復が可能であることを、実感をもって伝えてくれる示唆に富んだ著書である。

第1章 現代の精神保健分野の動向と基本的考え方

近年の精神疾患患者数の増加、新型コロナウイルス感染症の影響等から、人びとの心のサポートが求められている。精神保健医療福祉の現状と対象・アプローチ法を掴み、最近注目されている心理モデル・理論、心的外傷（トラウマ）、アディクション（嗜癖）をキーワードに、メンタルヘルス対策について理解を深める。

1

精神保健医療福祉の歴史をいくつかの事件、さまざまな議論や政策的展開を通して捉え、現在の精神保健医療福祉の考え方、統計資料から分析した現状・課題について理解する。

2

これからの精神保健活動の方向性と考え方を踏まえ、精神保健活動の対象を理解し、それぞれの対象に対する精神保健活動のアプローチについて学ぶ。

3

正常心理における要求モデルを理解し、危機的状況におけるプロセスと喪失反応のモデル、障害受容におけるモデルについて考える。また、ストレスや対処（コーピング）について学ぶ。

4

心的外傷の定義や逆境的小児期体験、PTSD の症状について理解するとともに、被支援者の過去の心的外傷体験を念頭に置いた支援であるトラウマインフォームドケアについて学ぶ。

5

人の生活に棲むアディクション（嗜癖）と関連するメカニズムを理解し、アディクション（嗜癖）問題と「自己治療仮説」について学ぶ。また、その支援について理解する。

1. 精神保健医療福祉の動向

精神病者監護法
配偶者・親権者等の親族が監護義務者として精神障害者の監護を行うこととなった。精神病院の設置等は不十分で私宅監置が広く行われていた。

精神病院法
公的精神病院の設置等がうたわれたが建設は進まず、諸外国と比較して病床数も少なかった。

精神衛生法
公衆衛生の向上増進を国の責務とした日本国憲法の成立を受け、精神障害者に適切な医療・保護の機会を提供するとした。

ライシャワー事件
駐日アメリカ大使が統合失調症の少年に刺傷された事件。

精神保健法
精神障害者の人権に配慮した適正な医療及び保護の確保と、精神障害者の社会復帰の促進を図る観点から、任意入院制度・精神医療審査会の創設等を内容とした。

精神保健福祉法
精神障害者の社会復帰等のための福祉施策の充実について、法律上の位置づけが強化された。精神障害者保健福祉手帳制度の創設、社会復帰施設・事業、精神保健指定医制度の充実が図られた。

精神保健医療福祉の改革ビジョン
2004（平成16）年、「入院医療中心から地域生活中心へ」という基本方針が示され、①国民の理解の深化、②精神医療の改革、③地域生活支援の強化といった精神保健医療福祉体系の再編の達成目標が明示された。

A. 精神保健医療福祉の歴史

　人類の誕生以来、精神の病という現象は常に存在し、憑き物は代表的な精神障害であった。癲、癇（驚）、狂などの言葉も用いられていた[1]。明治初期まで、精神障害については治療のほとんどが加持祈祷であり、法的規制や支援制度もなかった。1875（明治8）年に日本で初めて精神病院が設置され、1879（明治12）年には医学校での精神病学教育が始まった。1900（明治33）年に初めての全国的法制として「**精神病者監護法**」が、1919（大正8）年に「**精神病院法**」が公布された。戦後、これら旧2法が廃止され、1950（昭和25）年に「**精神衛生法**」が公布された。1964（昭和39）年、**ライシャワー事件**が起こり、1965（昭和40）年には精神衛生法が一部改正されている。いくつかの精神科医療施設における人権侵害事件を経て、1987（昭和62）年に精神衛生法等の一部改正公布、「**精神保健法**」へ名称変更となった。1993（平成5）年に「**障害者基本法**」が成立し、1995（平成7）年「**精神保健福祉法**」として公布され、さらに2000（平成12）年「**精神保健福祉法**」が改正・施行される。「**精神保健医療福祉の改革ビジョン**」や「**障害者自立支援法**」の成立に伴い、2005（平成17）年「**精神保健福祉法**」改正があった。「**良質かつ適切な精神障害者に対する医療の提供を確保するための指針**」に基づき、2014（平成26）年に「**精神保健福祉法**」改正が行われた。2017（平成29）年の「これからの精神保健医療福祉のあり方に関する検討会」報告書にて、新たに「精神障害にも対応した地域包括ケアシステム」が示された[2]。

B. 精神障害にも対応した地域包括ケアシステム（図1-1-1）

　「精神障害にも対応した地域包括ケアシステム」とは、精神障害の有無や程度にかかわらず、誰もが安心して自分らしく暮らすことができるよう、医療、障害福祉・介護、住まい、社会参加（就労など）、地域の助け合い、普及啓発（教育など）が包括的に確保されたシステムで、高齢者の「地域包括ケアシステム」と同様に市町村を中心として構築を進めることが期待されている。「入院医療中心から地域生活中心へ」の理念を支えるもので

図 1-1-1　精神疾患にも対応した地域包括ケアシステムの構築

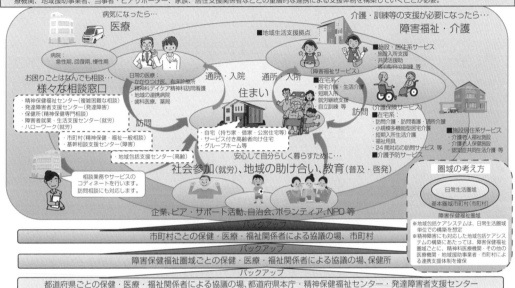

出典）厚生労働省 精神障害にも対応した地域包括ケアシステム構築支援情報ポータルウェブサイト「精神障害にも
　　　対応した地域包括ケアシステム構築のための手引き（普及版）ver.1 ―地域共生社会を目指す市区町村職員の
　　　ために（令和4年5月）」p.5下段の図を一部改変.

あり、多様な精神疾患等に対応するための土台づくりとしての基盤整備に
もつながっている。構成する要素には、大きく、「地域の助け合い・教育
（普及啓発）」「住まい」「社会参加（就労）」「保健・予防」「医療」「障害
福祉・介護」があり、これらの要素がバランスよく、その地域の特性に応
じて醸成されていくことが重要である。重層的な連携による支援体制で、
一人ひとりの困りごとなどに寄り添い、本人の意思が尊重されるよう情報
提供等やマネジメントを行う。**地域共生社会**の実現に向かっていく上では
欠かせない仕組みである [3][4]。

地域共生社会
制度・分野の枠や、「支える側」と「支えられる側」という従来の関係を超えて、人と人、人と社会のつながり、一人ひとりが生きがいや役割をもち、助け合いながら暮らしていくことのできる包摂的なコミュニティや地域社会を創るという考え方。

C. 精神保健医療福祉の現状

いくつかの統計資料から精神保健医療福祉の現状を読み解く。

図1-1-2　精神疾患を有する外来患者数の推移（疾病別内訳）

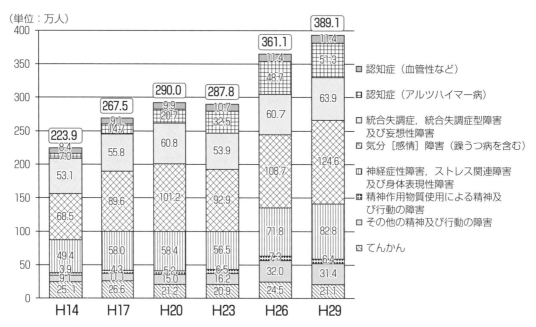

（単位：万人）

凡例：
- 認知症（血管性など）
- 認知症（アルツハイマー病）
- 統合失調症，統合失調症型障害及び妄想性障害
- 気分［感情］障害（躁うつ病を含む）
- 神経症性障害，ストレス関連障害及び身体表現性障害
- 精神作用物質使用による精神及び行動の障害
- その他の精神及び行動の障害
- てんかん

※ H23年の調査では宮城県の一部と福島県を除いている

出典）厚生労働省 精神障害にも対応した地域包括ケアシステム構築支援情報ポータルウェブサイト「精神障害にも対応した地域包括ケアシステム構築のための手引き（2020年度版）」p.6の図表5.

図1-1-3　精神疾患を有する入院患者数の推移（疾病別内訳）

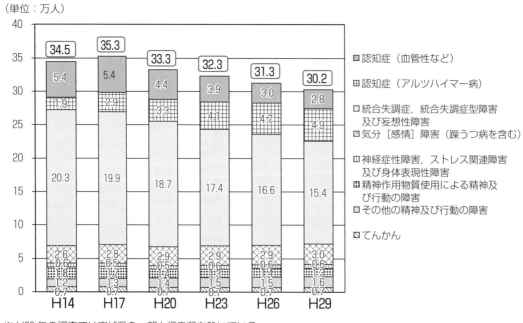

（単位：万人）

凡例：
- 認知症（血管性など）
- 認知症（アルツハイマー病）
- 統合失調症，統合失調症型障害及び妄想性障害
- 気分［感情］障害（躁うつ病を含む）
- 神経症性障害，ストレス関連障害及び身体表現性障害
- 精神作用物質使用による精神及び行動の障害
- その他の精神及び行動の障害
- てんかん

※ H23年の調査では宮城県の一部と福島県を除いている

出典）厚生労働省 精神障害にも対応した地域包括ケアシステム構築支援情報ポータルウェブサイト「精神障害にも対応した地域包括ケアシステム構築のための手引き（2020年度版）」p.7の図表7.

[1] 患者調査　2017（平成 29）年

　日本の総患者数は、約 419.3 万人（入院患者数：約 30.2 万人、外来患者数：約 389.1 万人）であった。外来患者数（図1-1-2）は増加、疾病別では「認知症」「気分［感情］障害」「神経症性障害等」が著増している。一方、入院患者数（図1-1-3）は減少傾向にある。

[2] 衛生行政報告例　2020（令和 2）年度

　措置入院患者数は 1,435 人、**一般・警察官等からの精神障害者申請通報届出数**は 2 万 5,175 件（そのうち診察を受けた者が 9,971 人）、**医療保護入院**届出数は 18 万 3,685 件で、いずれも前年度に比べ減少している。また、**精神障害者保健福祉手帳**交付台帳登載数は 118 万 269 人で、前年度に比べ増加している。

　精神保健福祉センターにおける相談延人員は 11 万 7,958 人で、相談内容別には「社会復帰」が 4 万 5,084 人、「心の健康づくり」が 1 万 3,516 人、「思春期」が 1 万 1,801 人となっている。相談延人員のうち、相談（要因）は「ひきこもり」が 2 万 2,149 人、「発達障害」が 8,783 人であった。

[3] 地域保健・健康推進事業報告書　2019（令和元）年度

　保健所および市区町村における精神保健福祉の相談等延人員について、内容として「相談」が 89 万 5,468 人、「デイ・ケア」が 6 万 4,825 人、「訪問指導」が 35 万 2,463 人、「電話相談」が 158 万 4,729 人、「メール相談」が 2 万 297 人となっている。相談内容は「社会復帰」が 24 万 6,144 人と最も多い。

[4] その他

　精神科医療機関数、在院期間、退院率、平均生活日数、病床数、障害福祉サービス別利用者数、それらの年次推移・国際比較等が重要な資料となる。ReMHRAD の活用が有用である[5]。

D. 受療率に見る課題

[1] 受療格差と受療バリア

　2017（平成 29）年の**受療率**は、入院では「精神及び行動の障害」の 199 が傷病分類別の中で最も高い。外来は 206 で入院を上回っている（他の傷病と比べ、入院の割合は高い）。自治体ごとの受療率は、入院では滋賀県の 120 に対し長崎県は 440、外来では群馬県の 119 に対し福岡県は 361 と

患者調査
病院および診療所を利用する患者について、その傷病の状況等の実態を明らかにし、医療行政の基礎資料を得ることを目的とする。調査事項は入院・外来の種別、受療の状況、診療費等支払方法、紹介の状況、その他関連する事項。

措置入院
精神保健福祉法 29 条に基づき、2 人以上の精神保健指定医が診察した結果、その者が精神障害者であり、かつ入院させなければその精神障害のために自身を傷つけまたは他人に害を及ぼすおそれ（自傷他害のおそれ）があることに一致した場合に、都道府県知事（または政令指定都市の市長）が国もしくは都道府県立の精神科病院または指定病院に入院させることができる制度。

医療保護入院
精神保健福祉法 33 条に基づき、指定医の診察した結果、精神障害者であると診断され、入院の必要があると認められた者で保護者の同意がある場合に、精神科病院の管理者が患者本人の同意がなくても精神科病院に入院させることができる制度。

ReMHRAD
Regional Mental Health Resources Analyzing Database（地域精神保健医療福祉資源分析データベース）の略称。「リムラッド」と読む。

受療率
患者調査の結果の 1 つで、推計患者数を人口 10 万対で表した数。
受療率（人口 10 万対）＝推計患者数／推計人口×100,000

地域格差（受療格差）が存在する。各自治体の精神科病院・病床、精神科診療所、精神科医数の差、地域精神保健福祉の整備状況等の要因が考えられる。受療率の低さは精神障害に対する負のイメージ、スティグマによる受診バリアの影響も大きく、メンタルヘルス・リテラシーが重要になる。

［2］受療までの期間（DUP）と受療促進

近年、精神障害は早く症状に気づき、速やかに対処・治療すれば、回復も早く軽症で済む可能性があることがわかってきた。精神障害の発病から治療開始までの期間は短くなく、統合失調症では約1年といわれている。

精神病未治療期間（DUP）
Duration of Untreated Psychosis

この未治療期間のことを**精神病未治療期間（DUP）**と呼ぶ（以下、DUP）。DUPは短いほど予後がよく、長くなると重症・慢性化する可能性が高くなる。発病時期や発症後2～3年の状態が、長期的経過に大きな影響を与えることもわかっている[6]。

受療促進には普及啓発が大切である。精神障害は誰でもかかり得る病気であることから、メンタルヘルスに関する正しい知識が重要になる。**メンタルヘルス・ファーストエイドの考え方に基づき、多くの人びとが心のサポーターとして、メンタルヘルスの問題を抱える人を支援する仕組・活動が肝要である。**

メンタルヘルス・ファーストエイド（MHFA）
Mental Health First Aid
地域の中でメンタルヘルスの問題を抱える方に対し、住民による支援や専門家への相談につなげる取組み。プログラムに基づき、メンタルヘルスに問題を抱えている人に対して適切な初期支援を行うために、周囲の人たちがどのように行動すべきか、という対応法を身につけることを目的としている。

注）

ネット検索によるデータ取得日は，2022年5月20日.
(1) 日本精神衛生会編『図説　日本の精神保健運動のあゆみ（改訂増補版）』日本精神衛生会，2018.
(2) 厚生労働省 みんなのメンタルヘルス総合サイト「精神障害者の方の地域生活への移行支援に関する取組」.
(3) 厚生労働省 精神障害にも対応した地域包括ケアシステム構築支援情報ポータル.
(4) 精神障害にも対応した地域包括ケアシステムの構築に係る検討会『『精神障害にも対応した地域包括ケアシステムの構築に係る検討会』報告書─誰もが安心して自分らしく暮らすことができる地域共生社会の実現を目指して（令和3年3月18日）』厚生労働省ウェブサイト，精神障害にも対応した地域包括ケアシステムの構築に係る検討会資料.
(5) ReMHRAD ─地域精神保健福祉資源分析データベースウェブサイト.
(6) 厚生労働省 e-ヘルスネット「精神疾患の早期発見・治療の重要性」.

▌理解を深めるための参考文献

● ソーニクロフト，G. & タンセラ，M. 著／岡崎祐士・笠井清登・福田正人・近藤伸介監訳『精神保健サービス実践ガイド』日本評論社，2012.
わが国の精神保健医療福祉が直面しているコミュニティケアの問題に対し、世界的な視点をもって、あるべき方向性を示してくれる。

2. 精神保健活動の3つの対象

A. これからの精神保健活動に向けた方向性と考え方

　東京帝国大学医科大学（現・東京大学医学部）の医師であった**呉秀三**が1918（大正7）年にまとめた報告書『精神病者私宅監置ノ実況及ビ其統計的観察』の中で述べた「我が国十何万の精神病者は実にこの病を受けたるの不幸の外に、この国に生まれたるの不幸を重ぬるものというべし」という一節は特に有名であり、精神障害者に対する誤解と偏見は現代の社会でも今なお払拭されてはおらず、社会的に弱い立場にある障害者の自立や社会参加に関する理解と支援は十分とはいえない。誤解や偏見は、多くの精神保健活動を妨げることにつながっている。

　精神障害者の福祉の増進および国民の精神保健の向上を図ることを目的とした法律として、「**精神保健福祉法**」が制定された。内容には、精神疾患の発生の予防や、国民の精神的健康の保持および増進に努めることが規定されており、このことから精神保健の対象は、従来の精神障害者だけではなく自分や家族を含めた国民全員となった。このことは、誰もが主体的に精神保健を自分自身の問題と考えて行動し、主体的に精神保健活動に関心をもち、適切な情報を収集し、必要なサービスや予防について選択することが求められているということである。そのため、精神保健活動も拡充し、精神保健福祉士をはじめ、専門家に今後求められる精神保健活動は従来の精神障害者を中心としたものから地域住民全員を対象としたこころの健康づくりを視野に入れた取組みが求められている。2017（平成29）年には「これからの精神保健医療福祉のあり方に関する検討会」報告書において、精神障害の有無や程度にかかわらず、誰もが地域の一員として安心して自分らしい暮らしをすることができるよう、医療、障害福祉・介護、住まい、社会参加（就労）、地域の助け合い、教育が包括的に確保された「精神障害にも対応した地域包括ケアシステム」の構築を目指すことを新たな理念として掲げている。この理念の中で、福祉、教育、保健、行政、医療のみならず、適切な予防や早期介入を実現するために地域住民と一体となった取組みが求められている。

呉秀三
1865-1932
東京帝国大学医科大学（東京大学医学部）教授。1902（明治35）年、日本神経学会（日本精神神経学会）を設立。

精神保健福祉法
正式名称は「精神保健及び精神障害者福祉に関する法律」。

B. 精神保健活動の3つの対象

[1] 3つの対象

　精神保健活動の3つの対象として、精神障害者福祉の対象者（精神疾患があるため長期にわたり日常生活または社会生活に相当な制限を受ける者）、精神障害者の医療の対象者（精神疾患を有する者）、精神保健の対象者（健常者）に分けられ、それぞれの対象に向けて精神保健活動を実施していくことが必要になる。

　吉川武彦（1994）は、精神保健の3側面を「サポーティブ・メンタルヘルス（支持的精神保健）」「ポジティブ・メンタルヘルス（積極的精神保健）」「トータル・メンタルヘルス（総合的精神保健）」とし、のちに、それは実践面での精神保健活動（精神衛生活動）の3側面でもあるとした。

[2] 支持的精神保健

　精神障害者をはじめ、強いストレス状況下にあって心の健康に障害をもつようになった人びとに対して、地域保健サービスを行う地域精神保健活動である。活動内容として、精神障害者や医療を中断しがちな人などを対象に、精神保健相談・リハビリテーション・訪問活動などの適切な精神科医療の提供や継続できる支援体制づくり、障害者基本法に則った個々の生活環境に応じた日常生活支援や障害福祉サービスを供給し、精神的安定を図っていくことが挙げられる。精神疾患における医療体制は、疾患ごとに細分化されており、ガイドラインに基づいた医療計画や治療方針に基づいて提供されており、地域精神保健もそれに連動する形で実施されている。

[3] 積極的精神保健

　地域住民を対象として、疾病予防だけでなく、こころの健康づくりを積極的に行い、障害がある人もない人もこころの健康の保持増進を目的に実施される地域精神保健活動である。活動内容としては、地域住民への障害に対する偏見等を生まないよう啓発活動や教育活動を行うといったことが含まれる。

　現在、自然災害やコロナウイルス感染症による生活様式の一変、趣味活動の自粛、IT化によるさまざまな社会サービスの変化、慢性の健康障害、家族の形態の変化、ひきこもりの課題、世界的な紛争や経済状況の不安定さの中でこころの健康を維持し、高めていくことは大きな課題である。個人レベルで解決できないものも多く、社会的な支援システムの構築が求められ、国や自治体による精神保健施策と連携し、その人がその人らしく生きるための QOL にもつながるよう意識し実施していくことが求められる。

QOL
quality of life
「生活の質」などと訳される。

16

［4］総合的精神保健

　「総合的精神保健」とは、積極的精神保健と支持的精神保健の統合を目指す理念的なものであると同時に、地域住民の理解と協力を得つつ、地域の精神障害者を支援するための拠点づくりや普及啓発活動等の実践的な精神保健活動である。

　総合的精神保健を具体的に地域で進めていくための方法として、吉川（1990）は、1点目として啓発と教育の普及、2点目にボランティアの育成、3点目に施設の地域開放を挙げている。

　3点目の施設の地域開放を通して、障害者がどのような存在でどのような活動をしているのか直接健常者と触れ合えるような交流の場を設けることは障害者に対する正しい理解の一助となるのではないかと考えられる。現在、地域開放の一例として、精神障害者の診断を受けた人だけでなく、生活を送る上で生活のしづらさを抱えた人たちを包摂できる社会を実現するための活動の基盤として、さまざまな人が利用できる**コミュニティ・カフェ**を設立することも進められている。このカフェは地域に自分たちの居場所を作る目的以外に、セルフヘルプグループや行政、ひきこもりや障害者等の支援施設との連携も行い、必要時には、情報の提供なども円滑に実施することを可能とする。また、このカフェは支援者が一方向に利用者を支援するのではなく、時には利用者が支え手に回り、あるいはともに支え合えるような、相互に支え合う関係性の構築を目指している。たとえば、行政とフリーマーケットなどのイベント等を企画し、可能であれば利用者にもパンフレットのイラストを手伝ってもらうなど、ともに「場」を作る機会を設けることもその1つに挙げられるだろう。こうしたアプローチは利用者にとって、「自分がその場で誰かの役に立っている」という自己肯定感を生み出すことにつながり、役割を得ることで社会との接点が生まれ、個人の特技や強みを活かすことでエンパワメントを獲得することができると考えられる。さらに、このような居場所の提供によるさまざまな人びととの交流は、多様な考えや視点の獲得につながり、彼らの意識や価値観の変容にもつながるだろうと考えられる。

　総合的精神保健を進めていく中で、啓発活動に応じてボランティアとして、精神保健活動に興味関心を示した方への養成講座を定期的に実施していくことも重要であり、このような実施が地域住民の精神保健における意識の変革につながっていくだろう。地域住民とその関係者を通して、多角的なネットワークを作り、こころの健康に関する輪を広げていく活動も必要である。

　精神障害者の地域ケアシステムは、身体障害者の地域ケアに比べればか

コミュニティ・カフェ
community cafe

なり遅れている現状がある。地域精神保健領域では今後も引き続き、これら身体障害者の地域ケアシステムのあり方を学ぶ必要があると考えられる。

■理解を深めるための参考文献
●岩﨑弥生・渡邉博幸編『精神看護学概論／精神保健』新体系 看護学全書　精神看護学①，メヂカルフレンド社，2019.
　看護師だけでなく、精神保健に携わる者全般に対して、わかりやすく「地域精神保健（コミュニティ・メンタルヘルス）」についてまとめられている。

3. 精神の健康に関する心的態度

A. 正常心理における欲求モデル

　正常な心理状態について、一言で述べることは難しい。病理学に基づく医学的判断により健康と判断されれば正常、疾病と判断されれば異常と考える基準が1つあるが、所属している集団の中での適応基準や統計的基準などを用いて多角的に判断することが重要である。よって、正常な心理状態の基準は多元的であることを認識していただきたいと思う。心理学者のマズローは、アメリカ合衆国の心理学者であり、1943年に『人間の動機づけに関する理論』の中で、欲求5段階説を発表し、健康な心理状態にあるときの人間の欲求を次の段階に分けた（表1-3-1）。

マズロー
Maslow, Abraham
Harold
1908-1970

表1-3-1　マズローの欲求5段階説

①生理的欲求	生命を維持するための本能的な欲求で、食事・睡眠・排泄などが含まれる。
②安全の欲求	安全性、経済的安定性、良い健康状態の維持、良い暮らしの水準、事故の防止、保障の強固さなど、予測可能で秩序だった状態を得ようとする欲求。
③社会的欲求と愛の欲求	自分が社会に必要とされている、果たせる社会的役割を持ちたいという欲求であり、情緒的な人間関係や他者に受け入れられている、どこかに所属していたいという欲求。孤独感や社会的不安を抱かせ、精神的な不調へとつながる要因となる欲求である。
④承認（尊重）の欲求	自分が集団から価値ある存在と認められ、尊重されることを求める欲求。高いレベルの尊重欲求は、自己尊重感、技術や能力の習得、自己信頼感、自立性などを得ることで満たされ、他人からの評価よりも、自分自身の評価が重視される。劣等感や無力感などの感情が生じる要因となる欲求である。
⑤自己実現の欲求	自分の持つ能力や可能性を最大限発揮し、具現化して自分がなりえるものにならなければならないという欲求。

マズローが考案した当時は、欲求の階層を上がるうえで、その前の階層を完全に満たさないといけないと言われていたが、研究調査から各階層は同時進行で行われており、完全でなくても、ある程度満たされていれば次の階層に欲求が移っていくこともあるということがわかっている。

精神的健康とは「自己の可能性を実現し、日常生活におけるストレスに対処でき、生産的に働くことができ、地域社会に貢献できるような、良好な状態である」としており、精神の健康の維持は、すべて心理的欲求の段階がバランスよく満たされていることで実現できるものと考えられる。たとえば、多くの財産を所有していても、周囲に友人や家族がいない状況では孤独を感じ、必ずしも精神的な健康な状況とはいえないだろう。マズローのモデルにおける段階は、あくまでも一例であり、段階に沿っていない欲求を排除する形の支援では、対象者の精神の健康を維持することはできないと考えられる。

B. 危機的状況におけるプロセスと喪失反応のモデル

[1] 危機理論

危機には経過の岐路、分かれ目といった意味が含まれており、すべてが悪い状態ではなくよい方向に向かう出発点にもなるということを示している。

危機理論は、**キャプラン**と**リンデマン**らによって1940年代から1960年代にかけて構築された理論である。キャプランは、危機を「人生の重要目標が達成されるのを妨げられる事態に直面したとき、習慣的な課題解決方法をまず初めに用いてその事態を解決しようとするがそれでも克服できない結果発生する状態である。危機状態になると、混乱と動揺の時期がしばらく続き、その間、打開するための様々な試みがなされる。しかし結果的にはある順応が、その人自身や周りの人にとって最も良い結果をもたらすか、またはそうでないかもしれない結果で形成される」と定義している。危機には、大きく2つの種類があり、1つ目は「発達段階における危機」で、幼児期から老年期といった成熟に伴う人生の特定の時期で発生する予測し得る特有の危機的状況である。2つ目は、「状況的危機」であり、失業、離婚などの社会的危機や、火災、地震などの偶発的危機を含む、予期し得ない出来事によって身体的、心理社会的に安定した状態を脅かすものである。

人は、恒常的な精神のバランスを維持する機能を備えており、問題に直面したときには一時的に逸脱することがあってもやがて通常の状態に戻る。しかし、問題が大きくそれまでの解決方法では乗り越えられない状況に直

キャプラン
Caplan, Gerald
1917-2008
「カプラン」とも表記される。

リンデマン
Lindemann, Erich
1900-1974

面すると、精神的なバランスが崩れる。これが危機状態である。危機に付随する不安や恐れや抑うつなどの心理的混乱は、適応への過程と考えることもできるが、不適応反応から心理的異常へと向かう場合もあり、この転換期としての危機状態に対する危機介入が重要となる。

　危機のプロセスを模式的に示した危機モデルには、フィンクの危機から適応へと向かう障害受容のプロセスモデル、キューブラー−ロスの死にゆく患者の心理的プロセスモデルなどがある。よく参照されるモデルを説明していく。

[2] フィンクの危機モデル

　心理学者のフィンクは、危機を体験した人の心理的変化を4段階に分けた（表1-3-2）。外傷性脊髄損傷によって機能不全に陥ったケースの臨床研究と喪失に関する文献研究から成っている。

表1-3-2　フィンクの危機モデル

①衝撃	心理的なショックを受ける段階。強い不安、混乱した行動、パニック状態、思考の混乱、身体症状（動悸、口渇、胸部苦悶など）。
②防御的退行	自分に危険や脅威を感じさせる状況に直接的、現実的に直面するのがあまりに恐ろしく、自分に起った現実から目をそむけることや、心の奥に押し込めてしまうことで、自分を守ろうとする段階。現実からの逃避や否認、退行。
③承認	防御的退行によって少しずつエネルギーを貯えて現実を吟味しはじめる段階。怒りをともなう抑うつ状態や、悲しみ、無力感、あるいはふたたび激しい不安、混乱、退行などを示すが次第に新しい現実を受け入れていく。フィンクは「ストレスの再現」とも記述しており、この段階でのケアが重要であるとしている
⑤適応	現実を認め、建設的な方法で、積極的に状況に対処する段階。自分に残された能力、周囲の状況を受け入れ、再出発をする。

[3] 喪失反応と受容のモデル

　喪失体験とは、一般的に親しい人や物との別れ（愛情・依存の対象の喪失）、地位、役割の変化（自分を一体化させていたものの喪失）などが挙げられる。

　病気に罹患した際の一般的な心理・情緒状態として、以下が挙げられる。①健康だというイメージの喪失、②自分をコントロールするという感覚の喪失、③将来に抱いていたイメージの喪失、④社会とのつながりの喪失。

　精神科医のキューブラー−ロスは、末期がん患者約200人へのインタビューを通して、死にゆく過程のチャートとして、病気を受け入れる過程を次の5段階に分けて示している（表1-3-3）。

　「受容」の段階では、痛みは去り、嘆きも悲しみも終えて、最後の休息

表 1-3-3　病気を受け入れる過程

①第 1 段階 「否認」の段階	死の運命を否定し、周囲の人と距離を置くようになる。 例）私が病気なんて信じられない。
②第 2 段階 「怒り」の段階	死が否定できないと自覚し、「どうして自分が」と怒りを覚える。 例）なぜ私がこんな目にあわなければならないの。
③第 3 段階 「取引」の段階	死から逃れるため、何かにすがって取引しようとする心理。 例）病気が治るのだったらなんでもします。
④第 4 段階 「抑うつ」の段階	死から逃れることはできないと悟り、抑うつ状態になる。 例）病気になったのはやはり自分なんだ。
⑤第 5 段階 「受容」の段階	死を受け入れ、心に安らぎが訪れる。

が訪れたかのような心境で、自分の死を静かに待つような段階としている。

　これは、あくまでもモデルであり、キューブラー–ロスも必ずしも 5 段階をたどるわけではないことや最終目標は「受容」の段階に至らせることではないことを述べている。

　また、イギリスの精神分析学者**ボウルビィ**は喪の作業を「喪の 4 段階」あるいは「悲哀の 4 段階」として具体的に記述した（**表 1-3-4**）。ボウルビィはこの一連の心理過程を「モーニング（mourning）＝喪または悲哀」と呼び、その心理過程中に経験する落胆や絶望を「悲嘆」と呼び区別している。

ボウルビィ
Bowlby, John
1907–1990

悲哀
一般的には悲しく哀れなことをいう。本文中では、ボウルビィの定義を記載している。

悲嘆
grief
落胆や絶望といった喪失に対するさまざまな心理的・身体的症状を含む、情動的反応。

表 1-3-4　悲哀の心理過程

①第 1 段階 「無感覚·情緒危機の段階」	対象喪失後数時間から 1 週間程度。 急性の情緒的危機状態。衝撃と不安、不安に伴う生理的反応。
②第 2 段階 「思慕と探求・怒りと否認の段階」	失った対象を取り戻そうとさまざまな試みを行う。
③第 3 段階 「断念・絶望の段階」	失った対象とのかかわりを再現し、思慕の情あるいは失った対象への恨みや憎しみを感じながら、対処を喪失したことを受け入れていく。あくまでも「断念」であり、絶望、失意、抑うつが強く見られる状態。
④第 4 段階 「離脱・再建の段階」	失った対象に対する断念に基づく新しい対象の発見と心的態度の再建が起こる段階。

C. ストレスと対処（コーピング）

[1] ストレッサーとストレス反応

　セリエは、ストレスを「生体が外部環境からの刺激を受けることで緊張や歪みが起こり、これらの刺激に適応しようと生体内部に生じる非特異的

セリエ
Selye, Hans
1907–1982

な変化」とし、このストレスを引き起こす外部環境からの刺激を**ストレッサー**、このストレッサーにより生体に生じる反応を**ストレス反応**と定義した。ストレッサーには、物理的、化学的、生物的、心理的ストレッサーが存在する。

物理的ストレッサー
温度や光、音などが挙げられる。

化学的ストレッサー
大気汚染、タバコ、アルコール、薬物などが挙げられる。

生物的ストレッサー
ウイルス、細菌、花粉などが挙げられる。

心理的ストレッサー
不安、不満、怒り、喜びなどが挙げられる。

［2］対処（コーピング）

コーピングとは、特定のストレスフルな問題や状況の下で、苦痛を和らげ、その苦痛のもとになっている問題を解決するために考えや行動を変化させることであり、大きく以下の種類が見られている（表1-3-5）。

表1-3-5　コーピングの種類

①問題焦点型コーピング	ストレッサーそのものに働きかけて、それ自体を変化させて解決を図ろうとすること。 例）職場での環境調整、仕事内容の調整。
②情動焦点型コーピング	ストレッサーそのものに働きかけるのではなく、それに対する考え方や感じ方を変えようとすること。 例）出来事のプラスの側面に注目する、誰かに話して感情を吐き出す。

ストレッサーによって、過剰なストレスがかかると、生体にはさまざまなストレス反応が生じ、精神障害を引き起こす場合がある。

ストレス反応による精神障害の例
心身症、急性ストレス反応、外傷後ストレス障害、解離性障害、解離性同一性障害など。

現代はストレス社会とも言われており、生活上のライフイベントで、多くのストレスにさらされるため、精神的健康を保つためには、対処（コーピング）を実践していくことが求められる。

┃理解を深めるための参考文献
● 山勢博影編『**看護師による精神的援助の理論と実践―救急・重症患者と家族のための心のケア**』メディカ出版，2010.
看護師だけでなく、精神保健に携わる者全般に対して、「危機理論、ストレスコーピング理論」についてわかりやすくまとめられている。

4. 心的外傷の影響

A. 心的外傷とは

[1] 心的外傷の定義

　心的外傷的出来事（トラウマティックイベント）にはいくつかの定義がある。狭義の心的外傷的出来事とは、実際に危うく死にそうになったり、重傷を負ったり、性的暴力を受けたりする出来事のことを指す。これはアメリカ精神医学会の診断基準で定められている定義であり、日本では国民の約60％が生涯に1回以上、狭義の心的外傷的出来事を経験していることが報告されている[1]。

　一方、広義の心的外傷的出来事は、本人にとって身体的または感情的に有害で、長期的な影響を与える体験とされ、たとえば子どもの頃の両親の別居や家族の精神疾患などが当てはまる。

　なお、心的外傷的出来事を体験した人に生じ得る強いストレス反応をトラウマティックストレスと呼び、トラウマティックイベント（ストレッサー）とトラウマティックストレス（ストレス反応）との両方の意味を含めて「**心的外傷（トラウマ、または心的トラウマ）**」という用語がしばしば用いられる。

トラウマティックイベント
traumatic event

トラウマティックストレス
traumatic stress

[2] 逆境的小児期体験（ACEs）

　子ども時代に体験する心的外傷は、**逆境的小児期体験（ACEs）**と呼ばれ、非常に重視されている。ACEsには虐待のような狭義の心的外傷的出来事もあるが、上述のような広義の心的外傷的出来事も含まれる。

　ACEsの頻度は高く、アメリカでは52.1％が18歳以前に1つ以上の、6.2％は4つ以上のACEsを経験していることが報告されている[2]。そして4つ以上のACEsを体験している人はACEsがない人に比べて、うつ病等の精神疾患や自殺企図等はもちろんのこと、肥満・喫煙をはじめとする不健康的な生活習慣、糖尿病をはじめとする多くの慢性身体疾患、性感染症など、非常に多くの精神・身体疾患および不健康関連行動のリスクが高くなることが示されている[2]。わが国のデータでも、31.9％が1つ以上のACEsを経験しており、ACEsの累積数が増えるほど精神疾患の発症リスクが高まることが示されている[3]。

逆境的小児期体験
（ACEs）
Adverse Childhood
Experiences

B. PTSD（心的外傷後ストレス障害）

［1］頻度

心的外傷的出来事を体験した後には多様な精神症状・精神疾患を発症する可能性があるが、代表的なものには **PTSD（心的外傷後ストレス障害）** がある。アメリカでは PTSD の生涯有病率は 7.8％ と報告されているが[4]、日本では生涯有病率は 1.3％、12 ヵ月有病率は 0.7％ とアメリカよりもかなり低い[1]。一般に自然災害よりも性被害や戦闘などの対人暴力被害のほうが PTSD の発症率が高いことが知られている。なお、2022 年から使用された ICD-11 では、虐待などの出来事を想定して **複雑性心的外傷後ストレス症（CPTSD）** が作られている。

［2］症状

PTSD は、狭義のトラウマを経験した後に4つの主要症状、すなわち①再体験症状（フラッシュバックや悪夢など）、②回避症状（出来事が発生した場所に行くことができないなど）、③認知と感情の否定的変化（「私が悪い」「誰も信用できない」というような過剰に否定的な信念など）、④過覚醒症状（不眠やイライラなど）、が1ヵ月以上持続し、著しい苦痛や生活上の支障をきたしている場合に診断される。CPTSD では上記の①②④に加えて感情の制御困難、否定的な自己概念、対人関係の困難という3症状が診断基準に挙げられている。

なお、PTSD は狭義の心的外傷的出来事を体験していることが診断の前提だが、実際には広義の心的外傷的出来事を体験した後にも、これらの症状の一部が認められることがある。

アメリカの研究では、PTSD 患者の約8割は何らかの他の精神疾患を併存していると報告されており[4]、特に**うつ病**は約5割の PTSD 患者に併存しているとされる。また、**アルコール使用障害**は PTSD の回避症状としてもよく認められるものであり、アメリカでは男性の PTSD 患者の約5割にアルコール使用障害の併存が認められている。これらのことから、うつ病やアルコール使用障害等への対応の際にも PTSD の症状を知っておくことは有用と考えられる。

C. トラウマインフォームドケア（TIC）

［1］概念

ACEs の頻度の高さとその広範な悪影響、また PTSD の診断基準を満

心的外傷後ストレス障害
（PTSD）
Post-Traumatic Stress
Disorder

複雑性心的外傷後ストレス症（CPTSD）
Complex Post-Trauma-
tic Stress Disorder

うつ病
major depression

アルコール使用障害
alcohol use disorder

たしていなくても心的外傷的出来事の影響を受けている人が少なくないことなどが明らかになったことで、近年注目されているものに**トラウマインフォームドケア（TIC）**がある。TIC は PTSD に特化した治療ではなく、ACEs のようなトラウマ体験が個人にどのような影響を与えるかについて理解し、被支援者の過去のトラウマを体験の詳細がわかっていなくともその可能性を念頭に置き、それを踏まえた対応を通常の支援の中に組み込んでいくことである[5]。アメリカでは、2014 年に**薬物乱用精神保健管理局（SAMHSA）**によって TIC のための手引きが出版されたほか[6]、2018 年には TIC を推進するための法律が制定され、国や各州で TIC の実践が進められている。

［2］ 主要原則

　TIC では「3 つの E」「4 つの R」「6 つの主要原則」が重要とされている。

　「3 つの E」とは、トラウマとなる出来事（Events）があったとき、出来事をどう体験（Experiences of Events）したか、それによって本人にどのような影響（Effects）が出ているか、について理解することが重要という意味である。TIC では、本人のトラウマ体験を聞き出すことは目的とは考えられていない。目の前の被支援者の状態像を見て、過去にその人が体験したかもしれない出来事や、その出来事を思い出すきっかけとなった直近の出来事（リマインダー）を想像することが重要である。そのために、トラウマ直後に起こりやすい反応や PTSD の症状を知っておく必要がある。

　「4 つの R」とは、トラウマの広範な影響と回復の可能性を理解（Realize）し、トラウマの影響で出現しているかもしれない症状のサインに気づき（Recognize）、トラウマに関する十分な知識を統合して対応（Respond）し、再トラウマ化を防ぐ（Resist re-traumatization）―という意味である。4 番目の再トラウマ化については、支援者からかけられる言葉や対応が再トラウマやトラウマを思い起こさせる出来事となってしまうことが珍しくないことが知られている。

　「6 つの主要原則」は、①安全、②信頼性と透明性、③ピアサポート、④協働と相互性、⑤エンパワメント・意見表明・選択、⑥文化・歴史・ジェンダーに関する問題である。安全はこのなかでも最も重要なものである。これには被支援者の安全だけでなく、支援者の安全も含まれる。物理的・身体的な安全はもちろん、傷ついたことを打ち明けても馬鹿にされない、本人の許可なく他言されない、といった精神的な安全も重要になる。

　ここに挙げられた 6 つの要素は単独で存在するわけではなく、お互いに

影響し合っている。たとえば、「身体的処置をする前に声をかけ、可能な範囲で患者と相談してやり方を決める」という実践を考えると、この中には患者の安全が守られること、さまざまな処置の方法について事前に説明すること（透明性）、患者本人に意見を表明してもらい、自分の意思で選択してもらうことを目指すこと（エンパワメント）、そのプロセスを支援者がサポートすること（協働）、などが含まれていることがわかる。研修動画やガイダンスでは、それぞれの状況における実践を考えるときに、この6つの主要原則を思い出すと TIC の考え方をより踏まえた実践になると考えられることを伝えている。

　このような原則をもつ TIC は、患者の症状緩和や再トラウマの予防だけでなく、支援者の燃え尽きをも予防する可能性が指摘されている。

注）
　　　ネット検索によるデータ取得日は，2022年3月7日.

(1)　Kawakami, N., Tsuchiya, M., Umeda, M., Koenen, K. C., & Kessler, R. C. World Mental Health Survey J. Trauma and posttraumatic stress disorder in Japan: results from the World Mental Health Japan Survey. *Journal of psychiatric research*, 53, 2014, pp.157–165.

(2)　Felitti, V. J., Anda, R. F., Nordenberg, D., Williamson, D. F., Spitz, A. M., Edwards, V., et al. Relationship of childhood abuse and household dysfunction to many of the leading causes of death in adults. The Adverse Childhood Experiences（ACE）Study. *American journal of preventive medicine*, 14（4）, 1998, pp.245–258.

(3)　Fujiwara, T., Kawakami, N., & World Mental Health Japan Survey Group. Association of childhood adversities with the first onset of mental disorders in Japan: results from the World Mental Health Japan, 2002–2004. *Journal of psychiatric research*, 45（4）, 2011, pp.481–487.

(4)　Kessler, R. C., Sonnega, A., Bromet, E., Hughes, M., & Nelson, C. B. Posttraumatic stress disorder in the National Comorbidity Survey. *Archives of general psychiatry*, 52（12）, 1995, pp.1048–1060.

(5)　亀岡智美・瀧野揚三・野坂祐子ほか「トラウマインフォームドケア―その歴史的展望」『精神神経学雑誌』, 120（3）, 2018, pp.173–185.

(6)　SAMHSA's Trauma and Justice Strategic Initiative. SAMHSA's Concept of Trauma and Guidance for a Trauma-Informed Approach, 2014. https://www.nasmhpd.org/sites/default/files/SAMHSA_Concept_of_Trauma_and_Guidance.pdf.

■ 理解を深めるための参考文献
● Trauma Lens ウェブサイト「トラウマインフォームドケアをもっと知るために―TIC ガイダンス―」．
精神医療の現場においてトラウマインフォームドケアをどのように実践していくかについて、簡単にまとめられている。

5. 生活と嗜癖──自己治療仮説と依存症

A. 自己治療仮説とは

カンツィアンとアルバニーズ[1] によれば「依存症の『自己治療仮説』」（self-medication hypothesis）には2つの重要なポイントがある。1つは、人が物質摂取に耽溺してしまうのは、それが、心理的苦痛を軽減したり、取り去ったり、変化させたりといった効果が強いからである、という点である。もう1つは、心理的苦痛を緩和する際にどの物質を選択するのかには個人差がある」としている。

人間は生活の中で心地よさを求める。これには**脳の報酬系システム**が関連しており、アルコールや薬物という物質、ギャンブルやゲームなどをするなどさまざまな行為（プロセス）にもこの機能が働き、一瞬の「うまみ」を得ている。**快感・達成感・高揚感・射幸感**を体験することで、ストレスや人間関係の煩わしさからの解放を求め自分への癒しとして「自己治療」として使用されるようになるのである[1]。この「『自己治療』の概念は、薬物乱用に関する理論としては最も直感的なもののひとつである。自己治療仮説によれば、薬物乱用は、その薬物が感情的苦痛を緩和する試みとして部分的に成功するところからはじまる」としている。これは、生きていくうえでストレスなどの心理的な脆弱性を抱える人に対して、薬物の効果が救われる感覚を得ていくものとなるのである。

私たちの通常の生活の中でストレスは日々感じるものである。それらには、物理的なものや生物的なもの、そして、心理社会的な人間関係などのストレッサー（ストレスの要因）が挙げられる。

人は、ストレスから逃れるため、何らかの快感物質に出合うとさらにそれを求めていくものである。それらは、「食べ物」「旅行」「買い物」「アルコール」「薬物」等々は生活に密着しているものである。

アルコールはコミュケーションのツールとして使用され、仕事で疲れたときや人間関係で消耗したとき、「一杯の至福」がすべてを解放するような感覚に陥っていく。さらに薬物は頭痛や腹痛など痛みを止めてくれる即効性をもたらすもので、苦痛からの解放を体験させる。薬物による快感は繰り返すうちに減弱していき、同様の快感を得るためには、さらに強い刺激（増量）が必要となってしまう構造を持つのである。

自己治療仮説
self-medication hypothesis

カンツィアン
Khantzian, Edward J.

アルバニーズ
Albanese, Mark J.

脳の報酬系システム
脳において欲求が満たされる／満たされることがわかるときに活性化し、快感の感覚を与える神経系の仕組み。脳内で快感物質のドーパミンやエンドルフィンなどの脳内ホルモンが分泌される。

快感／達成感／高揚感／射幸感
アディクション問題の多くに共通するもので、それらの使用や行為によって得られる感覚を意味する。多幸感は特に薬物に見られるもので、射幸感は主にギャンブルで見られる。

DSM-5
Diagnostic & Statistical
Manual of Mental
Disorders, 5th edition
➡ p.113
第5章2節側注参照。

アディクション（嗜癖）
addiction

B. アディクション（嗜癖）と依存症

「依存症」とは医学的な DSM-5 などの「**使用障害**」として診断基準を満たす場合に使用されることを指すが、依存の中にはさまざまな対象となるものが存在する。依存症の対象は物質依存と、プロセスへの2種類とされているが、依存症をモデルに、もう少し対象を拡大し、ある習慣にのめりこみ、心身の健康や生活に大きな影響が出ているのにもかかわらず、とめることができない「コントロール喪失」を意味するものが**アディクション（嗜癖）**である（**表1-5-1**）。

表1-5-1　アディクションの種類

物質を対象としたアディクション（治療の対象となっている）	酒・売薬・処方薬・違法薬物・ニコチン・カフェインなど
行為（プロセス）を対象としたアディクション（ギャンブル・ゲーム・盗癖については診断分類があり、治療の対象となっている）	ギャンブル・ゲーム・SNS 行為・浪費・買い物・盗癖・自傷行為・性行為・一部の摂食障害・一部のひきこもりなど

　その他のアディクションとして、人と間の取れない関係が習慣化する共依存関係や、支障があるのに異性関係を繰り返し持つなど人間関係のパターンが習慣化している人間関係嗜癖がある。これらは治療の対象というわけではないが、臨床的視点として挙げておく。

　なお、暴力や性犯罪などの行為もなかなか変えられない問題として更生プログラムに認知行動療法などが導入されているが、直接の被害者のいる犯罪で人権侵害行為という側面があるため、医学モデルに端を発するアディクションとは一線を引いて考える。

　これらは意志や性格の問題と考えられがちであるが、コントロールできなくなったことが「症状」である。そのため、懲らしめや叱責をするのでなく、適切な支援と回復のためのツールとなる専門的治療やソーシャルワークを含めたリハビリテーションプログラムを受けることが重要となる。

C. 生活の中に棲むアディクション問題

　歴史的にも「飲む・打つ・買う」とされたアルコールやギャンブルは、男性としての道楽や甲斐性ともされていた時代背景がある。当時は治療や支援もなく深みにハマると一般的に「意志が弱い」「根性がない」「だらしない」「やる気がない」「単なる甘え」などと誤解されたまま対処されてい

たのであった。だが、生活の営みの中で好きなものから発展し、生活の中に棲みつくアディクションは誰にでも生じる可能性がある。

アディクションは、「満たされたい心や体を埋めるもの」とその根底にある嗜好や併存障害があり、生活を壊していく。その背景には、その人がこれまで生きてきた中の多様な生きづらさがあり、アディクションはその対応や工夫として発展したものとも考えられる。生育歴や生活歴への関心もアディクション問題の支援には鍵となる。

D. 依存症における否認の構造

アディクション問題は「否認」の病気ともいわれる。この「否認」に対する本人や家族の支援が重要となるため、そのメカニズムを考察する。

[1] 単純な否認

これまで人（家族など）から指摘された話題を逸らし、聞かないふりをする態度を取る。今起こっている問題を指摘されると「自分はセーブしながらやっている」「そんな風に言われる筋合いはない」「自分はそんなにしていない」「人様に迷惑をかけていない」と否認をする。

[2] 一般化と合理化

人から自分の問題を指摘されると「そんなに問題ではない」「自分よりひどいヤツはたくさんいる」「これくらいストレス解消だ」と何にでも理由づけをして、自分の問題を正当化する傾向にある。

[3] 攻撃

人から自分の問題を指摘されると、怒鳴ったり、一方的で過剰な攻撃によって相手を責め黙らせる言動や行動が顕著となっていく。自分に起きている問題を少なからず理解していながらも、攻撃をすることで問題を回避する構造を持ち合わせる行為である。

E. アディクション問題を支える存在と共依存

アディクション問題は深刻化するほど表面化される問題があり、同時に「恥」を伴うものでもある。病気とは理解されず飲酒運転、借金、無断欠勤、遅刻、仕事上のトラブル、頻繁な転職、暴言、暴力等の問題を引き起こしながら進行していく。家族は世間体を気にすることから、出現した問

イネイブリング
enabling
よかれと思って相手を支
える行為であるが、世話
をすることにより、相手の
問題行動を継続させ、そ
の結果、悪化させてしま
うことを意味する。後始
末や尻拭いともいわれる。

支え手（イネイブラー）
enabler

心的外傷後ストレス障害
（PTSD）
Post-Traumatic Stress
Disorder
➡ p.24
本章4節B.参照。

題を隠そうとする。自分たちで解決を図ろうと懸命に頑張りながら取った行動がむしろ逆効果となって、アディクション問題を抱える行為となってしまう。その行為を**イネイブリング**といい、アディクション問題の継続を可能にしている人を「**支え手（イネイブラー）**」と呼ぶ。つまり、家族が支え手となりアディクション問題を促進させてしまうことにつながっていくのである。

そのため、正しい病気の情報と知識が必要とされる。共依存からの回復のためにも精神保健福祉センターや保健所等で行われている家族教室などに参加することが望ましい。

同時にこれらアディクション問題は、子どもたちへ大きな影響を与えていることも忘れてはならない。アディクション問題が原因で、家庭不和に陥り、暴言等を浴び、傷つきながら耐えて生きるしかなくなっている。その子どもたちは成人したときに**心的外傷後ストレス障害（PTSD）**となったり、生きづらさを感じていくことになる。これらは世代伝播していく問題ともいわれており、子どもたちのケアも大切となる。

注)

(1) カンツィアン，E. J. & アルバニーズ，M. J. 著／松本俊彦訳『人はなぜ依存症になるのか―自己治療としてのアディクション』星和書店，2013，p.7，p.75.

■ 理解を深めるための参考文献

● カンツィアン，E. J. & アルバニーズ，M. J. 著／松本俊彦訳『人はなぜ依存症になるのか―自己治療としてのアディクション』星和書店，2013.
自己治療仮説や依存症のメカニズムを理解するうえで必要な1冊。

● 山本由紀・長坂和則編『対人援助職のためのアディクションアプローチ―依存する心の理解と生きづらさの支援』中央法規出版，2015.
対人援助職となる介護福祉士・社会福祉士・精神保健福祉士・保健師・看護師・ケアマネージャー等が依存症を抱える人びとへのかかわりにおいて、必要な情報とその支援が書かれている1冊。

● 長坂和則『よくわかるアディクション問題―依存症を知り、回復へとつなげる』へるす出版，2018.
アディクション問題について、事例から書かれているため理解しやすく、アディクション問題が身近な存在であることを提示している。問題を抱えている本人や家族、そして支援に携わる専門職に向けた本。

第2章 家族に関連する精神保健の課題と支援

家族という集団は人を育みケアする機能を持つ集団で、思い入れ（愛着）を反映し合って生活している。本章ではこの集団に生じるさまざまな精神保健の課題をステージごとに理解し、支援の視点を学ぶ。

1

家族集団に起きる暴力の構図とそれが家族に与える影響を精神保健の観点から学ぶ。

2

妊娠・出産というライフイベントを通し、人がどのような課題を抱えるのかを知り、支援のあり方を考える。

3

思春期・青年期という時期の意味を理解し、「青年期の自立の困難さ」―特に「現代社会における困難さ」について学ぶ。

4

ケアをすることは、適切な支援がない場合、それを担うケアラーにさまざまな精神保健上の課題を生じさせることを学ぶ。

5

ひきこもりの定義、歴史、社会的背景、実態調査や精神疾患との関連などについて把握し、ひきこもりの全体像を学ぶ。

6

家族は多様な精神保健の課題の背景であり、キーパーソンであり、ケアの担い手になる。その関係性の課題を理解する。

7

グリーフはつらく、エネルギーを奪い、日常生活に支障をきたす。癒しのプロセスをともに歩むのがグリーフケアである。

8

精神保健支援を行う際に家族全体を支援する必要性を理解し、家族が活用することができる機関の役割や制度について学ぶ。

1. 家族関係における暴力と精神保健

　家族は親密で心理的距離の近い、こうあってほしい等自分の思い入れを投射しやすい集団である。また子育てや看護・介護には社会的期待もある。思うようにいかない時、思い入れは怒りに変わり、力によって解決しようとする暴力はどの家族にも起こりうる。保護は一つ間違えると支配になる。

　暴力・支配の中で生活する家族にはさまざまなメンタルヘルスの影響が生じる。ここでは夫婦関係に起きる暴力被害の精神保健を取り上げる。

A. ドメスティック・バイオレンスの状況

ドメスティック・バイオレンス（DV）
domestic violence

DV 防止法
正式名称は「配偶者からの暴力の防止及び被害者の保護等に関する法律」。

　ドメスティック・バイオレンス（以下、DV）とは「女性に対する暴力」というジェンダーに基づく包括的な暴力を表す言葉である。2001（平成13）年には「DV 防止法」が制定され、その前文に、DVとは女性に対する重大な人権侵害であることが謳われている。それまで“夫婦げんか”という私的で親密な関係内に警察は立ち入らず、被害者という見方もされなかったが、これ以降家族の中に起きる人権侵害行為として理解されるようになった[1]。

　図2–1–1に見るように配偶者暴力相談支援センターのDV相談件数は上昇の一途をたどる。実際の相談の中にはいわゆる“逆DV”と言われる妻から夫への暴力相談ケースも増加しており、2021（令和3）年度の警察への相談では約4分の1を占めた[2]。恋人関係（デートDV）や内縁関係、離婚後の関係においても起きる。

　DV被害は暴力被害によって生じた心身の害という理解にとどまらず、自分自身の判断や感覚を信じる力を失い、問題を解決して未来へ向かう力を発揮できない萎えた状態になるメンタルヘルスの問題である。

　DVは社会問題として捉える視点も必要である。社会に残存する夫婦のイメージによって、また、女性の経済力や活動が発揮できない社会構造の中で、被害者は関係の解消による希望を持ちにくい。実際に別離・離婚後の生活はシングルペアレント家庭として多くが貧困状態にあり、その影響は次の世代まで多様に及ぶ。DV問題は、予防・発見からその後の包括的支援まで多機関と連携した支援が求められる。そのための施策の充実など、マクロ視点からのかかわりが引き続き必要なのである。

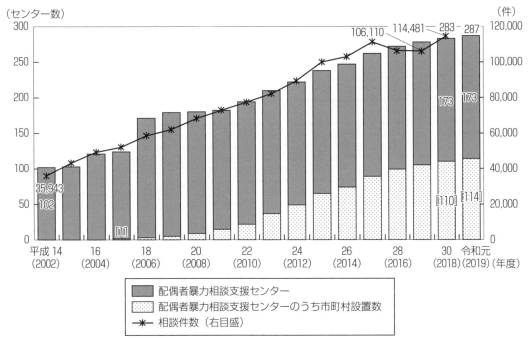

図2-1-1　DVの状況（数）—配偶者暴力相談支援センターにおける相談件数[1]

凡例：
■ 配偶者暴力相談支援センター
□ 配偶者暴力相談支援センターのうち市町村設置数
※ 相談件数（右目盛）

（備考）1.　内閣府「配偶者暴力相談支援センターにおける配偶者からの暴力が関係する相談件数等の結果について」等より作成。
　　　　2.　平成19年7月に，配偶者から暴力の防止及び被害者の保護に関する法律（平成13年法律第31号）が改正され，平成20年1月から市町村における配偶者暴力相談支援センターの設置が努力義務となった。
　　　　3.　各年度末現在の値。令和元年度は令和元年12月現在の値。

出典）男女共同参画局ウェブサイト「男女共同参画白書　令和2年版」I-6-5図.

B. 多様なDV被害

DVには身体的暴力、性暴力、経済的暴力、拘束、ストーキング、精神的暴力があり、それらが重層して起こる。直接暴力を振るわなくても、無視を続ける、見下す、行動に細かく文句をつけるなど、日々繰り返される**モラル・ハラスメント**も精神的暴力に含まれる。

子どもを使った暴力もある。子どもに暴力を振るったり、危害を加えると脅すこと、子どもを取り上げると脅す行為である。

さらに周囲の理解のない言動により心的外傷を重ねることを**二次被害（二次受傷）**という。他にも行政の各種手続き上に立ち上る煩雑さや不便さ、別居・離婚に向けた調整や裁判などに向けて行われる話合いの困難さも被害者には傷になることがある。これらは安全を得ようとするプロセスに立ち現れ、希望を奪い、こころの傷を複雑にする。精神保健福祉士はアドボカシーの姿勢をもって対応したい。

モラル・ハラスメント
moral harassment
フランスの精神科医イルゴイエンヌ（Hirigoyen, Marie-France）が提唱した概念[3]で、言葉や態度等によって行われる見えない精神的な暴力。被害者の精神状態に深く影響すると言われる。

DVとは単発的な行為を指すのではなく、持続的に、支配・被支配関係をベースに行われ、加害者によって被害者に責任が転嫁されやすい[4]。そのため被害者加害者とも自覚が生まれにくい。支援は周囲から被害者自覚を持てるよう情報提供から始まる。アルコール・薬物の影響下で暴力が起きる場合も除外せず、被害者対応を考える必要がある。

DVを面前で目撃させることは子どもへの虐待であり、これを含めDVのある家庭には60%に子どもの虐待が併存する[5]。DV加害者からだけでなく、余裕のないDV被害者から虐待を受ける例、逆らえず被害者が加害者とともに子どもを虐待する例、加害者が被害者の悪口を言い続けて子どもと母親の関係を壊す例など暴力は多様な構図を描く。

C. DV被害のメンタルヘルスへの影響と生きづらさ

DV被害者は当初混乱し、問題を否認する。そして自分の対応の問題かと工夫するプロセスを経てそれが徒労に終わり、問題への取組みについて希望を失っていく。また、受けた暴力エピソードによってはトラウマとなっていく。こうした心理的傾向は被害を受けた誰もがなり得るもので、その特徴を踏まえ、声を出しにくい被害者へ積極的な支援を展開する必要がある。

変化をあきらめている被害者の精神状態によっては援助関係が困難になることもある。被害者の傷を知り、二次被害を防ぐための**トラウマインフォームドケア（TIC）**が求められる。

DV被害者の多くにPTSDや**複雑性PTSD（CPTSD）**、うつ病そのほかの気分障害が見られる。これは安全な生活を得てからも長く続く。

こうした手負いの状態から、就労や子育て、対人関係など社会生活が機能不全に陥りやすく、生きづらさを生じさせ、次世代にも負荷がかかっていく。支援には、安全面・生活面の確立だけでなく、精神的健康面も配慮される必要がある[6]。

D. DV加害者の理解とDV加害者プログラム

DV加害は支配・被支配関係を基底とした関係性に起きる暴力であり、特別な人の問題でも怒りのコントロールの問題でもない。

暴力については矮小化する認知の特徴があり、被害者との言い分は一致しない。また、責任を被害者に求める認知の傾向があることで知られている。多くのDV加害者へのプログラムでは認知行動療法的手法が用いられ、

トラウマインフォームドケア（TIC）
Trauma-Informed Care
被害を受けた人にトラウマの長期的な影響があることを前提に、トラウマの知識に基づく実践を支援に盛り込むこと。

複雑性PTSD（CPTSD）
Complex Post-Traumatic Stress Disorder
長期反復性トラウマの影響として、PTSDの症状に加え、自己組織化の障害が加わった状態。すなわち感情調節障害／否定的自己概念／対人関係障害が加わる。

再発防止計画を立てて長く続けることが推奨されている[7]。

　プログラムの自主的な受講のみでは限界も指摘されており[8]、現在は被害者への包括的支援と合わせ、被害者の安全確保を目的とした支援の一環として行われることが求められている。行政やNPO法人活動の中の一部で実践されている。

E. 相談機関

　配偶者暴力相談支援センターが各都道府県婦人相談所や女性センター、市町村の相談事業の中に設置され、相談支援を行っている。だが、精神保健福祉士はどの支援機関にいても、まず発見し、変化へ導く役割がある。

注)
　　　ネット検索によるデータの取得日は，いずれも2022年5月7日.
(1) 内閣府男女共同参画局ウェブサイト「男女共同参画白書　令和2年版」I-6-5図.
(2) 法務省ウェブサイト「令和3年版　犯罪白書—詐欺事犯者の実態と処遇」p.193.
(3) イルゴイエンヌ，M. F. 著／高野優訳『モラル・ハラスメント—人を傷つけずにはいられない』紀伊國屋書店，1999.
(4) ペンス，E. ＆ペイマー，M. 編／波田あい子・堀田碧・寺沢恵美子訳『暴力男性の教育プログラム—ドゥルース・モデル』誠信書房，2004，pp.1-11.
(5) 内閣府男女共同参画局「DV対応と児童虐待対応との連携について（令和3年1月15日）」.
(6) 小西聖子「DV被害者における精神保健の実態と回復のための援助の研究」平成15年度厚生労働科学研究費補助金（子ども家庭総合研究事業）総合研究報告書，2003，p.236.
(7) NPO法人リスペクトフル・リレーションシップ・プログラム研究会（RRP研究会）編『DV加害者プログラム・マニュアル』金剛出版，2020.
(8) 森田展彰「被害者援助のためのDV加害者更生プログラム—その実施経験から見た有効性と公的な枠組みの必要性」内閣府男女共同参画局ウェブサイト『第74回男女共同参画会議　女性に対する暴力に関する専門調査会』資料1，2014.

▌理解を深めるための参考文献
● 石井朝子編『よくわかるDV被害者への理解と支援—対応の基本から法制度まで現場で役立つガイドライン』明石出版，2009.
　DVとは何か、法的支援、相談対応、心理的介入など包括的に理解できる。

体験を振り返って今思う事

DV サバイバー　新田惠

　私の父はアルコール依存症でした。それがきっかけで相談に行き始めました。元夫の言動は父が家族にしていた事と同じだったので、面談で指摘されるまで自分が DV 被害者だと考えたことが有りませんでした。当時の私にとって大切だったのは「どうしたら事を荒立てずに済むか」「どうしたらこの状況をポジティブに考えられるか」という事でした。そもそも配偶者選択の時点で「この位なら我慢できる」と考えていたのです。元夫の職業や出自、血液型まで持ち出して「仕方ない」「私が一生懸命やればいつか分かってくれる」とも考えていました。

　そしてそんな自分を愛情深い人格者だと感じていました。

　面談を続け、私がそれまでと違った言動をするようになると夫の態度は酷くなってゆきました。出産以来湯舟に浸かった事が無かったので、ある日ゆっくり入浴していると「何のんびりしてるんだ！」と浴室の電気を消されました。7分しかたっていませんでした。食後片付けをしていると「うるさくて TV の音が聞こえない」というので TV が終わったタイミングで片付け始めると、今度は「落ち着かないから止めろ」と……。一つひとつは小さなことかも知れません。でもそれが生活全般に及び、事を荒立てないように、子どもたちの前で喧嘩をしないようにと常に気を使い、考えた末の行動は否定され続ける。そんな日々が続くと何が正しいのか分からなくなってしまい、徐々に自尊心が蝕まれていきました。そのうちに信号を確認せずに道路を渡る、自分を殴る、物を壊すなどの行為が出始めました。

　そんな時に大きな仕事を任され、私個人を認め大切に接して下さる人たちと出会い「私はちゃんと認められる人間なんだ！」と仕事で自尊心を回復し、家庭で消耗の繰り返し。それでも自尊心が少しずつ貯まってゆくのを感じました。

　夫婦間の DV が子どもに与える影響についても勉強し離婚を考え始めました。でも踏み切れなかったのは対人暴力が無かったからです。今はパワハラ、モラハラという言葉が有りますが、当時は有りませんでした。私は「決定的な事が起きれば踏み切れるのに」とばかり考えていました。私が夫の暴言や行動をまともに取り合わなくなると、私に対してしていたことを息子たちにするようになり体罰も始まりました。ある日、食洗器のガラスが割られて私は逃げる決心をしました。

　面談でさまざまな支援機関や弁護士さんを紹介して頂き、辛い時には話を聞いて頂けました。1 人では無理でした。DV の相談は友人や親戚には荷が重く、具体的な支援は専門家でなければできません。離婚成立後も AC や DV の影響、自尊心の欠如で色々な問題を抱えました。今はサバイバルし続けるため、1 年に 1 回「定期健診」と称して面談に行っています。

2. 出産・育児をめぐる精神保健

A. 子どもや家庭を取り巻く変化

　少子高齢化が進み、家族の形態も核家族が中心となり、子どもがいる世帯の割合も減少している。地域でのつながりも薄れ、子育て家庭を取り巻く環境も大きく変化している。一方でインターネットの普及により育児情報はあふれ、必要な情報とそうでないものを取捨選択することが難しくなっている。子育ての責任や負担が子育て世帯のみに負わされる側面もあり、親は孤立感を強めている。孤立化し、ストレスを抱えるようになった親の不安は子どもたちに向かい、子どもたちが子どもらしく育つ環境を保証することが難しくなる。親の抱える課題が深刻化することがないようソーシャルワークを展開することが重要となる。

B. 産褥期・産後の精神保健

　生命の誕生は精子と卵子の授精に始まり、細胞分裂を繰り返した受精卵は母親の子宮に着床する。その後40週間という時間をかけ、誕生を迎えるまでに成長する。

　妊娠により女性は、子どもの生命を体内に宿し、受け入れ、成長させ、徐々に愛着を持ちつつ、出産のときに備え準備をしていく。周産期には、身体的変化のみならず親としての役割を担うこととなり、女性として、母親としての役割を受け入れていくこととなる。計画的に妊娠となった場合でも生活環境や人間関係、仕事等、調整が必要となる。つわりや体調の変化に悩んだり、睡眠がとれず不安定になることもある。中絶や流産はその背景により喪失の体験や身体的な影響も大きい。多くの女性にとって出産は未知のものであり、恐怖を抱きつつ、その日を待つこととなる。精神保健福祉士としても、社会的な支援の欠如、経済的な課題、メンタルヘルスの課題など、子育てを阻害しうる要因がないかアセスメントを行い、支援に活かしていく必要がある。

　産後うつ病の早期発見と支援のために産後の検診では **EPDS（エジンバラ産後うつ質問票）** を用いたスクリーニングが行われる。また産後うつ病はおよそ全妊婦の10％程度の罹患率があることからも生活・育児環境

バースレビュー
出産を振り返る試み。産科病棟では、助産師によりバースレビューが行われている。出産体験が育児や生活に影響を与えることが予想されるため、育児がスムースに行えるように早期から支援が展開されている。

調査から見えてくるメンタルヘルスの課題
国立成育医療研究センターが2018（平成30）年に発表した「人口動態統計（死亡・出生・死産）から見る妊娠中・産後の死亡の現状」[1] によれば、妊娠中および産後1年未満で死亡した357例のうち、自殺が102例で死因の1位になっている。また、別の調査では[2]妊婦の自殺の時期は妊娠2ヵ月が最多である。予期せぬ妊娠により解決策が見いだせず、視野狭窄となり自殺を選択する女性の多さが見えてくる。

EPDS（エジンバラ産後うつ質問票）
Edinburgh Postnatal Depression Scale

の変化を含め、うつ病の好発時期と考え、適切な支援につながることができるようにサポートしていかなければならない（図2-2-1）。

図2-2-1　妊産婦のメンタルヘルスのスクリーニングの必要性

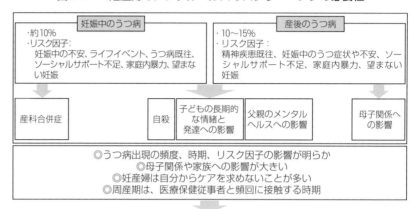

出典）公益財団法人　日本産婦人科医会ウェブサイト「妊産婦メンタルヘルスケアマニュアル―産後ケアへの切れ目のない支援に向けて（平成29年3月）」p.26.

C. 妊娠葛藤

　虐待により死亡した事件を報告(3)から見ると、心中を除く57人のうち28人、49.1％が0歳で亡くなっている。0歳のうち「月例0か月児」が11人、39.3％となり、「予期しない妊娠／計画していない妊娠」の割合が20例、35.1％となっている。この報告が開始された2003（平成15）年から生まれたその日に虐待により亡くなる子どもの割合は第一次調査を除き、0歳児死亡の30～40％を占めている。このような状況を踏まえ、「**妊娠葛藤**」を抱える女性を支援する相談窓口もある(4)。妊娠葛藤は単に望まない妊娠に対する苦悩である、と理解するのではなく、なぜそのような妊娠に至ったのか、その背景や心情を理解しようという姿勢が不可欠になる。日本では年間16万人が中絶をしている(5)。若い世代の妊娠、中絶の実態も押さえておきたい。多くの場合、定期検診を受けていた医療機関において分娩の開始とともに入院し出産となる。しかし、いわゆる「**飛び込み出産**」も存在し、これらの事例からはどこにもつながらないまま出産を迎える女性の姿が見えてくる。支援が届かない現状がある。

　生殖医療の発展により人びとが、さまざまな葛藤に直面することが想定される。

D. マルトリートメント・子ども虐待

　身体的なかかわりや情緒的なやり取りの中から愛着が形成され、親子の関係が作られていく。養育者が不安定で子育てに対して気持ちを向けることができなくなると子どもの情緒も不安定になり社会性を身につけていくことも難しくなる。養育者との愛着形成が十分にされることにより、他者への信頼が持てるようになり、子ども自身が安心して行動することが可能となる。養育者の持つ課題により子育て支援が必要になる状況が生まれる。この状況を**マルトリートメント（不適切な養育）**という。

　虐待は健康的な子どもの自立を阻害し自己肯定感を低める重大な人権侵害であり、専門職として気づくことができなかったり、適切な対応ができないということは専門職のネグレクトに当たる。子どもへのダメージを最低限に抑えるためにも育児困難、子育て不安といった小さなつまづきを早期に支援につなげることが重要になる。

　「児童虐待防止法」には４つの虐待の類型が挙げられている。①身体的虐待、②性的虐待、③ネグレクト、④心理的虐待である。この類型以外にも経済的虐待という視点も存在する。本来子どもに使われるべきお金が親や養育者に取り上げられてしまい、子どもに必要なものに対して適切に使われない状況となり、子どもが不利益を被ることがある。子どもへの影響という点では、親の支配や極端な価値観の押しつけにより、自分の存在を肯定できなくなることもある。また虐待の被害の実態は①から④までの分類が単独で見られる場合もあるが、多くは繰り返しさまざまな虐待を受ける場合や家庭内での行為であるため、一方の親や家族に加害を受け、他の親や家族にも助けてもらえないという傷つきは他者への援助希求意欲を削ぐものとなる。虐待や支配によるコントロールは子どもに対する愛情が欠けているから起こるものばかりではない。日々の子育ての延長に起こるものである。専門職としては虐待に対して正しい知識を持ち、子どもの命を守らなければならない。

E. 子育てを支える視点

　子育てに対する不安は養育者の生育歴や個人の性格によるものも大きいが、妊娠や出産がどのように受け止められ、体験されたかによっても影響を受ける。こうした不安がマルトリートメント（不適切な養育）につながることがないよう早期に支援につながることが重要になる。乳幼児期の子どもたちの成長は個人差が大きい。少子化の影響により自分の子どもを持

マルトリートメント
maltreatment
「不適切な養育」と訳される。子どもが子どもらしく育つ環境が保証されず、健全な成長・発達が阻害されることとなる。

虐待の与える影響
虐待は子どもに身体的なダメージを与えるだけでなく心の育ちや脳の発達にも影響を及ぼすことが知られている[7]。

児童虐待防止法
正式名称は「児童虐待の防止等に関する法律」。

虐待はエスカレートする
子どもが恐怖を感じるような親の対応は歯止めが利かなくなりエスカレートしていく。多くの事件、事故も最初は些細なけがやエピソードから始まる。

虐待は養育者からのSOS
虐待の背景には親の余裕のなさや、困りごと、葛藤が存在することが多い。解決できない課題に対するいら立ちが、弱い立場の子どもたちに向かうのである。普段の業務の中で、生活上の課題を解決できるよう支援することがソーシャルワークである。

つまで乳幼児に接する経験もないまま親になる場合も多く、インターネット上にあふれる情報に振り回されることも多い。子育ての中で不安を感じつつも、健康診断等の場面で、相談しても様子を見るようにとアドバイスを受けることが多い。

養育者の不安を受け止めるためには、子どものみに焦点を当てずに家庭全体を視野に入れ情報を得る必要がある。子どもの発育・発達過程を理解すること、親の心情について寄り添うことができるような信頼関係の構築も不可欠となる。

親自身が追い詰められ、虐待を引き起こさないようにするためにも、小さな変化を見逃さず、関係機関、他職種とのチームアプローチが可能となるよう資源を知ることも大事になる。

発達障害のある子どもの親支援

発達障害のある子どもの中には注意が散漫であったり、集中力が続かない、多動、他の子どもと遊べない、といった表れ方をするため子ども自身は日常生活に支障をきたし、周囲からは養育者のしつけや関わり方の問題として捉えられてしまうことがある。そのため養育者は何とか家庭内で解決しようとしたり、外に課題が見えないようにする。その結果、間違った対応は本人を余計に混乱させ、養育者はしつけをエスカレートさせ暴力や脅しを用いるようになる。育てにくさを感じつつも障害を受け入れがたい親の心情を理解し、支援の必要性を理解してもらえるよう働きかける必要がある。育てにくさは感じるものの、発達障害に関しては気づきにくかったり、認めたくない思いも強く支援や診断につながらない場合も多い。

注)

ネット検索によるデータ取得日は，2022年5月20日.

(1) 国立研究開発法人国立成育医療研究センターウェブサイト「人口動態統計（死亡・出生・死産）から見る妊娠中・産後の死亡の現状（2018年9月5日）」.

(2) 竹田省・引地和歌子・福永龍繁「妊産褥婦の異常死調査」竹田省『妊産婦の自殺—その実態』日本産婦人科医会ウェブサイト，2017，p.7.

(3) 公益社団法人日本産婦人科医会ウェブサイト「妊産婦メンタルヘルスケアマニュアル—産後ケアへの切れ目のない支援に向けて（平成29年3月）」.

(4) 厚生労働省ウェブサイト「子ども虐待による死亡事例等の検証結果等について（第17次報告）」.

(5) 厚生労働省ウェブサイト「平成30年（2018）人口動態統計（確定数）の概況」

(6) 東京都保健福祉局ウェブサイト「資料6 周産期母子医療センター等における妊婦健康診査未受診妊婦の状況について」平成23年度　第1回東京都周産期医療協議会（平成23年11月2日開催）.

(7) 友田明美・藤澤玲子『虐待が脳を変える—脳科学者からのメッセージ』新曜社，2018.

▐ 理解を深めるための参考文献

● 特定非営利活動法人ピッコラーレ『妊娠葛藤白書—にんしんSOS東京の現場から』2021.

妊娠・出産をめぐる課題を知り、相談支援を行う現場の実態が見えてくる。

3. 思春期・青年期（AYA 世代）の精神保健

A.「思春期」は身体的な成長期、「青年期」は精神的な成長期

まず初めに「思春期」と「青年期」の言葉の整理をしたい。

①**思春期**：第２次性徴を初めとした身体的な変化を意味する言葉である。８〜９歳頃から17〜18歳頃までの約10年間を呼ぶ。

②**青年期**：「大人になりつつある時期」を意味する言葉で、心理的、社会的な移行期になる。12〜13歳頃から22〜23歳頃までの約10年間を呼ぶ。

③ **AYA 世代**：「青年期と若年成人世代」という意味である。15〜39歳が当てはまるが、特にがん患者に用いられることが多い。

思春期・青年期では、まず急激な身体的変化が先行し、次に脳の発達が起き、最後に心が成長する。日本では「思春期」がよく使われるが、精神的な意味で用いる場合は「青年期」と呼ぶ方が適切である。以下、身体的な成長を表す場合は「思春期」、精神的な意味の場合は「青年期」と呼ぶこととし、精神保健がテーマの本書では主に「青年期」について説明する。

表 2-3-1　青年期の分類

前青年期 (pre adolescence)	10〜12歳	小学校 高学年	急激な身体的な成長が見られる。同年代のグループ（ギャンググループ）が重要となり母と距離を取り始めるが、傷つくと母を頼る。
青年期前期 (early adolescence)	12〜15歳	中学生	親からの分離が進み仲間割れしにくく強固。自立心にあふれる割には依存的である。チャムグループが形成されやすい。
青年期中期 (middle adolescence)	15〜18歳	高校生	親からの分離はさらに進み、アイデンティティ形成などの自分の問題に没頭する。漠然とした「同質の仲間」ではなく、深い親友（ピアグループ）を求める。
青年期後期 (late adolescence)	18〜23歳	大学生	社会の中でアイデンティティを確立していく。自ら獲得した生き方に基づいて、社会の中で生活していく。

思春期
puberty
puberty は「陰毛（pubes）」が語源。

青年期
adolescence
adolescence はラテン語の「adolescere（成長する）」が語源。

AYA
"Adolescent & Young Adult" の頭文字を取ったもの。

ギャンググループ
gang group
9歳頃から主に男子が形成する遊びを中心とした仲間集団。親離れの基盤として、仲間同士で同じ遊びをして仲間意識を強める。

チャムグループ
chum group
主として青年期前期に主に女子が形成するおしゃべりを中心とした仲間集団。異質なものへの不安が強いため同質性志向が強く、排他的なグループになる。

アイデンティティ
identity
過去・現在・未来で一貫していて、さらに自分から見ても周囲から見ても同じ「自分」であること。これが一貫していないと、周囲から信頼されない。幼いうちは自己が一貫せず、他者との信頼関係も安定しない。自己同一性とも呼ばれる。

ピアグループ
peer group
主として青年期中期以降に形成される相互理解を中心とした仲間関係。互いの違いも認め合うので、その後の人生にも続く関係になる。

B. 青年期の分類 [1] [2] [3] [4]

　青年期は前期、中期、後期の３つに分けるのが一般的である。さらに、思春期が始まる 10 〜 12 歳は「青年期の準備をする時期」であり、前青年期と呼ばれる（前掲**表 2-3-1**）。

C.「青年期」とはどういう時期か [1] [2] [3] [4]

　「青年期」は一言で言えば「子どもから大人への移行期」である。子ども時代は「大人から保護される」が、大人になると「自立していること」が求められる。しかし、一夜にして「自立」できるわけはなく、「青年期」は「10 年ほどかけて段階的に自立していく時期」と言える。

　ブロスは青年期を「第二の分離個体化の時期」と呼んだ。「分離個体化」は、マーラーが「乳幼児が母子一体の状態から分離し個体化していく過程」を呼んだものである。「青年期」の心理発達はこの「分離個体化過程」と似ており、そのため青年期には乳幼児期にやり残した課題が表れやすい。

　「思春期に身体面が成長した結果、それまで潜在化していた問題が表出してくる」のも、青年期の特徴である。たとえば、「生来的に発達障害特性があったが過剰適応していた青年が、青年期に突入して過剰適応ができなくなり、破たんする」といったことが起きる。すなわち、青年期になって真の問題が露呈するわけである。

D. 青年期の自立を支えるものと青年期の困難さ

　青年期は困難に陥りやすいが、これは「能力的に未熟であるにもかかわらず、自立を目指すため」に生じる。そのため「自立を支える存在」が重要だが、青年期の自立は「親離れ」が目的なので過度に親には頼れず、「仲間の存在」が重要であり、仲間が不安定なときには「親以外の大人の存在」が「心の支えのセーフティネット」となる。子どもの近くに「困難な時に支える親以外の大人」がいることで、子どもは安心して自立に向かえる。

　青年期が困難になるのは、①「青年期に至るまでに、ある程度の**アタッチメントの成熟**がなされていない場合」である。通常でも、青年期は身体面の成長が先んじるため心に負担がかかりやすいが、アタッチメントが未成熟だと青年期はとても困難になる。また、②困難なときに支え合う仲間が不在でも、青年期は困難になる。そして、③「困難を克服した体験が乏しい」と、困難と直面した時に自信が持てず回避しがちである。

ブロス
Blos, Peter
1904-1997
戦後アメリカで活躍した精神分析家で、青年期を５つの段階（前青年期、青年期前期・中期・後期、後青年期）に分けるなど、青年期の心理的発達を研究した。

マーラー
Mahler, Margaret
Schoenberger
1897-1985
20 世紀中頃にアメリカで活躍した小児科医・精神分析家。乳幼児の心理発達を研究した。

アタッチメントの成熟
アタッチメントは「外界が危険になったときに、安心できる対象に近づくことで心を安心させる心理／行動」のことで、アタッチメントが成熟すると、ネガティブな感情が生じたときに、1 人でも安心した状態を保つ（1 人でいられる能力）ことができる。

E. 現代において青年期に生じる課題

現代社会は「大量消費社会」と「高度情報化社会」の2つの特徴があるが、「容易に物と情報が手に入り」「新しい刺激が次々に魅了する」環境では楽な方に流されやすく、子どもたちはとても成長しづらい。また、「少子化」は過保護な環境や対人関係の経験の積みにくさをもたらしている。

これらは、下記のような現代社会特有の問題を引き起こしている。

(1) 不登校[5]・ひきこもり

青年期における「社会」は主に「学校」であり、学校に適応するためには一定の社会性（ソーシャルスキル）が必要である。しかし、年齢相応の社会性を身に付けていない場合、「学校＝社会」で挫折し、不登校が生じうる。不登校が継続すると、さらに社会から回避する「ひきこもり」に発展する。

(2) 自傷[6]、自殺[7]

青年期の女子を中心として、リストカットを初めとする自傷行為が増えている。自傷は「不適切だが何とか感情をコントロールしようとして生じる」が、自殺は「人とのつながりや希望が失われ、生きることをあきらめた」ことで生じる。いずれも、虐待などのトラウマがあることが多い。

(3) ネットゲーム・SNS依存

ネットゲームは男子、SNSは女子に多い傾向がある。大人に比べて自分をコントロールする力が未熟な青少年は依存に陥りやすく、現実世界で上手く行っていないと容易に依存に陥り、現実世界に戻れなくなる。

(4) 暴力[5][8]、非行[8]

20世紀は「大人への反抗や社会への怒り」から暴力や非行が出現したが、21世紀は「精神的に未熟なために暴れてしまう」ことが多い。そのため、社会的な場面よりも家庭のような親密な場面での暴力が増えている。

(5) 虐待、いじめ、トラウマ

児童虐待は右肩上がりで増えているが、虐待の影響でトラウマを抱えている青年も少なくない。また、いじめられた結果トラウマを抱えることもある。トラウマがあると、思わぬところで激しい反応が起きる。また、年少時の虐待被害の影響だけでなく、青年期に虐待被害を受けることもある。

(6) 子どもの貧困、ヤングケアラー

貧困は、本人からも家族からも余裕を奪い、ネガティブな感情に陥りやすくなる。日本は貧困家庭への支援が乏しく「ヤングケアラー」となって家族の世話に追われると、自分の自立に取り組めないことが生じる。

これらの「現代において青年期に生じる課題」をまとめると、

不登校
1990年代に急激に増えたが、支援が行われるようになった2000年代には横ばいとなった。しかし、10年ほど前から再度増加に転じている[5]。

自傷
自傷を行うと脳内麻薬様物質が分泌されることが知られており、目の前の苦しさから一時的に逃れるために自傷を行うが次第に耐性ができて効果が減衰していく[6]。

自殺
G7の中で若者（15〜34歳）の死因1位が「自殺」なのは日本だけ（他国は「事故」）である[7]。

ネットゲーム・SNS依存の傾向
遊び中心のギャンググループとネットゲームが男子に多く、おしゃべりが中心のチャムグループとSNSが女子に多いことは、関係しているだろう。

非行
少年非行は、件数でも人口比でもこの20年減少を続けている[8]。

虐待
日本では、虐待を受けた10代後半の青年への支援が乏しかったが、近年、「自立援助ホーム」や「子どもシェルター」などの新たな資源が全国で増えつつある。

子どもの貧困
子どもの貧困率は1985（昭和60）年に10.9％だったがその後上昇し、2012（平成24）年には16.3％に達した。2019（令和元）年は13.5％となっている。

ヤングケアラー
young carer
本来大人が担うと想定されている家事や家族の世話などを日常的に行っている子どものこと。

①非行などの他害が減少し、不登校や依存など回避・依存行動が増加。

②暴力などの問題行動は、精神的な未熟さが目立つ。

となるだろう。現代の子どもは、保護的な環境で育った結果、経験不足のまま青年期に突入し、困難さに耐えられず、回避や依存行動が生じている。

F.「青年期の支援」について

　最後に、「青年期の支援のポイント」を述べる。

①「失敗させない」のではなく「失敗を共に乗り越える」。

②「自己決定する力」を育てていく。

③本人が成長すれば身を引いていく。

　青年期は「成長して自立する」ことが目的であり、そのためには「失敗を克服する経験」が大切である。また、判断力に応じた範囲でなるべく自己決定をして、主体性を育てていく必要がある。そして、本人が成長した程度に合わせて徐々に身を引き、自立した様子を静かに見守るのが「青年期の支援者」のスタンスであると思う。青年期を支える家族は、青年に問題が生じた際に"年少児のように"関わって、自立を妨げることが少なくないため、家族への働き掛けも大切である。

家族について
上記の「青年期の支援のポイント」と真逆の①失敗する権利を奪う、②自己決定させない、③成長しても身を引かない、かかわりは自立を妨げる。青年期の家族は、「青年が本当に困ったときには助けるが、〈本人は仲間と助け合いながら自立できる力がある！〉と信じて見守るスタンス」が大切である。

注)

　　ネット検索によるデータ取得日は，2022年5月30日.

(1)　齊藤万比古『子どもの精神科臨床』星和書店，2015.

(2)　野沢栄司『思春期の心理と病理』心の健康ブックス，弘文堂，1981.

(3)　山本晃『青年期のこころの発達—ブロスの青年期論とその展開』星和書店，2010.

(4)　小川捷之・齋藤久美子・鑪幹八郎編『ライフサイクル』臨床心理学大系3，金子書房，1990.

(5)　文部科学省ウェブサイト「平成30年度　児童生徒の問題行動・不登校等生徒指導上の諸課題に関する調査結果について（令和元年10月17日）」.

(6)　松本俊彦『自傷・自殺する子どもたち』子どものこころの発達を知るシリーズ，合同出版，2014.

(7)　厚生労働省ウェブサイト「令和元年版　自殺対策白書」.

(8)　法務省ウェブサイト「令和元年版　犯罪白書—平成の刑事政策」.

■ **理解を深めるための参考文献**

●西隈亜紀『心のケアが必要な思春期・青年期のソーシャルワーク』中央法規出版，2014.

精神科病院や、青年期対象のグループホームの責任者として豊富な青年期のソーシャルワーク経験を持つ筆者が、「本人との関わり」「経済問題」「居場所の確保」「恋愛、結婚、出産への向き合い方」など、リアルな支援方法についてまとめた良書。

4. 介護をめぐる精神保健

A. 誰もがケアし、ケアされる時代

　少子高齢化の進展に伴い、日本では多くの人が世話や介護を必要とする人や**ケアラー**となっている。たとえば、要介護等認定を受けている人の数については、2022（令和4）年2月時点で689.1万人となっており[2]、今後も増加することが予測されている。また、要介護等認定を受けている人の介護者（ケアラー）の数については、国民生活基礎調査が「介護を要する者」の「主な介護者」に占める家族や親族の割合を、2019（令和元）年で68.0％としていることからすると[3]、2022年2月時点で468.6万人になると推定される。なお、この「主な介護者」の数には、疾病や障害により世話や介護を必要としている人の介護者や、「主たる介護者」でなくとも何らかの形で介護を支える副介護者、**ヤングケアラー**等の家族については含まれておらず、このような人を含めれば、それより多くの人びとが、家族等の世話や介護に携わっていることになる。日本では、誰もが一生に一度は、世話や介護を必要とする人やケアラーになる可能性が高まっており、家族等による世話や介護は大きな社会課題となっている。

B. 介護をめぐる精神保健の課題

[1] 介護ストレス

　ケアラーが世話や介護をする中で直面する精神保健上の課題の1つに、**介護ストレス**がある。ケアラーは家族の世話や介護をすることに関わって、疲労やストレスを感じることがある。このストレスに関して、国民生活基礎調査は対象者に悩みやストレスの有無について尋ねている。その回答について、「介護を要する者」の「同居の主な介護者」と対象者全体に当たる「総数」とで比較したところ、悩みやストレスが「ある」と答えた人の割合は、「介護を要する者」の「同居の主な介護者」（66.7％）で、「総数」（47.9％）に比べ、20ポイント程度高くなっていた[4][5]。このことから、「介護を要する者」の「同居の主な介護者」では、「総数」に比べ、悩みやストレスが「ある」と答えた人が多い傾向にあると推測される。このことは、要介護等認定を受けている人と同居し世話や介護を主に担っている

ケアラー
carer
「心や体に不調のある人への『介護』『看病』『療育』『世話』『感情を支える』などにより、ケアの必要な家族や近親者・友人・知人などの日常生活をサポートする人たち」[1]のこと。ケアを必要としている人の多くは、配偶者や父母の立場にあるが、子やきょうだいや、他の親族等の場合もある。彼らは、高齢や障害、慢性疾患や精神保健上の問題等により、介護や世話、監督等を必要とする状態にある。なお、ケアラーは家族等のインフォーマルな立場で世話や介護をする人びとのことであり、専門的・職業的な介護従事者のことではない。また、このケアラーには、ヤングケアラーも含まれている。

ヤングケアラー
young carer
「家族にケアを要する人がいる場合に、大人が担うようなケア責任を引き受け、家事や家族の世話、介護、感情面のサポートなど行っている、18歳未満の子ども」[1]のこと。ヤングケアラーとしての時期が特に社会において自立的に生きる基礎を培い、人間として基本的な資質を養う重要な時期にあることから、ケアラーとは独立して概念化し、支援することが必要であると考えられている。

ケアラーでは、その他の国民に比べ、疲労やストレスを感じている者が多い傾向にあることを意味していると考えられる。

では、ケアラーは家族の世話や介護に関わるどのようなことに、疲労やストレスを感じているのだろうか。国民生活基礎調査は、対象者に悩みやストレスの原因について尋ねている。その回答について、「介護を要する者」の「同居の主な介護者」と「総数」とで比較したところ、悩みやストレスの原因として回答された項目の割合は、「介護を要する者」の「同居の主な介護者」では「総数」に比べ、「家族の病気や介護」（介護者：50.0％、総数：7.4％）および「自分の病気や介護」（介護者：17.0％、総数：10.1％）、「家族との人間関係」（介護者：12.9％、総数：6.8％）、「自由にできる時間がない」（介護者：11.6％、総数：4.3％）等で高く、特に、「家族の病気や介護」と「自由にできる時間がない」で2倍以上高くなっていた[4][5]。このことから、「介護を要する者」の「同居の主な介護者」では、「総数」に比べ、悩みやストレスの原因として「家族の病気や介護」または「自分の病気や介護」「家族との人間関係」「自由にできる時間がない」と回答した者が多い傾向にあると推測される。

このことは、要介護等認定を受けている人と同居し世話や介護を主に担っているケアラーでは、家族の病気や介護の問題のみならず、自分の病気や介護の問題や家族関係の困難、自由な時間を持つことの困難によって、疲労やストレスを感じている者が多いことを意味していると考えられる。特に、家族の世話や介護の問題と自身の余暇や休息等のための自由な時間を持つことの困難については、苦しむ人が多い傾向にあると考えられる。

家族の世話や介護をすることに伴う介護ストレスは、ケアラーを疲労させ、**ケアラーの精神保健**に影響を与えることがある。国民生活基礎調査は**K6**という指標を用いて、対象者にこころの状態について尋ねている。その回答について、「介護を要する者」の「同居の主な介護者」と「総数」とで比較したところ、K6の得点が何らかの精神的不調を抱えていると考えられる「5点以上」であった人の割合は、「同居の主な介護者」（33.8％）で、「総数」（26.9％）に比べ、高くなっていた[6][7]。このことから、「介護を要する者」の「同居の主な介護者」では、「総数」に比べ、精神的不調を抱える人が多い傾向にあると推測される。このことは、適切な支援が得られない場合、要介護等認定を受けている人と同居し世話や介護を主に担っているケアラーは、家族の世話や介護をすることにより、精神保健上の問題を抱えることを意味していると考えられる。

家族の世話や介護をすることが、ケアラーの精神保健に影響を及ぼす可能性については、ヤングケアラーにおいても指摘されている。ヤングケア

K6
アメリカのケスラー（Kessler, R. C.）らによって、うつ病・不安障害などの精神疾患をスクリーニングすることを目的として開発され、一般住民を対象とした調査で、心理的ストレスを含む何らかの精神的な問題の程度を表す指標として広く利用されている。合計点数が高いほど、精神的な問題がより重い可能性があるとされる。

ラーを含むケアラーは、家族の世話や介護をすることで、精神保健上の問題を抱える可能性があり、家族の世話や介護をすることによって生じた、精神的不調から回復することへの支援や、家族の世話や介護をすることによって精神的不調が生じることを予防することへの支援は、ケアラーが必要としていることであると考えられる。

[2] 不適切なケアや虐待

　介護ストレスを抱え、精神的不調に苦しむケアラーの窮状は、時に世話や介護を必要とする人に対するケアラーの**不適切なケアや虐待**を引き起こすことがある。「令和2年度『高齢者虐待の防止、高齢者の養護者に対する支援等に関する法律』に基づく対応状況等に関する調査結果」によると、**養護者**による高齢者虐待の発生要因として、虐待者の「性格や人格（に基づく言動）」（9,999件、57.9％）や被虐待者の「認知症の症状」（9,141件、52.9％）、虐待者の「介護疲れ・介護ストレス」（8,638件、50.0％）、虐待者の「被虐待者との虐待発生までの人間関係」（8,043件、46.5％）、虐待者の「精神状態が安定していない」（7.954件、46.1％）等が多く挙げられるとしている。このことは、ケアラーによる不適切なケアや虐待は、ケアラーの介護ストレスや精神保健上の問題と、世話や介護を必要とする人の認知症症状等や人間関係の問題等から生じる世話や介護のしづらさとが絡み合って、発生していることを意味していると考えられる。

　これらの要因を抱えている家庭で直ちに不適切なケアや虐待が起こるわけではないが、適切な支援を得られない場合には、ケアラーについては、不適切なケアや虐待へと追いつめられる可能性が高まると考えられる。世話や介護を必要としている人やケアラーの心身の状況や生活状況を適切に把握し、支援することに取り組むことで、ケアラーによる不適切なケアや虐待を未然に防ぐことが可能になると考えられる。

[3] ケアラーの支援

　ケアラーは、他の国民に比べ、疲労やストレスを抱え、身体上・精神保健上の問題に苦しみ、余暇や休息等のための自由な時間を持つことの困難や家族関係上の困難に悩む傾向にあることから、健康で文化的な生活を営む権利を侵害される可能性のあるグループであると考えられる。日本国憲法25条は、国民に健康で最低限の文化的な生活を送る権利を保障しており、国や自治体等には、ケアラーの権利を保障するための支援を進めることを通じて、ケアラーのウェルビーイングを促進することが求められる。

　ケアラーの支援を進めるにあたっては、「家族が世話や介護をするのは

不適切なケア
統一された定義はない。虐待とまではいえないが、世話や介護を必要とする人の尊厳を損なう恐れのある言動のこと。

虐待
高齢者虐待に関しては、高齢者虐待防止法（正式名称は「高齢者に対する虐待の防止、高齢者の養護者に対する支援等に関する法律」）によって、養護者が養護する高齢者に対して行う、①身体的虐待、②介護・世話の放棄・放任、③心理的虐待、④性的虐待、⑤経済的虐待などの行為とされている。

養護者
高齢者虐待防止法では、「高齢者を現に養護する者であって要介護施設従事者等以外のもの」とされており、何らかの世話をしている者も該当すると考えられる。

当たり前」という根強い規範意識から脱却し、すべての世話や介護を家族が担うのではなく、介護サービスのほか、地域住民による助け合いや余暇や休息の必要性への理解を広めることなどにより、ケアラーを支えていく社会に転換してく必要がある。

　このケアラーを支えていく社会の転換に向けた取組みは、精神保健福祉士にも期待されている。ケアラーへの支援に関わって、精神保健福祉士は**家族支援**をその業務の1つに位置づけている。この家族支援の理念は、家族であるケアラーについて、精神保健上の問題等により世話や介護を必要としている人の療養や生活を支える協力者として認識し支援することのみならず、生活者として学業や仕事などのさまざまな社会的役割を担うことや、自身の身体的健康や精神的健康を守ること、余暇や休息の機会を持つことへの支援を必要としている人として認識し支援することを意味していると考えられる。家族支援に取り組むことを通じて、ケアラーが自身の人生をも大切にして生きることを支援する社会への転換を進めていくことが、精神保健福祉士には望まれている。

注)

　　　　ネット検索によるデータ取得日は，2022年5月31日.

(1)　一般社団法人日本ケアラー連盟ウェブサイト「ケアラーとは」.

(2)　厚生労働省ウェブサイト「介護保険事業状況報告（暫定）（令和4年2月分）」.

(3)　厚生労働省ウェブサイト「2019年　国民生活基礎調査の概況」.

(4)　e-Stat ウェブサイト「第86表　健康票」厚生労働省『令和元年　国民生活基礎調査』2019.

(5)　e-Stat ウェブサイト「第18表　健康票」厚生労働省『令和元年　国民生活基礎調査』2019.

(6)　e-Stat ウェブサイト「第74表　健康票」厚生労働省『令和元年　国民生活基礎調査』介護票，2019.

(7)　e-Stat ウェブサイト「第23表　健康票」厚生労働省『令和元年　国民生活基礎調査』健康票，2019.

■ 理解を深めるための参考文献

● 児玉真美『私たちはふつうに老いることができない─高齢化する障害者家族』大月書店，2020.
　　ケアラーである障害者の親も支援を必要している人であるとの視点から、高齢の障害者の親たちが、わが子の生活を支えることに限界を感じ始め、自身が精神的不調を抱えたり、要介護状態になったりしながら支えている現状を描いている。

家族だけで支える時代から家族も支えられる時代へ

一般社団法人 ケアラーアクションネットワーク協会　代表理事　持田恭子

私の兄には知的障害がある。当時は、まだ障害に対する世間の誤解や偏見が強く、周囲から冷たい視線を向けられていた母は、懸命に家族だけで息子を守ろうと、障害者差別を解消するための社会運動に精を出していた。

明るく楽しい暮らしもあったが、私が小学生の頃、お酒を呑むと家族に暴力を振るうようになった父を家族で対応していた。外では気丈に振る舞っていたが、家では精神状態が崩れてしまう母の感情面を、私は必死に支えていた。中学生になり、母が入院した時は、私が家事を率先して引き受けていたが、ケアをしているという感覚は持っていなかった。

ケアラーには、楽しい日々があると同時に、その楽しさを覆すような困難さが生じることがある。友達に家族のことを話すと雰囲気が暗くなってすぐに話題を変えられた。兄との楽しい出来事を語っても誰にもその様子は分かってもらえなかった。私は、次第に、自分の気持ちを誰かに打ち明けることを諦めるようになった。

2003（平成15）年、父が亡くなった。伴侶の代わりに助けを求めてきた母の手を、私は「知らない」と冷たく振り払った。幼少期のように母から全面的に頼られることを避けたかったからだ。その翌年から、母は料理が作れなくなり、うまく歩けなくなったが、介護認定を受けることは後回しにした。

2007（平成19）年、通院の帰り道で転倒して骨折した母が入院し、その翌年、要介護3の介護認定を受けた。

2009年（平成21年）、母はショートステイ先で車椅子生活になり、あっという間に寝たきりになり、要介護5の認定を受けた。最初は看病をしていたつもりだったが、いつの間にか在宅介護になり、母から何の引継ぎもなく、兄の生活面の世話を任された。「死にたい」と呟く母を目の前にして、母の言う通りにしてあげようと何度も思った。兄は、大量の水を流して洗い物のお手伝いをしながら泣いていた。「もう限界だ」と思い、苦渋の決断をして母と兄を別々の施設に入居させた。

その後、私は結婚し、夫から「もっと頼っていいよ」と言われて初めて、今までひとりでケアを抱え込んでいたことに気が付いた。

2013（平成25）年、ケアラーがひとりでケアを抱え込むことを防ぎたいと思い、ケアラーアクションネットワークを立ち上げた。

母は、息子が障害者施設で仲間と共に暮らすことも自立であることを受け入れ、娘にはケアラーとしてではなく妹として幸せな時を過ごすことを許し、2018（平成30）年、闘病の末、娘に看取られて旅立った。

私は、現在、中・高生ヤングケアラーへの支援を中心に、家族の世話をしながら自分の人生を自由に選択したいと願うケアラーに向けたサービスを提供している。ケアラー（家族）だけで家族のケアを頑張る時代はもうすぐ終わる。これからは、ケアラーも誰かに頼ってもいい時代がやってくる。

5. 社会的ひきこもりをめぐる精神保健

ひきこもりの表記と類似概念
一般には「ひきこもり」と「引きこもり」という表記が併用されているが、法律では「ひきこもり」とされている。「閉じこもり」は、身体機能の衰えた高齢者が自宅から外出をしなくなる状態を指している。「ニート（NEET）」は、学校に通わず、働きもせず、職業訓練も受けない（Not in Education, Employ-ment, or Training）若者を指し、厚生労働省は2006（平成18）年から「地域若者サポートステーション（サポステ）」事業を開始している[1]。

A. ひきこもりの定義

　ひきこもりの定義としては、厚生労働省が2010（平成22）年に公表した「ひきこもりの評価・支援に関するガイドライン」[2] による次のものが代表的である。

　「様々な要因の結果として社会的参加（義務教育を含む就学、非常勤職を含む就労、家庭外での交遊など）を回避し、原則的には6ヵ月以上にわたって概ね家庭にとどまり続けている状態（他者と交わらない形での外出をしていてもよい）を指す現象概念である。なお、ひきこもりは原則として統合失調症の陽性あるいは陰性症状に基づくひきこもり状態とは一線を画した非精神病性の現象とするが、実際には確定診断がなされる前の統合失調症が含まれている可能性は低くないことに留意すべきである。」

　ここで述べられている「非精神病性」が「**社会的ひきこもり**」とされている。

B. ひきこもりの歴史

[1] 不登校からひきこもり

　ひきこもりという社会的現象が現れる前に、学校に行かない子どもたちが注目された。1950年代後半ごろには学校に行かない子どもたち（主に小学生）を学校恐怖症[3] と呼び、母親との分離不安説が唱えられた。学校に行かない子どもたちは1960年代から1970年代前半にかけては減少したが、1975（昭和50）年からは緩やかに増加に転じ、社会的関心は小学生から中学生に移り、母親との分離不安説は批判され、子どもたちの神経症的な性格が原因とされ、**登校拒否**と呼ばれるようになった。

　1980年代には子どもの家庭内暴力が目立つようになり、親や学校には登校を拒否する子どもたちへの対決的な姿勢が求められ、登校への強制も行われた。1983（昭和58）年にはTスクールが自閉症児（当時）に対してスパルタ的な矯正教育を行い、訓練生が死亡するという事件を起こして社会的批判を受けた。

　1990年代に入り、文部省（現・文部科学省）の認識に変化が生じ、「必

ずしも本人自身の属性的には何等問題も見えないケースも数多く報告されている」⁽⁴⁾ として、登校の強制ではなく「見守り」の姿勢に転換し、「登校拒否」は「不登校」と呼ばれるようになった。そして、文部科学省は適応指導教室を設立した。1995（平成 7）年には**スクールカウンセラー**、2008（平成 20）年には**スクールソーシャルワーカー**の導入があり、通信制・単位制の高校の普及や、大学入学資格検定（大検）や高等学校卒業程度認定試験（高認）など教育制度自体の改革も進められた。

このように社会的には不登校が先行したのであるが、不登校からひきこもりに移行する人たちも現れ、「不登校のその後」にも関心が及んだ。

［2］ ひきこもりの登場と経過

公的な見解としてひきこもりという言葉が用いられたのは、青少年問題審議会が 1989（平成元）年に「ひきこもりや登校拒否などの中に見られる非社会的な行動の増加」と指摘したのが最初期とされる。

1997（平成 9）年には斎藤環の『社会的ひきこもり』⁽⁵⁾ が出版され、注目を集めたが、日本社会がひきこもりを強く認識したのは、2000（平成12）年 1 月に発覚した新潟少女監禁事件と同年 5 月に発生した佐賀バスジャック事件によってである。どちらの犯人もひきこもりと報道され、ひきこもりは犯罪予備軍のような印象が与えられた。

ひきこもりに対する社会的関心が高まり、さまざまな調査研究や政策が打ち出された。発達障害の概念の普及によって、ひきこもりとの関係が広く認識されるようになり、ニートの概念の導入により就労への支援の志向が強まった。政策面では、特に 2003（平成 15）年が、不登校、ひきこもり、ニート、発達障害を対象とした以下のような政策が次々と提言された年とされている⁽⁶⁾。

文部科学省は、特別支援教育を本格的に推進し、軽度発達障害を背景とした不登校に対する支援の必要性を指摘している。厚生労働省は、最初の「ひきこもりガイドライン」をまとめた。「ニート」を対象として 4 省府（文部科学省、厚生労働省、経済産業省、内閣府）が「若者自立・挑戦プラン」⁽⁷⁾を策定し、若年者の職業的自立の促進という政策が固められた。

その後、厚生労働省は「ひきこもり地域支援センター」の整備を進め、2018（平成 30）年 4 月までに全ての都道府県及び指定都市（67 自治体）が設置を終えた。2018 年度から、市町村のひきこもり支援を充実させるため、居場所づくりや相談窓口の設置、情報発信等を行う「ひきこもりサポート事業」を実施している。

2022（令和 4）年度からは、「ひきこもり地域支援センター」の設置主

スクールソーシャルワーカー
➡ p.82
第 3 章 4 節 A. 参照。

新潟少女監禁事件
1990（平成 2）年 11 月に男が当時小学校 4 年生の少女を自宅の一室に約 9 年 2 ヵ月にわたって監禁した事件。

佐賀バスジャック事件
当時 17 歳の少年により起こされたバスジャック事件。「西鉄バスジャック事件」とも呼ばれる。

体を市町村に拡充し、ひきこもり支援の核となる相談支援・居場所づくり・ネットワークづくりを一体的に実施する「ひきこもり支援ステーション事業」を開始した[8]。

近年のひきこもりの高齢化は、**8050（はちまるごーまる）問題**（7040問題を含む）という言葉に象徴されている。1980年〜90年代までは、ひきこもりは若者の問題であったが、現在では80歳代の親が長期間ひきこもる50歳代の子どもを支えるという8050問題が起こっている。8050問題は単にひきこもりだけの問題ではなく、高齢者問題とも重複し、社会的孤立のために高齢者の死後にひきこもっていた子どもが孤独死をするという事例も発生している。厚生労働省は、当初ひきこもりの支援対象の年齢の枠を19〜34歳に設けていたが、2009（平成21）年には若者の就労支援の対象者年齢を39歳まで引き上げ、現在は「地域若者サポートステーション（サポステ）」の支援の対象者を49歳までとしている[1]。50歳以降は施策の対象からはずれている。

[3] ひきこもりと家族関係

登校拒否・不登校は家庭内暴力や校内暴力と関連し、ひきこもりでは前述の2000（平成12）年の2つの事件のようなセンセーショナルな事件もあったが、ひきこもっている人から家族への暴力と家族からのひきこもっている人への暴力の両面があることに留意すべきである。

2011（平成23）年に大阪市で、約30年間ひきこもっていた42歳の男性が46歳の姉を刺殺した事件が起き、アスペルガー症候群が動機の形成に影響したと認定されたが、翌2012（平成24）年の裁判員裁判の判決で、大阪地裁は求刑の懲役16年を上回る懲役20年を言い渡した。この判決では「社会内で被告の受け皿が何ら用意されていない。許される限り長期間刑務所に収容することが、社会秩序の維持にも資する」として有期懲役刑の上限が選択された[9]。しかし、2013（平成25）年の大阪高裁控訴審判決では、「地域生活定着支援センターが全都道府県に整備されていて、社会に受け皿がないとはいえない」として、懲役14年に減刑した[10]。

この事件の裁判には、ひきこもりや発達障害に対する偏見の根強さと社会資源の認知が浸透していないことが如実に現れている。

2018（平成30）年には長野県で、約20年間ひきこもり、チェーンソーで暴れる息子を70歳の父親が殺害する事件が起こり[11]、2019（令和元）年には、東京都で元農林水産事務次官の76歳の父親が無職でひきこもり生活をしていた44歳の長男を刺殺した事件が起こった[12]。この事件の3日前に神奈川県川崎市の路上で登校中の児童らが襲われ19人が死傷した事件があり、犯人はひきこもりの51歳男性であった。

これらの事件に関して、ひきこもりの当事者団体は、事件とひきこもりを結びつける報道姿勢に対して警鐘を鳴らす声明を発表し[13]、厚生労働大臣も「安易に（事件を）ひきこもりなどと結び付けるのは慎むべきだ」と発言するとともに、都道府県などが設置するひきこもり地域支援センターや、各自治体の自立支援窓口などに相談するよう呼びかけた[14]。外部と遮断された閉鎖的な家族関係の中では、家族間の暴力が起こりやすいので、アウトリーチを含めた家族支援が大切である。

C. ひきこもりの社会的背景

　1980年代には、子ども部屋論争があった。堀田は「1980年代の『子ども部屋批判』では、不登校・引きこもりや、少年犯罪・凶悪事件の温床となるから、子ども部屋が悪いという構図になっている」と述べている[15]。

　ひきこもりが社会問題として注目され始めた1990年代の後半は、バブルが崩壊した1990年代前半の後を受けた就職氷河期に当たる。1998（平成10）年には、北海道拓殖銀行や山一証券が経営破綻して金融危機となり、年間の自殺者が3万人を超え、自殺者はその後14年間連続して3万人を超えた。この時期は、「**失われた10年**」とも呼ばれ、社会に絶望が広がった時代であった。

　その一方で携帯電話やインターネットが普及して、自室に居ながらにして情報が取得でき、コミュニケーションも図れる時代となった。また、コンビニエンスストアの急速な普及もこの時期に当たり、店の人とコミュニケーションを図りながら買い物をする文化は少なくなっていった。

　2019年、世界保健機関（WHO）は、ゲームのやり過ぎにより日常生活に支障が出る**ゲーム障害**を国際疾病分類（ICD）に加えた。インターネットやゲームへの依存とひきこもりの関係についても調査研究が進み、相談や治療が広がっている[16]。

ゲーム障害
Gaming Disorder
➡ p.195
第6章9節 I. 参照。

　こうした社会的な変化をひきこもりの原因ということはできないだろうが、社会的な背景として考察する必要があるだろう。

D. ひきこもりの実態調査

　ひきこもりについては、内閣府が2009（平成21）年度と2015（平成27）年度に、満15歳から満39歳までの者を対象にひきこもりの実態調査を実施した。2015（平成27）年度の結果は**表2-5-1**の通りである[17]。

　両調査の結果を比較したところ、ひきこもりの状態となってから7年以

表 2–5–1　ひきこもりの推計数（平成 27 年度調査：15 〜 39 歳）

	推計数	
ふだんは家にいるが、自分の趣味に関する用事のときだけ外出する	36.5 万人	準ひきこもり群
ふだんは家にいるが、近所のコンビニなどには出かける	12.1 万人	狭義のひきこもり群
自室からは出るが、家からは出ない、又は自室からほとんど出ない	5.5 万人	
計	54.1 万人	広義のひきこもり群

出典）内閣府ウェブサイト「特集 2　長期化するひきこもりの実態」『令和元年版　子供・若者白書（全体版）』.

　　上経つ者の割合が増加しており、ひきこもりの長期化傾向がうかがわれた。そこで、青年期以降のひきこもりの実態を調査することにより、青少年期の生活がその後の生活に及ぼす影響等を明らかにし、青少年の育成支援に係る諸施策の企画・立案に役立てることを目的に、2018（平成 30）年度において、満 40 歳から満 64 歳までの者を対象とするひきこもりの実態調査を、「生活状況に関する調査」として実施した（**表 2–5–2**）。

表 2–5–2　ひきこもりの推計数（平成 30 年度調査：40 〜 64 歳）

	推計数	
ふだんは家にいるが、自分の趣味に関する用事のときだけ外出する	24.8 万人	準ひきこもり群
ふだんは家にいるが、近所のコンビニなどには出かける	27.4 万人	狭義のひきこもり群
自室からは出るが、家からは出ない、又は自室からほとんど出ない	9.1 万人	
計	61.3 万人	広義のひきこもり群

出典）内閣府ウェブサイト「特集 2　長期化するひきこもりの実態」『令和元年版　子供・若者白書（全体版）』.

　　この 2 つの調査を合わせると、わが国のひきこもりの総数は 115.4 万人となった。また、40 〜 64 歳のひきこもりは、2015（平成 27）年の調査による 15 〜 39 歳のひきこもりより、準ひきこもり群こそ約 2/3 であるが、狭義のひきこもり群、広義のひきこもり群では多いことが分かり、ひきこもりの高齢化が裏づけられた。

　　地方自治体においてもひきこもり調査は数多くされており、厚生労働省が 2020（令和 2）年の時点でまとめて公表している[18]。2021（令和 3）年に行われた東京都江戸川区での全数調査では、男性（48.3%）よりも女性（51.4%）のひきこもりが多いという結果となり、関心を呼んだ[19]。

E. ひきこもりと精神疾患

　　精神保健福祉センターに相談来所した人を対象とした近藤らの調査によ

って、16 〜 37 歳のひきこもり相談者 184 名のうち、149 名（80.9％）に
何らかの精神疾患が認められ、3 つの群に分けられた（**表 2-5-3**）[20]。

表 2-5-3　精神疾患が認められたひきこもり相談者の診断分類

<第 1 群> 31%	統合失調症、気分障害、不安障害などを主診断とし、薬物療法などの生物学的治療が不可欠ないしはその有効性が期待されるもの。生物学的治療だけでなく、病状や障害に応じた心理療法や生活・就労支援が必要となる場合も多い。
<第 2 群> 33%	広汎性発達障害や精神遅滞などの発達障害を主診断とし、発達特性に応じた心理療法的アプローチや生活・就労支援が中心となるもの。二次的に生じた情緒的・心理的問題や併存障害としての精神障害の治療が必要な場合もある。
<第 3 群> 36%	パーソナリティ障害（傾向 trait を含む）や身体表現性障害、同一性（アイデンティティ）の問題などを主診断とし、パーソナリティ特性や神経症的傾向に対する心理療法的アプローチや生活・就労支援が中心となるもの。気分障害や不安障害のうち、薬物療法が無効なために、心理―社会的支援が中心になるものも含む。

出典）近藤直司ほか「思春期ひきこもりにおける精神医学的障害の実態把握に関する研究」主任研究者　齋藤万比
　　　古『思春期のひきこもりをもたらす精神科疾患の実態把握精神医学的治療・援助システムの構築に関する研
　　　究　平成 21 年度総活分担研究報告書』厚生労働科学研究費補助金　こころの健康科学研究事業，2010,
　　　pp.67-101.

　この分類はひきこもりの理解だけでなく、治療の必要性や支援の方向性
とも関係している。「社会的ひきこもり」は、精神疾患のないひきこもり
と、第 2 群と第 3 群の一部を含む。
　精神疾患の症状が何ら認められないひきこもりを「**一次性ひきこもり**」、
精神疾患の症状としてのひきこもりを「**二次性ひきこもり**」という場合もある。

注）
　　ネット検索によるデータの取得日は，いずれも 2022 年 9 月 7 日.
（1）　厚生労働省ウェブサイト「地域若者サポートステーション」.
（2）　研究代表者　齊藤万比古「思春期のひきこもりをもたらす精神科疾患の実態把握
　　　と精神医学的治療・援助システムの構築に関する研究（平成 21 年度）」厚生労働
　　　省科学研究成果データベース，厚生労働科学研究費補助金　こころの健康科学研
　　　究事業.
（3）　Johnson, A. M. & Falstein, E. I. & Szurek, S. A. & Svendsen, M. "School phobia",
　　　American Journal of Orthopsychiatry, 11(4)，1941, pp.702-711.（ジョンソン，A.
　　　M. ほか著／佐藤淳一訳「学校恐怖症」武庫川女子大学学校教育センター編『武
　　　庫川女子大学学校教育センター年報』3 号，pp.193-202.）
（4）　田中智雄「登校拒否（不登校）問題について―児童生徒の『心の居場所』づくり
　　　を目指して（学校不適応対策調査研究協力者会議報告）」文部科学省初等中等教
　　　育局初等中等教育企画課編『教育委員会月報』第 44 巻 2 号，第一法規，1992,
　　　pp.25-29.
（5）　斎藤環『社会的ひきこもり―終わらない思春期』PHP 新書，1998.
（6）　村澤和多里「『ひきこもり』概念の成立過程について―不登校との関係を中心
　　　に」札幌学院大学人文研究部会編『札幌学院大学人文学会紀要』第 102 号，
　　　2017，pp.111-135.

(7) 文部科学省ウェブサイト「『若者自立・挑戦プラン』(キャリア教育総合計画)の推進」.

(8) 厚生労働省ウェブサイト「ひきこもり支援推進事業」.

(9) 日本経済新聞ウェブサイト「発達障害で求刑より重く―大阪地裁、姉殺害で懲役20年の判決(2012年7月31日)」.

(10) 池上正樹「求刑超えの判決から一転、減刑へ―「発達障害40代男性」を殺人犯にしたのは誰か(2013年2月28日)」DIAMOND ONLINE.

(11) 田中奏子「チェーンソーで暴れる息子、悩んだ父が殺害―救いの手は(2018年12月23日)」朝日新聞 DIGITAL.

(12) 阿部峻介・北沢拓也「元農水次官、川崎殺傷は『長男殺害の直接原因ではない』(2019年12月13日)」朝日新聞 DIGITAL.

(13) 清川卓史(編集委員)/田渕紫織(聞き手)「ひきこもり経験者ら『偏見助長やめて』―川崎殺傷報道に(2019年6月1日)」朝日新聞 DIGITAL.

(14) 朝日新聞 DIGITAL「ひきこもりと事件、『結びつけるの慎んで』厚労相が言及(2019年6月4日)」.

(15) 堀田美沙紀『子ども部屋は語られなくなったのか―子ども部屋の歴史と現代の比較から見る現代の子ども部屋観』明治学院大学卒業論文, 社会学部長賞　社会学部門, 2018.

(16) 樋口進「資料2　ゲーム障害について」厚生労働省ウェブサイト, 第1回ゲーム依存症対策関係者連絡会議(2020年2月6日)　資料.

(17) 内閣府ウェブサイト「特集2　長期化するひきこもりの実態」『令和元年版　子供・若者白書(全体版)』.

(18) 厚生労働省ウェブサイト「自治体によるひきこもり状態にある方の実態等に係る調査結果(令和2年5月時点)」.

(19) 江戸川区ウェブサイト「令和3年度 江戸川区ひきこもり実態調査の結果報告書(令和4年3月30日)」.

(20) 近藤直司ほか「思春期ひきこもりにおける精神医学的障害の実態把握に関する研究」主任研究者　齋藤万比古『思春期のひきこもりをもたらす精神科疾患の実態把握精神医学的治療・援助システムの構築に関する研究　平成21年度総活分担研究報告書』厚生労働科学研究費補助金　こころの健康科学研究事業, 2010, pp.67-101.

▌理解を深めるための参考文献

● **斎藤環『社会的ひきこもり―終わらない思春期』PHP新書, 1998(改訂版, 2020).**
ひきこもりの問題を社会に提起した本であり、ひきこもりに対する理解を深める理論編とどう向き合うかを述べる実践編に分かれており、社会的ひきこもりについての基本的文献である。

● **研究代表者　齊藤万比古「ひきこもりの評価・支援に関するガイドライン」『思春期のひきこもりをもたらす精神科疾患の実態把握と精神医学的治療・援助システムの構築に関する研究』厚生労働省科学研究成果データベース, 厚生労働科学研究費補助金こころの健康科学研究事業.**
ひきこもりについてコンパクトにまとまって理解が得られるガイドラインである。下記のウェブサイトより入手が可能である。
https//www.mhlw.go.jp/content/12000000/000807675.pdf

現場の声—大都市精神保健福祉センターのひきこもりへの取組み

日本福祉教育専門学校　精神保健福祉士養成学科　学科長　岡﨑直人

少し以前のことになるが、大都市の精神保健福祉センター（以下、センター）のひきこもりへの取組みを現場の声としてお伝えしたい。

（1）ひきこもりの事業の開始

ひきこもりの問題は、若者対策、就労、教育、医療、障害福祉、生活困窮などさまざまな分野に及ぶため、センターが事務局となり、協議会を結成し、課題と役割を共有することから始めた。協議会の構成団体の中には、ひきこもりへの支援を目的に掲げるNPO法人もあったが、多くはひきこもりだけに特化した役割は果たしていない。それであっても、ひきこもりというテーマの下に集まり、それまではばらばらであった活動が、顔の見える関係の中で、ひきこもりとどのように関連し、何が見えて、役割として何ができるかの共有は有意義であった。

次にセンターの中にひきこもり相談センターを開設し、市報やチラシの配布だけでなく、テレビ・新聞などのマスコミで短くはあるが広報を行ったところ、精神保健福祉センターへの相談が急増した。ひきこもりは「どこに相談したらよいのか」と迷う市民の方は多く、「ひきこもり相談」と明示することによって、相談先がはっきりした効果は大きいと感じた。

また当時（2012〔平成24〕年）は、「8050問題」という言葉はなかったが、高齢者福祉の担当者である包括支援センターやヘルパー事業者から「介護の相談をしていたら、ひきこもっている息子の相談を受けた」「ヘルパーが家庭に入ったら支援が必要と思われる息子さんがいた」といったような相談も受けるようになった。

ひきこもり本人からの直接の相談も増え、その当時はひきこもりの調査範囲から外れていた（40歳以上がひきこもりの調査対象となったのは2018〔平成30〕年から）40歳代・50歳代のひきこもり本人からの相談もあった。

（2）訪問事業とサポーター養成

家庭訪問の事例を紹介したい。

10代後半の息子について母親から相談があった。母親はセンターの親グループに参加し、その2年後に母親からの本人へ手紙で相談への呼びかけを行ったが、返事はなかった。初回相談から6年後にやっと本人宅へ訪問したが、本人には会えず、部屋の外からの声かけを月1回程度継続した。その2年半後、本人が部屋から出て、居間で会うことができ、その後センターへの本人の来所によって、個別相談とセンターの本人グループへの参加が可能となった。その間に担当者は3回代わったが地道にかかわりを続けた。

定期的な訪問が安定した場合には、訪問支援をお手伝いいただくため、「ひきこもりサポーター養成研修」（厚生労働省事業）を開催し、人材養成を行った。サポーターの中にはひきこもり経験者もいらっしゃり、貴重な経験を活かして活動をされている。

6. 家族関係の課題

A. 現代家族の特徴

　現代における家族の構造は、少子高齢社会という日本社会の流れを基盤に成り立っている。施策的には子育て・介護という従来は家族が負っていたケア機能を補完するものとして介護保険制度や子育て支援の仕組みもできている。またDV、子どもや高齢者、障害者への虐待について防止法が整備され、家族という集団に暴力が発生した場合は公権力が介入して権利を守るようになった。

　家族機能は外部化が進むと生活機能やケア機能は脆弱化する。また、公的機関による支援や介入は家族のプライバシーに侵入する側面がある。それに対し、家族は社会に対して抵抗体としての機能[1]があり、社会への適応を目指しながらも、主体性をもとうとする集団でもある。家族は社会と時に葛藤を生じる関係なのである。

　現代における家族は多様化している。内閣府の調査[2]によると一定の年齢で結婚するという社会的規範意識は減少、また出産は必然としない考え方も増えている。独立後も結婚しなければ家族はいつまでも生育した家族を指し、ともに生活していることが前提でなくなっている。家族と交流しなくても生活が成り立つ場合は家族関係が希薄化する。家族研究における家族観はもはや集団の境界線があいまいな、主観的家族という個人のネットワークと捉える志向性をもつ[3]。戸籍制度にこだわらず事実婚や同性カップルも存在する。

　一方で法や施策は家族を規定し、介護や育児機能を家族の行う機能とした上で、想定している家族に向けて支援を行う。家族の多様化傾向は、この施策との間に段差を生じさせており、法や施策で想定できない家族に支援が届きづらくなっている。資源としての家族が脆弱化すると、ネグレクトや暴力が起きやすく、あるいはキーパーソン不在のまま社会的に孤立していく。

B. 家族ライフサイクルと家族ストレス

　多様化している家族ももともとは一定のライフステージを進み、社会状

況の中で必要に応じて変化しているものである。そのプロセスにはどの家族にもある発達上のストレスによる危機と、社会状況の中から生まれるストレスやその家族に特別なストレスからくる状況的危機がある。

こうした家族にかかるストレスや危機に、家族は常に何とか乗り越えようと問題への対応を考え、家族内のシステムを変化させてきた。時にその形が膠着して自然の変化を妨げ、そこから個人に生きづらさが生じ、精神保健の問題を抱えることがある。

ここではまず**家族ライフサイクル論**[4]による、家族のライフステージごとに発達上求められる変化とストレスの関連から、家族関係に表れやすいメンタルヘルスの課題について整理していく。

(1) 家からの巣立ち

原家族との関係から分化し、職業における確立と経済的自立等が求められる。このプロセスが進まないとひきこもりやニートなど本人の生きづらさだけでなく親の負担が続くなど、親子関係が膠着する。

(2) 結婚による新しい家族の発達

結婚という、原家族から分離し、新たな家族を作るにあたってはさまざまな葛藤が生じる。大抵の家族は祝福して乗り越えようとするが、障壁がある場合や、親からの分化が進まない事情があると、親の関与を招いて葛藤を生じるが、問題解決として関係を断つなど、双方にストレスがかかる。

また、結婚は二者の育った環境と環境の混ざり合いで、生活上何をルールにするかについて少なからず葛藤が生まれる。一方がそれを過度に押しつける場合はコントロール関係になる。

(3) 幼い子どもがいる時期

家族に新たなメンバーが誕生し、子どもへの保護・養育が機能するよう、家族のシステムを調節することが求められる。両親がそれぞれ親役割を意識するのにずれがあると夫婦葛藤を起こす。育児をめぐる機能や環境が脆弱であると親の育児不安や虐待が起きやすい。

(4) 学童期の子どもがいる時期

子どもが学童期に入ると、それまで共生的関係であった親子関係から子どもの自立性に合わせた親子境界が意識され始める。親子境界は完全に引かれるのではなく、生活上親は子どもをある程度コントロールすることが求められる。さまざまな生活習慣や教育等に親側の思い入れが強いと、押しつけるなど不適切な対応や支配的対応が起きやすい。

(5) 思春期青春期の子どもがいる時期

子どもの精神的自立がさらに進み、子どもは家族以外の親密な関係や活動を求める。両親はそれを見守る役割を負い、親が介入するルールを適切

原家族
自分が生まれ育った家族。両親や兄弟、祖父母などを含む集団。

に再構築することが求められる。親は子どもを人格ある存在として認め、子どもの反発等にある程度耐える健康性が求められる。

(6) 子どもの巣立ちとそれに続く時期

子どもが成人し社会的に自立すると、ともに住むことが前提でなくなり、親子・夫婦の関係は適切な距離で維持されることを目指す。夫婦はまた二人家族となり、役割や関係性などを再び調整する。

(7) 後期中年期の家族

子世代が結婚し、妊娠や出産をきっかけに住宅事情や孫の養育をめぐり子ども世代と再び距離が近くなることが多い。

配偶者を亡くして一人暮らしをする親とも、介護や見守りが必要な場合は距離が近くなる。ケアされてきた関係からケアする関係へ、関係性の移行が進まないと不適切な介護あるいは**ネグレクト**が起こり得る。

どの段階においても、適度な社会とのつながりを持ち、柔軟に役割と関係性を変化させていくことが、ストレスや危機に弾力的に対応し家族が主体的に過ごすために必要な要素となる。

社会的に孤立した家族には、生起する課題が重複したときにSOSを出しにくくメンタルヘルスの課題を生じやすい。むしろメンタルヘルスの課題そのものをSOSとして捉えてかかわりを始めるなど積極的な支援が求められる。

C. 家族の関係性の課題

［1］家族関係における課題とは

関係性の課題はこれまで、**バタードウーマン**、愛しすぎる女たち、毒になる親などシンドロームが俗語で語られてきた傾向があるが、「共依存」関係は人間関係の嗜癖として疾患への分類化こそ見送られたものの、臨床的にすでに活用されて久しい。また、ICD-11では複雑性PTSDがPTSDから独立し、暴力は行為そのものだけでなく、反復して続く支配関係からの影響の深さが理解されるようになってきた。以下、関係性の課題から生じるメンタルヘルスの影響を考えていく。

［2］支配関係

家族関係には身体・経済・社会的に立場が弱い者がいると、支配関係がはびこる。支配関係からは暴力・虐待が起きやすく、また、相手の人権を侵害する関係である。幼少期から支配関係に置かれ、長期反復的に虐待を受け続けた場合、人格形成にも大きく影響を及ぼす。

ネグレクト
neglect
虐待の1つの形で、必要なケアを怠ること。ここでは介護が必要なのにしない介護放棄を指す。

バタードウーマン
battered woman
1997年に邦訳されたウォーカー（Walker, Lenore E.）による『バタードウーマン—虐待される妻たち』によって広まった概念。被虐待女性の心理やシンドロームを指す。

［3］共依存関係

　人と人との間に境界線がなくなり，物理的・精神的・時間的に**相手と間の取れない関係**を言う。幼児と親の関係では境界線のあいまいな関係の時期があるが，これは保護すべき対象に対し適切である。しかし，主体性のある対象に対し，境界線を越えたかかわりは，急性の病気や主体性を発揮できない障害のある状態を除いて，反発を招いて時にコントロールの応酬になり，時に相手の主体性を侵し，メンタルヘルスの課題につながる。この独立と依存を往復する葛藤への対処として，**アディクション**が使われることもある。また，依存症のある人に共依存的な関係を取り続けることは依存症の回復を妨げる**イネイブリング**行為となることで知られている。

相手と間の取れない関係
共依存関係を好ましく感じ，家族以外の人間関係にも展開して自分自身を喪失していく悪習慣を診断軸に入れる試みがあったが見送られている。

アディクション
addiction
嗜癖行動のこと。アルコールや薬物への嗜癖とギャンブルやゲームなど行動への嗜癖がある。

イネイブリング
enabling
依存症本人の依存行為を図らずも可能にしてしまう行為。問題に巻き込まれた家族は後始末をしたり刺激することで問題行為がまたできるようにしてしまうが，疾病の理解とともに行動の変容が進み，本人の変化を支える環境に変わっていく。

D. 地域包括ケア時代における家族問題を相談する機関

　家族関係は人が成長するうえで貴重な社会資源であるものの，これまで見てきたように，どの家族にとっても状況によって機能不全状態になり得る。またそれが悪循環を起こすと複数の問題を帯びるようになる。家族の機能が脆弱化している現代において，精神保健福祉士はどこにいてもどのような主訴を基に関わる場合でも，家族を基盤として生きている人には基本的に背景の家族の状態を理解することが求められる。家族の状況を見立て，そこを窓口に情報提供し，家族が主体的に変化していけるようにすること，声を挙げられていないアドボカシーの必要な家族員を発見することもまた，精神保健福祉士の役割であろう。

注）

　　ネット検索によるデータの取得日は，いずれも 2022 年 5 月 7 日.
(1)　山根常男『家族と社会—社会生態学の理論を目ざして』家政教育社，1998，
　　　pp.51–52.
(2)　「4 結婚をめぐる意識等」内閣府ウェブサイト，令和 3 年版 少子化社会対策白書
　　　第 1 部第 1 章，pp.15–20.
(3)　得津慎子編『家族支援論——一人ひとりと家族のために』相川書房，2005，pp.10–11.
(4)　McGoldrick, M. & Carter, B. & Garcia-Preto, N. *"The Expanded Family Life Cycle: Individual, Family, and Social Perspectives"*, 2011, pp.336–367.

▌理解を深めるための参考文献

● 森岡清美・望月嵩『新しい家族社会学（四訂版）』培風館，1997.
　現代の家族関係についてライフサイクルごとに課題と支援が網羅されている。

7. グリーフケア

　癒されないグリーフを抱えたままの人生は、時として人を抑うつ状態にし、あるいはグリーフは、人のエネルギーを奪うために、グリーフを無意識のうちにエネルギーを生み出す怒りに替えて生きようとして、周囲の人たちとの摩擦が絶えない人生を生きることにもなりかねない。

　グリーフに対する対応の仕方には、いくつもの方法があり、たとえば「自分は強い人間だ。何でもない」と、平静を装い、強がって生きる方法も、長い間、思い出すたびに嘆き悲しみながら生きていく人もいる。あるいは、つらい体験から逃れ、忘れたいために、何かにのめり込んだ生き方をするという方法もある。しかし、こうした生き方は、あまりにつらくストレスの多い人生を歩むことになるばかりか、後述のような機能不全な行動により、今まで以上にその人の人生を困難にしてしまう。また、心の痛み止めとして何かにのめり込む生活習慣は、依存症などに結びつきやすく、自分自身を破壊させてしまうことにもなりかねない。グリーフをもう一度見直し、きちんとケアをすることが大切である。

A. グリーフケアとは

　グリーフは、何らかの喪失によって引き起こされるものである。そのため、グリーフから回復するためには、まずその人にとっての喪失が何か、グリーフは、その人にどのような影響を与えているのかを確認し、グリーフに対処するための方法を理解し実践するのがグリーフケアである。

B. 喪失の種類

　喪失には、目に見えるもの、見えないもの、有形なもの、無形なもの、あいまいな喪失というものもある。具体的に言えば、人間関係の喪失、誰かを失う（死別、転居など）、仕事・生涯をかけたかった目的の喪失、自尊心の喪失、安全な子ども時代の喪失、愛の喪失、安心感の喪失、物の喪失、日常生活の喪失、社会関係の喪失、自分自身の喪失（自分の人生を生きられず、いつも他人に振り回され、他人の思惑ばかりを気にして生きる生き方）などが挙げられる。１つのものの喪失が、同時に目に見えるもの、

見えないものの喪失になることもある。たとえば、財布を落としたとする。財布は目に見えるもの、紙幣も目に見えるが、財布の中に入れておいたクレジットカードやキャッシュカードをなくすと、悪用されるのではないか、という不安に苛まれる。これは、安心感の喪失で、目には見えないものの喪失になる。あいまいな喪失とは、喪失の確証のない不確実な状態である。大切な人が船舶の事故や津波で行方不明になるなど、心の中では存在していても身体的には存在していない「さよならのない別れ」、逆に身体的には存在していても心理的に失われた「別れのないさよなら」の２種類がある。また、離婚によって親と子が離れ離れになったり、認知症や頭部外傷などによって、従来のその人らしさや記憶がなくなってしまったりして、「その人はいても、かつてのあの人はいない状態」もあいまいな喪失として考えられる。さらに、突然の喪失（事故や自死など）、予測のつく喪失（余命宣告を受けている人の死など）もある。

C. 癒されないグリーフの症状

グリーフの体験は、その人を打ちのめし大きな痛みをもたらし、脅威となり得るものである。自分が悲嘆しているのは「正しいこと」なのか、自分の感情は「普通」なのかと迷う人が多いのも当然である。

グリーフは、身体症状となって現れる。喉がつまったような感じがする、胸が重い、息が切れる、胃が空っぽの感じがあり、食欲がなくなるなど。感情面にも影響がある。後ろめたく、時には他人に怒りを感じ、少しも落ち着かず、何かをしようとするが集中できない。まるでその喪失が実際にはなかったと感じることもある。時には、パニック状態になり、逃げ出す、自己破壊的な考えに襲われたりする。怒りは、周囲の人たちにだけ向けられるのではなく、自分を残して去った故人に対しても感じることがある。

思考力にも影響はあり、自分の周囲の大切な人、大切なもの、大切なこととの結びつきが閉ざされることもしばしば起きる。思いがけない時に泣き出す、愛する故人が存在するように感じ、定時にドアから入ってきたり、声が聞こえたり、顔が見えたりする。何の目的もなくうろついたり、自分のやり始めたことを忘れたり、最後までやり遂げられなかったりする。なかなか寝つけず、頻繁に亡くなった人の夢を見る。周囲に対して温かみをなくし、いらつき、怒りながら応答しがちになる。グリーフを体験した後の反応として、これらはすべて自然で普通のことであるが、こうした症状が長期にわたり（少なくとも 12 ヵ月以上）実質的な生活に支障をきたすようになると「**複雑性悲嘆**」と呼ばれ、特に死別を経験した人の３〜４％

複雑性悲嘆
complicated grief
その文化において通常予期される範囲よりも、悲嘆に関連する症状の強度と持続期間が過度であり、（少なくとも 12 ヵ月以上、子どもでは６ヵ月以上）、それによって実質的な生活の支障をきたしている状態のこと。この障害は、抑うつやPTSD による症状とは明確に区別され、この障害の人の脳には特有の機能変化が見られることが指摘されている。また、この障害を測定する尺度として、プリガーソン（Prigerson, H.）やミラー（Miller, M.）らによる 19 項目からなる複雑性悲嘆質問票が使用されている。なお、DSM-5では「持続性複雑死別障害」、ICD-11 では「遷延性悲嘆障害」と呼ばれている。

の人がこの状態になる可能性があるとされる。

D. グリーフの回復とそのプロセス

　グリーフからの回復とは、悲しみの経験をすべて忘れてしまうことではなく、喪失の痛み、罪悪感、後悔、恨みの伴わない、愛に満ちた思い出を楽しめるようになることであり、状況によって自分の幸せが決まるのではなく、自分から望む状況を作れるようになることである。また、将来ほかの大切な存在から再び自分が取り残されることがあったとしても、人生の新たな意味を探すことが可能になることでもある。何よりも、グリーフについてよく理解していない人たちの言動を許せるようになる。

　そうした回復のプロセスは、以下のように進む（**表2-7-1**）。

表2-7-1　グリーフの回復のプロセス[1]

ステージ1 ショック／否認	喪失の事実を受け入れられない。混乱と日常生活の中断。
ステージ2 怒り	喪失に伴う深い痛みに結びついた自然な反応。
ステージ3 やり取り、駆け引き	不条理な喪失に対して、もしこうしていたら、なぜこんなことが起きなければならないのか、と心の中で駆け引き、やり取りをする段階
ステージ4 孤立感と抑うつ感（落ち込み）	気分が落ち込む。物事に納得ができず、孤独感や恐れ、混乱が生ずる。
ステージ5 受容	喪失体験が情緒の深いレベルに達する時期。喪失とともに平和な人生を選択し始める。自分の人生が終わってしまっていないことを理解する。
ステージ6 再創造（人生のやり直し）	自分の人生がまだ引き続き健全であることを学ぶ。自分が失ったものの重要性と、それを再び周囲の人との関係でいかにして再構築していくかを理解する。

　このプロセスは、決して一直線ではなく、人によってさまざまなコースをたどる。ステージ3からステージ1に戻ったり、それからステージ5に行ったりすることもある。ステージ3に長期間留まることもある。

E. なぜ、グリーフが癒やされないか？

　関係性が断ち切られてしまった場合、その人に言いたかったことなど、コミュニケーションが**未完**のまま終わってしまうのである。また、喪失によるグリーフに対する一般的・常識的な対応は、グリーフが癒されるよりはむしろ抑圧させてしまうような誤った対応が多い。**表2-7-2**にいくつか

例示する。

表 2-7-2　グリーフに対する誤った対応[2]

• 泣いても元には戻らない	• 強く生きなさい
• 代りのもので埋めなさい	• 時間が経てば忘れる
• もっと大変な人がいる	• 忙しくしなさい
• 前を見て生きなさい	• 誰でも経験すること

　こうした言葉は、実は日常的によく聞く言葉である。治療や援助の専門家と言われる人たちから聞くことさえも珍しくはない。たとえ善意であっても、こうした言葉は苦しい感情を**抑圧**させるだけである。

F. 人は、どうしたら癒やされるか

　未完のグリーフを**完結**させるには、抑圧してきた感情を**表出**することが大切である。また、感謝したいこと、謝罪したいこと、楽しかったこと、怒り、残念に思うこと、伝えたかったことなどを適切な人（上述のような誤った対応をしない人）に聞いてもらう必要がある。コミュニケーションをやり直すのである。そして、もう一度、さようならを言う。

　なお、一口に喪失体験と言っても、子どもを失った親や自死遺族の悲しみ、苦しみは、罪悪感を伴うグリーフであり、さらに深い配慮と関心を持って関わる必要がある。安易な慰めや、一般的常識的なかかわりは、却って遺族を傷つけることがあることを注意すべきである。

注）
(1) ジョンソン，S. & 水澤都加佐『悲しみに押しつぶされないために―対人援助職のグリーフケア入門』大月書店，2010，p.23.
(2) ジェームス，J. W. & フリードマン，R. P. & ランドン，M. 著／水澤都加佐・黒岩久美子邦訳『子どもの悲しみによりそう―喪失体験の適切なサポート法』大月書店，2014，p.11. 8. 精神保健支援を担う地域の関連機関

▌理解を深めるための参考文献
●ウェストバーグ，G. E. 著／水澤都加佐・水澤寧子訳『すばらしい悲しみ―グリーフが癒される 10 の段階』地引網出版，2007.
　本書は、悲しみのパターンを知るだけでなく、悲しみから得られるものについても述べている。人は誰でも、その生涯において幾度か自分の愛する人や物の喪失に直面しなければならない。そんなすべての人のためにある 1 冊である。

抑圧／表出
つらい感情は、表出することでしか癒されない。表出とは、ただ文章に書くだけでも、独り言を言うことでもなく、自分以外の誰かに、喪失の出来事、そしてつらい感情、罪悪感、後悔などを聞いてもらうことで癒されるのである。しかし、多くの善意の人たちが、「もっと強く生きなさい」「もっと大変な思いをしている人だっている」などと言うために、表出できなくなり抑圧してしまうのである。抑圧と表出という言葉は、グリーフケアにおけるキーワードの１つである。

未完／完結
グリーフが癒されていない状態を「未完のグリーフ」と言う。それは、喪失によってコミュニケーションが突然断ち切られてしまうからである。未完のままのグリーフを、もう一度コミュニケーションをすることによって完結するのがグリーフケアである。未完と完結という言葉は、グリーフケアにおけるキーワードとなる。

8. 精神保健支援を担う地域の関連機関

　精神保健の支援においては、精神保健上の課題がある本人だけでなく、一番身近な存在である家族を含めた支援が求められる。家族は互いに影響し合う存在であり、家族関係や家族の抱える課題が本人に影響を及ぼす事例も多く、世帯全体を見渡し、必要な支援を行う。その際、保健・医療・福祉をはじめ、教育や労働など、支援する機関によって役割が異なり、これらの機関が連携を図り本人や家族を支援することから、各機関の役割や根拠となる制度の理解が必要である。

［1］市町村保健センター

　母子保健や成人老人保健等、地域住民にとって身近で利用頻度の高い相談を受ける健康づくりの窓口である。地域保健法で定められており、市町村が設置することができる機関である。さまざまな健康相談に対応するため、保健師を中心に、管理栄養士、看護師、医師等の専門職が配置されている。

［2］保健所

　地域保健法に基づき、都道府県や地方自治法に規定される指定都市、中核市、政令市および特別区に設置され、地域住民の疾病予防や健康増進等公衆衛生に関する行政機関である。保健所で行う精神保健に関する家族支援には、疾病理解のための家族教室等の普及啓発活動や、家族会、断酒会等の**自助グループ**やボランティア団体等の活動に対する支援がある。また、医療の継続や受診についての相談援助や勧奨のほか、日常生活への支援、ひきこもりやその他家族が抱える問題等についての相談を行っている。

自助グループ
self-help group

［3］精神保健福祉センター

　都道府県と政令指定都市に1ヵ所ずつ設置され（東京都は3ヵ所）、家族や本人、関係機関に対して精神保健福祉相談や指導を行っている。こころの健康についての相談、精神科医療についての相談、社会復帰、アルコール・薬物依存などの嗜癖問題の相談、ひきこもりや思春期、認知症高齢者相談等、精神保健福祉全般の相談を行っている。また、精神保健福祉に関する普及啓発活動や関係機関に対する研修等による人材育成、精神障害

者保健福祉手帳と自立支援医療（精神通院医療）の判定、精神科病院入院者のための精神医療審査会事務局の業務を行っている。

［4］福祉事務所

　社会福祉法に規定されている「福祉に関する事務所」であり、都道府県・市区町村に設置された地域住民の福祉を行う行政機関である。生活保護法、児童福祉法、母子父子寡婦福祉法、老人福祉法、身体障害者福祉法、知的障害者福祉法に定める援護、育成または厚生の措置に関する事務を行っている。福祉を必要とする人や必要であると判断される人に対して、訪問や来所による面接を行い、援護、育成、更生の措置、生活指導のほか、福祉サービスの利用開始の決定や調整を行っている。

母子父子寡婦福祉法
正式名称は「母子及び父子並びに寡婦福祉法」。

［5］障害者相談支援事業所

　一般相談支援者、特定相談支援事業者、障害児相談支援事業者の3つの事業形態により行われており、障害のある人が自立した日常生活や社会生活を営むことができるための身近な相談窓口である。相談支援専門員が配置され、障害者（児）やその家族からの相談に応じる。生活全般についての相談、福祉サービスの利用に関する相談利用計画の作成、サービス調整を行う。また、精神科病院や施設から地域生活へ移行するための相談や、地域生活を継続していくための地域定着に係る相談も行っている。

［6］地域包括支援センター

　高齢者の生活を地域で支えるために設置された施設であり、介護・医療・保健・福祉に関する「高齢者の総合相談窓口」である。介護保険サービスに係る相談支援に限らず、成年後見制度の活用や高齢者虐待への対応、経済的被害の防止などの権利擁護に関する活動も行っている。また、高齢者が住み慣れた場所で安心して暮らすことができるために、地域のネットワーク基盤、協力体制を整える役割を担う。

［7］ひきこもり地域支援センター

　都道府県・指定都市に設置されている、ひきこもりに特化した相談窓口であり、社会福祉士、精神保健福祉士、公認心理師等の支援コーディネーターを中心に、相談支援や地域における関係機関と連携した支援を行っている。訪問や来所による面接での相談支援のほか、ひきこもりに関する学習会や同じ悩みを抱える方の家族会等を開催している。

第3章 精神保健の視点から見た学校教育の課題とアプローチ

今日における学校教育と子どもたちを取り巻く環境は大きく変化してきており、精神保健的課題も子どもたちだけでなく、教員そして社会資源を含めた地域課題へと広がってきている。本章では、学校教育における精神保健的課題に関する理解を深めるとともにソーシャルワークの視点からのアプローチについて考える。

1

現代の学校教育における子どもたちが抱える精神保健的課題の現状とその特徴について学び、ソーシャルワーカーに求められる役割について考える。

2

教員の精神保健の現状を理解し、バーンアウトとの関連性やその要因について学ぶ。さらに、教員のメンタルヘルス対策における相談体制について理解する。

3

学校で精神保健的支援を進める際に、ともに仕事をする「専門スタッフ」について理解し、今日的な教育課題に関する諸法規について学ぶ。

4

スクールソーシャルワーカーが導入された背景から、学校でソーシャルワークを展開する意義を考え、スクールソーシャルワーカーの役割について理解する。

5

子どもたちのメンタルヘルス課題への知識を深め、支えるうえで協働先となる社会資源について理解し、その連携のあり方やスクールソーシャルワーカーの役割について考える。

1. 学校教育における精神保健的課題

いじめ
いじめ防止対策推進法において「児童生徒に対して、当該児童生徒が在籍する学校に在籍している等当該児童生徒と一定の人的関係にある他の児童生徒が行う心理的又は物理的な影響を与える行為（インターネットを通じて行われるものを含む。）であって、当該行為の対象となった児童生徒が心身の苦痛を感じているもの」と定義されている。

A. 学校教育における精神保健的課題の現状

[1] いじめ

文部科学省の調査によると2021（令和3）年度のいじめの認知件数は、61万5,351件であり、2013（平成25）年度以降のいじめの認知件数の推移は、**図3-1-1**の通りである[1]。

図3-1-1　いじめの認知件数の推移

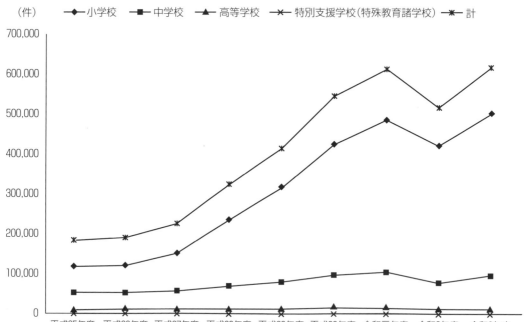

出典）文部科学省ウェブサイト「令和3年度　児童生徒の問題行動・不登校等生徒指導上の諸課題に関する調査結果について（令和4年10月27日）」p.22より筆者作成.

小学校が増加傾向で推移しているのが特徴で、2020（令和2）年度に一旦減少しているが、2021年度は増加に転じている[1]。

いじめは、その構造から被害者が孤立化、無力化されることにより独特な適応パターンを身につけてしまい、被害者のその後のメンタルヘルスにもさまざまな影響を及ぼす重大な課題である[2][3]。

70

［2］学校における暴力・学級崩壊

文部科学省の調査によると 2021（令和 3）年度の暴力行為の発生件数は、7 万 6,441 件である。また、発生件数の推移は**図 3-1-2** の通りであり、小学校での増加が顕著である[(1)]。

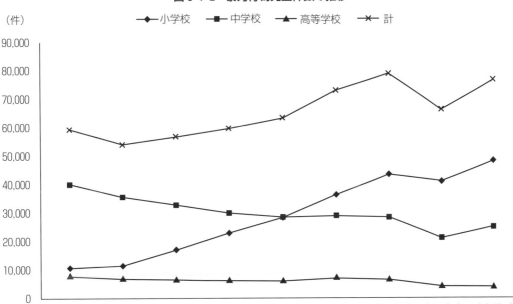

図 3-1-2　暴力行為発生件数の推移

出典）文部科学省ウェブサイト「令和 3 年度　児童生徒の問題行動・不登校等生徒指導上の諸課題に関する調査結果について（令和 4 年 10 月 27 日）」p.8 より筆者作成.

現在では背景にある規範意識の低下、人間関係の希薄化、家庭の養育に関わる問題、発達面での要因なども指摘され、対象児童生徒も「困っている」という視点をもち、チームで対応していくことが求められている[(4)]。

学級崩壊については、1990 年代の終わり頃より指摘されるようになり、2019（令和元）年度に東京都の 3 市と埼玉県 1 市に対して行われた調査によると、「現在の学校に子どもの『荒れ』や指導に疲れている人がいる」と答えた教員が 50.3％に上っている[(6)]。

その背景には、子どもたちの社会性の発達が劣化していることに伴う感情のコントロールが苦手な子どもの増加や教育観の変化、保護者との関係の変化が挙げられている[(7)]。

［3］自殺・自傷

文部科学省によると 2021（令和 3）年度に小・中・高校から報告のあった自殺した児童生徒数は 368 人である[(1)]。また厚生労働省および警察庁に

学級崩壊
「学級経営研究会」が文部省（当時）の委嘱を受けて関係者より「学級崩壊」といわれる現象について聴き取り調査を行った際に、「学級がうまく機能していない状況」として、「子どもたちが教室内で勝手な行動をして教師の指導に従わず、授業が成立しないなど、集団教育という学校の機能が成立しない学級の状況が一定期間継続し、学級担任による通常の手法では問題解決ができない状態に立ち至っている場合」と定義した[(5)]。

71

おける調査によると、2021（令和3）年の学生・生徒等の自殺者数は1,031人であり、2020年に急増後、横ばいになっている[8]。また文部科学省は、2014（平成26）年に「子供に伝えたい自殺予防（学校における自殺予防教育導入の手引）」を作成し、保護者、関係機関との合意形成の下に実施することを示したが、その後実施した割合は全体の1.8%に過ぎなかった[9]。2022（令和4）年度からは高等学校の保健体育学習指導要領に「精神疾患の予防と回復」が盛り込まれており、これらへの精神保健福祉士の関与が求められる。

　また公益財団法人 日本学校保健会の平成28年度調査によると養護教諭が過去1年間に対応した自傷行為に関する問題は、生徒数1,000人あたり小学校で0.3人、中学校で4.3人、高等学校2.4人であった[10]。しかし養護教諭が把握していない数も多く、実際には10代の若者の約1割にみられ、多くは大人が把握していないことが指摘されている[11]。

［4］不登校

　文部科学省の調査によると小中学校の不登校児童生徒数は年々増加傾向にあり、2021（令和3）年度は、24万4,940人で過去最多であった。また、高等学校の不登校生徒数は、5万985人であった[1]。

　文部科学省は、2019（令和元）年の「不登校児童生徒への支援の在り方について（通知）」において、「『学校に登校する』という結果のみを目標にするのではなく、（中略）社会的に自立することを目指す必要があること」を支援の視点とし、フリースクールなどの民間施設やNPO等を含む関係機関との積極的な連携を勧めている。

［5］非行

　非行少年とは、少年法3条に規定されている**犯罪少年**、**触法少年**、**虞犯少年**を指し、さらに広い概念として少年警察活動規則2条に**不良行為少年**が定義されている。法務省によると2020（令和2）年の少年による刑法犯・危険運転致傷・過失運転致傷等検挙人員は、3万2,063人であり、2012（平成24）年以降戦後最少を更新し続けている[12]。

　少年非行への取組みとして、全都道府県警察に「少年サポートセンター」を設置し、補導活動や助言・指導、関係機関・団体とのネットワークの構築、非行防止教室の開催などを行っている。また保護者のセルフヘルプ活動として非行少年の親の会なども行われている。

犯罪少年
犯罪行為をした14歳以上20歳未満の者。少年法に基づき検察庁の検察官を通して家庭裁判所へ送致される（軽微な場合は直接家庭裁判所へ送致される）。18歳以上の場合、2022（令和4）年4月に施行された改正少年法により特定少年となり、17歳以下の少年とは異なる扱いになる。

触法少年
刑罰法令に触れる行為をした14歳未満の少年。児童福祉法が優先され児童相談所への通告、送致がなされる。その後非行内容が重大など、児童相談所長が必要と判断した場合のみ家庭裁判所に送致される。

虞犯少年
罪を犯し、または刑罰法令に触れるおそれ（虞犯性）がある少年。14歳未満であれば児童相談所に通告される。14歳以上18歳未満であれば家庭裁判所への送致が原則であるが、児童福祉法による措置が適当と判断される場合は、直接児童相談所に通告することができる。18歳以上の場合、特定少年となり、虞犯の規定は適応されない。

不良行為少年
非行少年には該当しないが、飲酒、喫煙、深夜徘徊その他自己または他人の徳性を害する行為（以下、不良行為）をしている少年。

B. 学校教育における精神保健的課題におけるソーシャルワーカーの役割

　学校教育における精神保健的課題は教育問題として語られることが多いが、その背景には学校が抱えている課題や地域の課題も混在している。ソーシャルワーワーカーはミクロレベルで子どもに関わると同時に、メゾレベルの学校が抱える課題、マクロレベルの地域が抱えている課題にも目を向け、学校が抱える課題を地域に開示するとともに子どもたちの環境の1つである学校の福祉的機能を高めていくことが求められる。

注)

ネット検索によるデータ取得日は，2022 年 5 月 22 日および 11 月 2 日.

(1) 文部科学省ウェブサイト「令和 3 年度　児童生徒の問題行動・不登校等生徒指導上の諸課題に関する調査結果について（令和 4 年 10 月 27 日）」.

(2) 中井久夫「いじめの政治学」中井久夫『いじめの政治学— 1996-1998』中井久夫集 6，みすず書房，2018，pp.244-254.

(3) 田中究・白川美也子「子どものトラウマ—犯罪・いじめ・虐待などを中心に」外傷ストレス関連障害に関する研究会・金吉晴編『心的トラウマの理解とケア（第 2 版）』じほう，2006，pp.216-217.

(4) 小沼豊「小学校における荒れ—暴力行為の実態と教師に求められる対応について」『月刊　生徒指導』49 巻 13 号，学事出版，2019，pp.14-18.

(5) 小松郁夫「学級経営をめぐる問題の現状とその対応—関係者間の信頼と連携による魅力的ある学級づくり」国立教育政策研究所ウェブサイト，2000.

(6) 増田修治・井上恵子「2019 年度　研究助成成果報告　現在の『学級がうまく機能しない状況』（いわゆる『学級崩壊』）の実態調査と克服すべき課題—現在の『学級崩壊』とかつての『学級崩壊』との比較から課題を考える」『白梅学園大学・白梅学園短期大学子ども学研究所　研究年報』第 25 号，2020，pp.51-53.

(7) 小林正幸「学級崩壊」日本学校メンタルヘルス学会編『学校メンタルヘルスハンドブック』2017，pp.126-130.

(8) 警察庁ウェブサイト「令和 3 年中における自殺の状況」.

(9) 文部科学省ウェブサイト「平成 30 年 1 月 23 日　児童生徒の自殺予防に向けた困難な事態、強い心理的負担を受けた場合等における対処の仕方を身に付ける等のための教育の推進について（通知）」.

(10) 公益財団法人　日本学校保健会ウェブサイト「平成 28 年度 保健室利用状況に関する調査報告書」.

(11) 松本俊彦『自傷・自殺する子どもたち』子どものこころの発達を知るシリーズ 01，合同出版，2014，pp.11.

(12) 法務省ウェブサイト「令和 3 年版　犯罪白書—詐欺事犯者の実態と処遇」.

■理解を深めるための参考文献

●日本学校メンタルヘルス学会編『学校メンタルヘルスハンドブック』大修館書店，2017.

学校におけるメンタルヘルスの課題が網羅的にわかりやすく説明されており、他職種や保護者、地域における取組みについても理解を深めることができる。

2. 教員の精神保健

A. 教員の精神保健の現状

　文部科学省の調査によると、精神疾患を理由に休職する教員が2011（平成23）年から2020（令和2）年の間、毎年度5,000人前後となっており、2020年度は、前年度と比べると減ったものの5,180人となっている（**図3-2-1**)[1]。これは、教員全体の0.56％であるが、病気休職者（7,635人）に限ると67.8％となる。

　その背景には、複雑化・深刻化する児童生徒の抱える課題の対応の限界[2][3]や提出しなければならない報告書の多さ、保護者や地域との関係において困難な対応が求められることがあり、これまで得てきた知識や経験だけでは十分に対応できないことがある[4]。そのような状況下で、教員が精神的に疲弊していることが考えられる。

　OECD（経済協力開発機構）加盟国等48ヵ国・地域の教員ストレス調査によると、日本は諸外国の平均と比べて事務的な業務の多さと保護者対応にストレスを感じている（**図3-2-2**)[5]。特に、小学校の教員にその傾向が見られる。

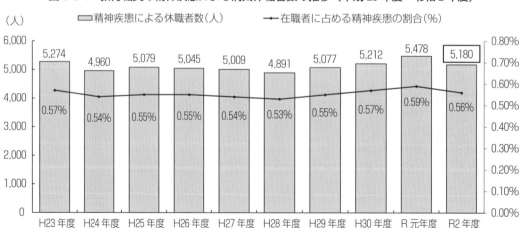

図 3-2-1　教育職員の精神疾患による病気休職者数の推移（平成23年度〜令和2年度）

出典）文部科学省ウェブサイト「令和2年度公立学校教職員の人事行政状況調査結果（概要）」p.2.

図 3-2-2　OECD 加盟国比較—教員のストレス

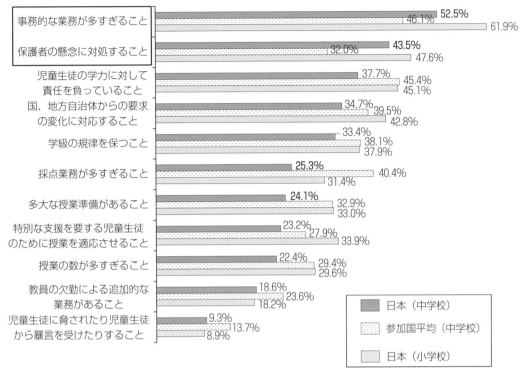

	日本（中学校）	参加国平均（中学校）	日本（小学校）
事務的な業務が多すぎること	52.5%	46.1%	61.9%
保護者の懸念に対処すること	43.5%	32.0%	47.6%
児童生徒の学力に対して責任を負っていること	37.7%	45.4%	45.1%
国、地方自治体からの要求の変化に対応すること	34.7%	39.5%	42.8%
学級の規律を保つこと	33.4%	38.1%	37.9%
採点業務が多すぎること	25.3%	40.4%	31.4%
多大な授業準備があること	24.1%	32.9%	33.0%
特別な支援を要する児童生徒のために授業を適応させること	23.2%	27.9%	33.9%
授業の数が多すぎること	22.4%	29.4%	29.6%
教員の欠勤による追加的な業務があること	18.6%	23.6%	18.2%
児童生徒に脅されたり児童生徒から暴言を受けたりすること	9.3%	13.7%	8.9%

出典）文部科学省ウェブサイト「OECD 国際教員指導環境調査（TALIS）2018 報告書 vol.2 のポイント」p.2 を一部変更.

B. 燃え尽き症候群（バーンアウト）

　マスラッハによれば、燃え尽き症候群（以下、バーンアウト）とは、「長期間、人に援助する過程で心的エネルギーが過度に要求された結果、極度の心身疲労と感情の枯渇を示す症候群」[6]とされ、精神的・身体的ストレスの結果生じる反応と考えられており、個人的要因（性格、年齢、経験年数）や環境要因（過重負担、職場での役割）が関係すると言われている[7]。

　バーンアウトの要因に、現在の学校現場における不登校やいじめ、児童虐待、貧困、保護者の対応など児童生徒を取り巻く環境がより深刻化・複雑化していることが挙げられる。児童生徒が抱える課題の取組みは、教員だけでは限界があるものの、保護者支援も含め熱心に取り組み大きなストレスを抱える教員もいる。教員だけは、担えない範囲を「**チームとしての学校**」を念頭にスクールカウンセラーやスクールソーシャルワーカーとの連携や外部の専門機関と協働する仕組みを活用することで、教員の精神的負担が軽減されよう。

　教員の 1 週間あたりの仕事時間の国際比較調査によると、平均が 38.3

燃え尽き症候群（バーンアウト）
burnout syndrome
➡ p.203
第 6 章 11 節 B.［2］参照。

マスラッハ
Maslach, Christina
1946-

チームとしての学校
文部科学省は、2012（平成 24）年に多様な職種の専門性を有するスタッフを学校に置き、校長のリーダーシップの下、それらの教職員や専門能力スタッフが自らの専門性を十分に発揮し、「チームとして学校」の総合力、教育力を最大化できるような体制を構築するとしている。教職員と心理や福祉の専門家であるスクールカウンセラーやスクールソーシャルとの連携を打ち出している。

表3-2-1　OECD加盟国等の教員の1週間あたりの仕事時間

		【仕事時間の合計】	指導（授業）(a)	学校内外で個人で行う授業の計画や準備(a)	学校内での同僚との共同作業や話し合い	児童生徒の課題の採点や添削	児童生徒に対する教育相談(例：児童の監督指導、インターネットによるカウンセリング、進路指導、非行防止指導)
中学校	日本	56.0 時間	18.0 時間	8.5 時間	3.6 時間	4.4 時間	2.3 時間
	日本（前回調査）	(53.9 時間)	(17.7 時間)	(8.7 時間)	(3.9 時間)	(4.6 時間)	(2.7 時間)
	参加48か国平均	38.3 時間	20.3 時間	6.8 時間	2.8 時間	4.5 時間	2.4 時間
小学校	日本	54.4 時間	23.0 時間	8.6 時間	4.1 時間	4.9 時間	1.3 時間

		学校運営業務への参画	一般的な事務業務(教員として行う連絡事務、書類作成その他の事務業務を含む)(a)	職能開発活動	保護者との連絡や連携	課外活動の指導(例：放課後のスポーツ活動や文化活動)	その他の業務
中学校	日本	2.9 時間	5.6 時間	0.6 時間	1.2 時間	7.5 時間	2.8 時間
	日本（前回調査）	(3.0 時間)	(5.5 時間)	－	(1.3 時間)	(7.7 時間)	(2.9 時間)
	参加48か国平均	1.6 時間	2.7 時間	2.0 時間	1.6 時間	1.9 時間	2.1 時間
小学校	日本	3.2 時間	5.2 時間	0.7 時間	1.2 時間	0.6 時間	2.0 時間

出典）文部科学省ウェブサイト「OECD国際教員指導環境調査（TALIS）2018報告書—学び続ける教員と校長のポイント」p.3.

時間に対し、日本は小学校54.4時間、中学校56時間である（**表3-2-1**）[5]。課外活動や事務業務、授業計画の準備もあり他国より長時間勤務しており、教員のバーンアウトの要因になっていると言えよう。

C. 相談体制

労働者の心の健康の保持増進のための指針
厚生労働省は、労働安全衛生法に基づき2006（平成18）年に増加傾向にある労働者のメンタルヘルス課題の対策についてメンタルヘルスケアの基本的な考え方や心の健康づくり計画、4つのメンタルヘルスケアの推進、メンタルヘルスの具体的な進め方などについて心の健康の保持増進のための指針を示している。

4つのケア
➡ p.96
第4章2節 A. 参照。

　文部科学省は、教職員のメンタルヘルス対策に相談体制の充実を挙げ[8]、教育委員会による相談窓口の設置や各種相談に対応できる病院等の指定、相談体制を整備・充実させ教職員に広報していく必要性を指摘している[4]。

　相談体制は、厚生労働省の「**職場における心の健康づくり2020**」の「**労働者の心の健康の保持増進のための指針**」に示されている**4つのケア**を参考に、それぞれの段階に合わせた体制づくりが可能であろう。日常的には、自分の健康を自己管理し（セルフケア）、同僚や上司とのコミュニケーションを図る。管理職による、いつもと異なる表情や疲れを感じている教員への声掛け（ラインによるケア）や自らストレスを強く感じていると自覚している際は、同僚や上司へ気軽に相談する。さらに、状況に応じて、養護教諭やスクールカウンセラー（健康管理スタッフ等によるケア）への相

談をする。不安や不眠症状、抑うつ感などが数週間にわたり持続している場合は、外部の医療機関（外部の専門機関等によるケア）を利用し、医療的な治療を含め早期に対処できる体制にする。

この中でも、日常から気軽に相談できる体制づくりは、メンタルヘルス不調の予防的観点から極めて重要で、会議や日頃の雑談から、困り感を相互に話し合える環境や雰囲気づくりが求められる。

注）

ネット検索によるデータ取得日は，2022年4月24日.

(1) 文部科学省ウェブサイト「令和2年度公立学校教職員の人事行政状況調査結果（概要）」.

(2) 山野則子・厨子健一「スクールソーシャルワーカーの役割に関する新たなモデルの探求―学校配置直後の役割に着眼して」大阪社会事業短期大学社会事業研究会編『社會問題研究』第58巻，2009，pp.59-69.

(3) 岩崎久志「教育臨床における学際的な支援アプローチの有効性」流通科学大学学術研究会編『流通科学大学論集―人間・社会・自然編』第21巻2号，2009，pp.61-73.

(4) 文部科学省ウェブサイト「教職員のメンタルヘルス対策について（最終まとめ）」.

(5) 文部科学省ウェブサイト「OECD国際教員指導環境調査（TALIS）2018報告書―学び続ける教員と校長のポイント」.

(6) Maslach, C. & Schaufeli, W. B. & Leiter, M. P. "Job Burnout", *Annual Reviews of Psychology*, 2001；52：pp.397-422.

(7) Boutou, A. & Pitsiou, G. & Sourla, E. & Kioumis, I. "Burnout syndrome among emergency medicine physicians: an update on its prevalence and risk factors", *European Review for Medical and Pharmacological Sciences*, 2019；23, pp.9058-9065.

(8) 文部科学省ウェブサイト「資料1 教職員のメンタルヘルス対策に関する主な意見等の整理（平成24年7月6日）」.

▌理解を深めるための参考文献

● 大石智『教員のメンタルヘルス―先生のこころが壊れないためのヒント』大修館書店，2021.

教員のメンタルヘルスの現状理解と支援の仕組みについての紹介がある。加えて、メンタルヘルスサバイバル術として、予防的な取組みやメンタルヘルス不調が生まれにくくなるための工夫が示されている。

3. 学校教育に関与する専門職と関連法規

A. 学校教育に関与する専門職

[1] チームとしての学校

2012（平成24）年以降、学校教育では「チームとしての学校」の考え方が取り入れられた。その特徴は、数名の管理職と教諭で構成される従来の教育職員の単層構造（鍋蓋型）から、副校長や主幹教諭といった中間管理職が設置された重層構造（ピラミッド型）化である。その後、教師の働き方改革と結びつき、「教師の業務だが負担軽減が可能な業務」の仕分けの中、「専門スタッフ」と称する「職員」が設置された（**学校教育法施行規則**の一部改正（2017〔平成29〕年）。日常の部活動の指導員やICT技術を活用した教育活動や学校経営を支援する情報通信技術支援員、教諭の授業準備や円滑な事務業務を支援する教員業務支援員などである。

また、このチームとは、保護者や地域住民の意見を学校運営に反映させる**コミュニティー・スクール制度**（2004〔平成19〕年）とも関連し、学校が地域における学齢期の子どもを支援するセンターとして考えるものである。

[2] 福祉に関する支援に従事する職員—専門スタッフの配置

(1) 学校教育法施行規則による職員

周知の通り、1995（平成7）年より**スクールカウンセラー**が、2008（平成20）年より**スクールソーシャルワーカー**の派遣事業が始まった。学校にはいわゆる教員と事務職の他に「職員」として多様な人材設置があり、通常学校で人工呼吸器による呼吸管理や喀痰吸引といった医療行為の補助を行う**医療的ケア看護職員**、学習や生活の面で特別な配慮を必要とする子どもを支援する**特別支援教育支援員**などがある。今後、こうした学校内部に福祉、心理、療育、医療といった専門職の配置が進んでいることに知見をもつ必要がある。また、特別支援教育コーディネーターや教育相談コーディネーターが学校内の教諭の中で指名されており、ケース会議などが奨励されている。

(2) 子どもの発達段階に即した対応

同じ自治体の同種の学校であっても、その構成員の人間関係や上記の専門スタッフの有無などにより多様性がある。子ども個々が違った存在であ

るように学校も組織文化や風土が異なる。その環境の中で年齢や発達段階でも個別性のある子どもたちも生活をしているため、その点に着目した学校理解や学校アセスメントと結びつけた子ども理解が望ましい。

B. 関連法規①—いじめ防止対策推進法

[1] いじめ問題対策連絡協議会などの設置

(1) 頻発するいじめによる自死事件

　1980年代以降、過酷ないじめやいじめによる自死事件、長期欠席の問題が解消されない中、2011（平成23）年の大津市の中学生自死事件が契機となり、2013（平成25）年に「いじめ防止対策推進法」が制定された。国－地方自治体－学校－学年－教室に一貫したいじめ防止の取組みが求められ、いじめ問題対策連絡協議会や重大事態の調査を行う調査委員会、再調査委員会の設置が義務づけられた。

(2) いじめの定義

　いじめ防止対策推進法2条による定義は、それまで「自分より弱い者に対して一方的に、身体的・心理的な攻撃を継続的に加え、相手が深刻な苦痛を感じているもので、学校としてその事実を確認しているもの」から、「一方的に」「継続的に」「深刻な」「学校が確認しているもの」といった形式的表面的な側面が削除され、当事者が精神的な苦痛を感じているものに着目されるようになった。さらに具体的ないじめの態様が示された。

(3) 個々の子どもの理解

　いじめの早期発見や未然防止では、被害や加害の双方において、発達障害などの子ども個々の特性への理解や個別の教育支援計画や個別の指導計画の作成とその活用が求められる。また、外国ルーツの子どもへの言語や文化の差による生活や学習での困難への支援、**性的マイノリティ（LGBTQ）**や**性的指向・性自認（SOGI）**への正しい理解の促進、震災などに被災した子どもが受けた心身への影響や避難による環境変化への不安感を十分に理解し心のケアに当たることが必要になる。

(4) 校内のいじめ防止対策委員会—組織的対応

　同法では、各学校内にいじめ対策委員会の設置が義務づけられ、学校長、教頭（副校長）、生徒指導部長、学年主任、教育相談担当、学級担当、養護教諭、スクールカウンセラー、スクールソーシャルワーカーなどが構成員となる。この組織の役割は、①学校ごとの基本方針による具体的な年間計画の作成・実行・評価・改善の検討と進行管理、②いじめの相談・通報の窓口、③いじめ（その疑い）に関する情報や子どもの問題行動の情報収

定義（いじめ防止対策推進法2条）

「児童等に対して、当該児童等が在籍する学校に在籍している等当該児童等と一定の人間関係にある他の児童等が行う心理的又は物理的な影響を与える行為（インターネットを通じて行われるものを含む。）であって、当該行為の対象となった児童等が心身の苦痛を感じているもの」をいう。

具体的ないじめの態様

- 冷やかしやからかい、悪口や脅し文句、嫌なことを言われる。
- 仲間はずれ、集団による無視をされる。
- 軽くぶつかられたり、遊ぶふりをして叩かれたり、蹴られたりする。
- ひどくぶつかられたり、叩かれたり、蹴られたりする。
- 金品をたかられる。
- 金品を隠されたり、盗まれたり、壊されたり、捨てられたりする。
- 嫌なことや恥ずかしいこと、危険なことをされたり、させられたりする。
- パソコンや携帯電話等で、ひぼう・中傷や嫌なことをされるなど。

性的指向・性自認（SOGI）
Sexual Orientation &
Gender Identity
「ソジ」と読む。

集と記録、共有、④いじめ（その疑い）の情報があったときの組織的な対応（緊急会議の開催、事実関係の確認、指導や支援の方針決定、保護者との連携など）である。

［2］ 重大事態と調査

（1）第三者委員会の設置

同法の特徴は、28条1項にいじめの「重大事態」に関わる調査活動を規定していることにある。その調査には精神保健福祉士などをはじめ、学識経験者、医師、弁護士、臨床心理士などで構成する。

重大事態の規定は、第1号重大事態として、「いじめにより生徒の生命、心身又は財産に重大な被害が生じた疑いがあると認めるとき」（生徒が自殺を企図した場合、身体に重大な傷害を負った場合、金品等に重大な被害を被った場合、精神性の疾患を発症した場合などが挙げられる。第2号重大事態として、「いじめにより生徒が相当の期間学校を欠席することを余儀なくされている疑いがあると認めるとき」とし、30日程度をその期間とする。

（2）いじめの重大事態の調査に関するガイドライン

しかし、「重大事態の被害者やその保護者の意向を反映しない調査や調査結果が適切に被害者及びその保護者に提供されていない」といった課題により、「いじめの重大事態の調査に関するガイドライン」（2016〔平成28〕年）が策定された。

このガイドラインの目的は、学校や教育委員会がいじめを受けた子どもやその保護者の「いじめの事実関係を明らかにしたい」「何があったのかを知りたいという切実な思い」に適切に対応することを第一義とする。

C. 関連法規②—学校保健安全法

［1］ 学校保健法から学校保健安全法への改定

（1）子どもの健康課題の変化

学校保健安全法は、1958（昭和33）年に設置された学校保健法を2015（平成27）年に改訂したものである。この改訂のポイントは、学校における保健管理や安全管理の諸事項や健康増進計画の見直し、そして近年の健康上の問題の変化や医療技術の進歩、地域における保健医療の状況の変化などを踏まえた点にある。また、予防接種法（1948〔昭和23〕年法律第68号）の改正に伴い、子どもの健康診断の検査項目や職員の健康診断、就学時健康診断の様式が改定されたためである。また、家庭の生活困窮を背景とする健康格差への予防的対応も改訂の要因といえる。

学校保健安全法1条（目的）
「この法律は、学校における児童生徒等及び職員の健康の保持増進を図るため、学校における保健管理に関し必要な事項を定めるとともに、学校における教育活動が安全な環境において実施され、児童生徒等の安全の確保が図られるよう、学校における安全管理に関し必要な事項を定め、もつて学校教育の円滑な実施とその成果の確保に資することを目的とする。」

（2）教育・福祉・医療の連携

　精神保健福祉士として、心理的医療的ケアを必要とする子どもや基礎疾患のある子どもへの対応について、養護教諭のみならず学校のその他の教職員との連携が求められる。たとえば、主治医の見解を保護者へ確認したうえで学校と協議をしたり、「非常変災等児童生徒又は保護者の責任に帰すことができない事由で欠席した場合」において、校長判断への助言や関係委員会での調整がある。

［2］学校における保健管理

（1）早期発見としての健康相談・保健指導

　同法は、養護教諭のみならず他の職員や職種が組織的に連携して**健康観察**を行い、その後の健康相談や健康指導に活かしていくことを求めている。かつて**健康相談**は、学校医や学校歯科医などが行うものとされてきた。しかし、学級担任が朝の会や授業中などで行う健康観察でも心理的なストレスやいじめ、児童虐待、精神疾患、心の健康問題の早期発見に力点を置くべきである。学校における保健管理の指針には、身体に表れるサイン、行動や態度に表れるサイン、対人関係に表れるサインの3つの観点がある。それを活かした**保健指導**は保護者への働きかけを含む。

（2）感染症予防

　同法施行規則18条は学校において予防すべき感染症と出席停止、臨時休業を示す。目的は感染症の拡大予防であり、他人に容易に感染させる状態の期間は集団生活を避けること、健康が回復するまで治療や休養の時間を設けるためである。出席停止に関わる感染症には3種あり、第一種は治癒するまで、第二種は空気感染・飛沫感染により学校において流行する可能性が高いもの、第三種は第二種からさらに学校医などから感染のおそれがないと認められるまでのものである。これらは単に出席管理の手続きにとどまらず、感染症への正しい理解を子ども、教職員、保護者に求めるものである。

■ 理解を深めるための参考文献

● 学校保健・安全実務研究会編『新訂版　学校保健実務必携（第5次改訂版）』第一法規，2020.
　学校保健に関する諸法令を網羅し、明確に解説された本。
● 鈴木庸裕・住友剛・桝屋二郎編『「いじめ防止対策」と子どもの権利―いのちをまもる学校づくりをあきらめない』かもがわ出版，2020.
　いじめ対策への基本理解と弁護士や精神科医師と連携する精神保健福祉士のあり方を示した本。

学校保健安全法9条
「養護教諭その他の職員は、相互に連携して、健康相談又は児童生徒等の健康状態の日常的な観察により、児童生徒等の心身の状況を把握し、健康上の問題があると認めるときは、遅滞なく、当該児童生徒等に対して必要な指導を行うとともに、必要に応じ、その保護者に対して必要な助言を行うものとする。」

予防すべき感染症
学校保健安全法施行規則18条では「予防すべき感染症」を下記のように定めている。
①第一種（新型コロナウイルス感染症、エボラ出血熱、急性灰白髄炎、ジフテリアなど）、②第二種（インフルエンザ、百日咳、はしか、おたふくかぜなど）、③第三種（コレラ、細菌性赤痢、流行性角結膜炎など）。

4. スクールソーシャルワーカーの役割

A. スクールソーシャルワーカー活用事業の経緯

[1] スクールソーシャルワーカー導入の背景

不登校やいじめ、暴力行為、自傷行為などの児童生徒の問題行動等の背景には、児童生徒の心の問題とともに、家庭、友人関係、地域、学校など児童生徒を取り巻く環境の問題が、複雑に絡み合い影響している。家庭における児童虐待や貧困なども児童生徒の心身の健康や生活に大きな影響を与えていると考えられる。家庭や地域の抱える問題について学校だけで対応することは困難であり、関係機関等との連携が必要となる。

そこで文部科学省は、2008（平成20）年より**スクールソーシャルワーカー活用事業**を実施しており、スクールソーシャルワーカーは児童生徒を取り巻く環境に着目して働きかけることを期待されている。

[2] スクールソーシャルワーカー導入の意義

人と環境の相互作用の視点
ソーシャルワークでは、問題を個人に帰するのではなく、その人と環境の相互作用における不具合として捉え、環境が個人のニーズに応えることができるように働きかける。それと同時に、個人の環境に適応する力を高めること、また個人が環境を活用して自身のウェルビーイングを高めるよう働きかける。

ソーシャルワークの基本的視点の１つとして「**人と環境の相互作用の視点**」が挙げられる。児童生徒や家庭の問題やあらゆる現象を、原因・結果の因果関係から捉えず、相互作用として捉えていく。たとえば、「忘れ物が多い」という問題があったとする。本人の能力に原因があると捉えるのではなく、本人の能力以外の点で、家庭における過ごし方、保護者のかかわり、学校における持ち物の示し方や本人と担任教諭との関係、などさまざまな場面、人との相互的な関係を捉えていく。

これまで子どもは「力の無い者」「弱い者」とされ、大人（支援者）が指導する、大人の考えで対応するという視点で扱われてきた。実際、子どもが自らの意思を明確に表明することは発達段階の点から難しい面もある。しかし、大人側の視点で支援を進めることで、子どもの権利が侵害されやすい状況に置かれることを認識する必要がある。

あくまでも、問題解決は児童生徒や保護者、学校等が協働することにより図られるものである。スクールソーシャルワーカーは、協働関係を作るうえでのキーパーソンとなる。問題解決においては、児童生徒の最善の利益を追求すること、児童生徒の権利擁護がスクールソーシャルワーカーの価値である。どのような場合でも児童生徒不在で物事を進めることなく、

児童生徒の声を聴き、その自己決定を尊重し、児童生徒の意思と利益を優先して支援に当たること、児童生徒が自らの力により解決できるような条件を整えていくことが学校で活動するスクールソーシャルワーカーの大きな意義である。

B. スクールソーシャルワーカーの職務・役割

[1] スクールソーシャルワーカーの職務内容

スクールソーシャルワーカーの職務内容としては、①問題を抱える児童生徒が置かれた環境への働きかけ、②関係機関等とのネットワークの構築、連携・調整、③学校内におけるチーム体制の構築、支援、④保護者、教職員等に対する支援・相談・情報提供、⑤教職員等への研修活動[1]と文部科学省より示されている。

児童生徒や保護者への面接や家庭訪問などの直接支援（ミクロ）だけではなく、学校組織への働きかけ（メゾ）、制度や社会システム上の課題を問う視点（マクロ）も求められている。

それぞれのレベルの支援を行う際、ミクロ・メゾ・マクロの連続性を踏まえた包括的視点をもつことも重要である。

[2] スクールソーシャルワーカーが対応する支援内容

スクールソーシャルワーカーが行う支援は、文部科学省の調査[2]によると、「不登校」「家庭環境」への支援が高い割合となっている。「心身の健康・保健」「発達障害等」の児童生徒自身の状態に対する支援も行う一方、「児童虐待」「貧困の問題」といった家庭（環境）への支援を行っていることがわかる。これは、スクールソーシャルワーカーが学校の職員でありながら、学校外の家庭や地域といった環境に働きかけるという専門性が表れている。支援件数は年々増加しているが、これはスクールソーシャルワーカーの配置の拡充、スクールソーシャルワーカーの周知と積極的な活用が理由であると考えられる。

「児童虐待」や近年話題になっている「**ヤングケアラー**」などの家庭で起きている問題は、児童生徒が援助を求めない場合も多く、また不登校等の他の問題の陰に隠れてしまい発見されにくい傾向がある。しかし、これらの問題は、児童生徒の心身の発達や健康に大きな影響を与えるものであり、早期発見・早期介入が求められている。スクールソーシャルワーカーは、児童生徒の権利擁護のために、少ない情報からその可能性を考え、対応していかなければならない。

ヤングケアラー
young carer
「家族にケアを要する人がいる場合に、大人が担うようなケア責任を引き受け、家事や家族の世話、介護、感情面のサポートなど行っている、18歳未満の子ども」のこと。ヤングケアラーとしての時期が特に社会において自立的に生きる基礎を培い、人間として基本的な資質を養う重要な時期にあることから、ケアラーとは独立して概念化し、支援することが必要であると考えられている。

学校は1日の大半を過ごす場所であり、学校において児童生徒のちょっとした変化に気がつき対応していくことが必要になる。担任教諭等が気づいた際に、スクールソーシャルワーカーは、さらに収集できるとよい情報は何か、誰にどのように確認するか、どの機関と連携を図ればよいかなどを整理し対応していくことが望まれる。また、児童虐待やヤングケアラーについては、心身への影響を考慮し、リスクアセスメントを行い、リスクがあれば速やかに児童相談所や自治体と連携する必要がある。

［3］学校内におけるチーム体制の構築

学校には、校長、教頭といった管理職、教員、養護教諭、栄養教諭、司書教諭、事務職員、学校用務員といったさまざまな立場の職員が勤務している。自治体によってはスクールソーシャルワーカーのほかに、スクールカウンセラー、スクールアシスタント（地域により名称、職内容が異なる）等の職員も配置されている。教員の中では、学校教育法により学年主任、生徒指導主事、保健主事などの役割をもつ教員の設置が定められている。また、**教育相談コーディネーター**、**特別支援コーディネーター**を校務分掌に位置づけることが示されている。

さまざまな立場の職員が配置されている中で、スクールソーシャルワーカーは、それぞれの役割を理解すること、校内のチーム体制をどのように整えていくか、学校組織のアセスメントが重要である。

また、コンサルテーションの視点も必要となる。学校の組織や教員のこれまでの支援内容等について理解し、教員の専門性や個々の教員のもつ強みを活かした働きかけが行われるように助言する。

個別事例の支援においては、児童生徒に関わる教職員への情報収集、児童生徒との面接や行動観察、保護者との面接、家庭訪問等を通し、ソーシャルワークの専門職として社会福祉等の専門的視点に基づいてアセスメント（見立て）を行う。ケース会議では情報共有にとどまらず、アセスメント（見立て）、プランニング（手立て／支援計画）を共有し、学校がチームとして継続的、組織的に児童生徒の支援に当たるよう働きかける。

［4］関係機関とのネットワークの構築、連携・調整

前述したように、児童生徒を取り巻く環境の問題は多様化・複雑化しており、学校だけで問題解決に向けて対応することは困難である。たとえば、児童虐待や貧困については保護者、家庭へのアプローチが必要であり、特に児童虐待については専門的な知識と技術が必要になってくる。児童生徒の抱える問題解決やニーズの実現という点で、必要な関係機関と協働して

教育相談コーディネーター
文部科学省初等中等教育局長通知「児童生徒の教育相談の充実について（通知）」（平成29年2月3日付）。

特別支援コーディネーター
文部科学省初等中等教育局長通知「特別支援教育の推進について（通知）」（平成19年4月1日付）。

支援を展開することが求められる。

　学校内、関係機関とのいずれの連携においても重要なことは、児童生徒のニーズや希望を中心に据えること、異なる専門職や関係機関の間で目標を共有し継続的に確認すること、情報を共有し児童生徒や保護者等に関する共通理解を図ること、それぞれの専門性を相互に理解し尊重すること、それぞれが果たすべき役割と責任を明確にすることが挙げられる。

［5］学校課題、地域課題への働きかけ

　個別支援を行う中で明らかとなった学校課題、地域課題に対しての働きかけも役割の1つである。たとえば、学校内の情報共有の体制が計画的、継続的でないために支援が進まないなどの課題がわかったときに、計画的、継続的な情報共有のシステムづくりを、スクールソーシャルワーカーが中心となって教育相談の中心となる教諭と一緒に行うことも考えられる。また、貧困家庭を支えるために、行政の社会資源だけではなく、地域における社会資源の必要性を感じ、社会資源の開拓や開発を行うこともあるだろう。このように、メゾ、マクロの視点をもち、それぞれのレベルで活動していくことも期待されている。

注）

　　　ネット検索によるデータ取得日は，2022年5月22日.
(1)　文部科学省ウェブサイト「スクールソーシャルワーカー活用事業」.
(2)　文部科学省ウェブサイト「スクールソーシャルワーカー活用事業に関するQ&A（令和4年2月）」p.10.

▌理解を深めるための参考文献

●山野紀子・野田正人・半羽利美佳編『よくわかるスクールソーシャルワーク（第2版）』ミネルヴァ書房，2016.
　学校における課題、その背景にある子どもを取り巻く環境について取り上げ、子どもと家庭が抱える問題について学ぶことができるとともに、スクールソーシャルワークの歴史や具体的な実践について理解を深めることができる。

スクールソーシャルワーカーがかかわるメンタルヘルス課題

さいたま市教育委員会　主査　岡本亮子

近年、さまざまなメンタルヘルス課題は増大している。厚生労働省から出された統計によると、2018（平成30）年に精神疾患を有する総患者数は約392.4万人（うち外来患者数は約361.1万人）であり、外来患者数は1999（平成11）年と比較すると2倍以上に増加したという。私たちの生活の中で、メンタルヘルス課題は各ライフサイクルにおいて生じている。スクールソーシャルワーカーの実践では、児童生徒とその家族のメンタルヘルス課題への対応を求められることが多い。児童生徒が、統合失調症やうつ病、強迫性障害、摂食障害などの精神疾患を発症した事例、自傷行為や希死念慮を抱えている事例、ゲーム・ネット依存の傾向がある事例などがある。これらのメンタルヘルス課題をきっかけに、不登校や学業への集中困難など学校生活での不具合が生じることがあり、背景にあるメンタルヘルス課題の治療方針等を学校側も知り、児童生徒の状態に合わせて学校生活について配慮する必要がある。また、最近では、友人関係や集団生活における困難さを抱える発達障害に関連する事例が増えている印象がある。

家族のメンタルヘルス課題では、家族が何らかの精神疾患を抱えており、食事などの世話が不十分でネグレクト状態となる、登校準備ができず不登校となる、家庭と連絡が取れず安否確認ができないなど、児童生徒の生活に大きな影響を与える事例がある。近年では、子どもが家事などの本来大人がやるべき家庭のことを担うヤングケアラーとして注目されることもある。これらのような事例では、家族が医療機関や生活に必要なサポート（保健福祉サービス等）につながり、生活基盤の安定や子どもの負担を軽減することが理想だが、支援につながる意識が低い場合や相談先がわからず孤立している場合も多く、学校以外の関係機関につないで改善していくことを目指したくても難しいことが多い。関係機関につなぐことだけでなく、その家族が抱える状態に合わせたかかわりを模索する必要がある。時間はかかるが、丁寧に関係を作り、家族が望む生活を聴き、それが実現するようにお手伝いするという姿勢で対応していく。

また、児童生徒のメンタルヘルス課題においても、家族のメンタルヘルス課題においても、学校内で精神疾患に対する偏見が広まらないように配慮していくこともソーシャルワーカーとして重要な視点である。考えられることとしては、教職員向けに精神疾患に関する研修を行ったり、児童生徒向けに精神疾患に関する正しい知識を伝えるメンタルヘルスリテラシー教育を実施することも1つである。教職員、児童生徒が精神疾患に関して正しい知識を得ることで、早期発見、早期治療といった効果も期待できる。

5. 学校精神保健に関わる社会資源

子どもの**メンタルヘルス**課題は多様化、深刻化している。その背景には複雑な環境要因が影響していることも少なくない。成長発達段階である児童期から思春期にかけては、さまざまな心理的危機と向き合い、他者と自分を比較し自分とは何者かを模索しながら、多くの葛藤を抱える時期でもある。子どものメンタルヘルス課題に適切に対応するためには、正しい知識をもとに、関係機関との連携や生活支援を行うことが求められる。

A. 精神科医療機関

[1] 子どもたちの抱えるメンタルヘルス課題

子どものメンタルヘルス課題は、早期に必要な医療や環境面の調整を図ることが、症状の悪化を防ぐと考えられている。そこで、子どもたちが抱えやすいメンタルヘルス課題や特徴について理解を深める。

（1）うつ病（気分障害）

うつ病とは、環境の変化やストレス、ホルモンバランスの変化などによって起こる、気持ちの落ち込みや**感情鈍麻**に陥る病気である。子どもの場合これらの症状のほかに、頭痛、腹痛、めまい、吐き気などの身体症状で表出する場合もあり、朝は調子が悪く、夕方にかけて回復するという日内変動が見られることもあり、そのような様子から「怠けている」と誤解されることもある[1]。

（2）不安障害

不安障害とは、精神的な不安からさまざまな心と身体の反応を表す。突然不安や恐怖に襲われて呼吸が苦しくなる、めまい、ふらつき、発汗などが現れる「パニック障害」、人前に出ることが怖い、人の目が気になるなどの「社会不安障害」、意味のないことだとわかっていても手を洗い続ける、鍵を閉めたか何度も確認するなどの行為を執拗にやめることができない「強迫性障害」、学校のことや家族のこと、友達関係など生活上のさまざまなことが気になり不安を根底としながら、イライラ、不安、焦燥感などが半年以上継続する「全般性不安障害」などが代表的である[1]。

（3）摂食障害

摂食障害とは、食べる量が極端に少ない、下剤を使って体重の増加を防

メンタルヘルス
mental health
精神面や心理面における健康状態を指す。

感情鈍麻
嬉しい・楽しいなどの感情が乏しくなったり、思考の貧困化などその人のもつ情緒性などが低下した状態を指す。

ぐなどの「拒食症」、その他自己誘発嘔吐による食べ吐きを繰り返す「過食嘔吐」、短時間に大量の食物を食べ、食べ出すと止まらない「過食症」がある。生命の危機や身体の障害と隣り合わせでもあるので、早期発見と治療が求められるが、本人に治療の意思がないことも多い[1]。

（4）依存症（自傷行為、薬物乱用など）

依存症とは、やめたくてもやめられない行為により、生活に影響が出ている状態であり、処方薬など物質に依存する「物質依存」と、リストカットや万引き、ゲームやネットなど行為に依存する「プロセス依存」が存在する。依存症の背景には、成育歴などからくる自尊感情の低さや、社会生活上のストレスが影響していることも少なくない[1]。

（5）統合失調症

統合失調症とは、考えの混乱や幻覚妄想を伴う陽性症状と、無気力や無表情、喜怒哀楽の欠如などを伴う陰性症状が見られる。早期発見と服薬により状態の安定を図ることができるとも言われている[1]。

発達障害
➡ p.185
第6章8節 A. 参照。

（6）発達障害

発達障害とは、脳の情報処理や制御に偏りが生じ、日常生活に困難をきたす状態のこととされる。早期発見と早期療育による有効性が示されており、あわせて子どもの特性に合わせた教育や環境調整が求められる。

その他、発達障害やパーソナリティ障害、PTSD などさまざまなメンタ

図 3-5-1　思春期好発病態の発現年齢

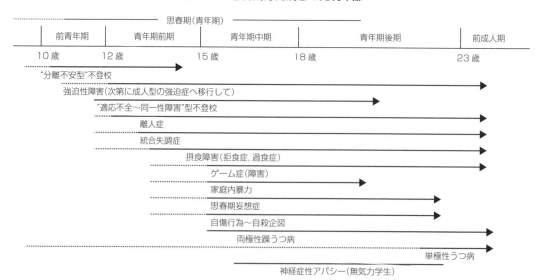

出典）公益社団法人 日本精神保健福祉士協会　分野別プロジェクト 子ども・スクールソーシャルワーク編「児童生徒のこころとからだの支援ハンドブック—メンタルヘルス課題の理解と支援」公益社団法人 日本精神保健福祉士協会ウェブサイト，p.12.

ルヘルス課題が見られる。いずれにしても、症状だけではなく、成育歴、人間関係、生活状況、生活環境など多面的にアセスメントを行い、適時医療機関との連携を行う。思春期好発病態の発現年齢を**図3-5-1**に示す。

[2] 子どもの精神保健福祉に関わる医療機関と連携

精神保健福祉に関わる連携医療機関として想定されるのは、精神科病院、クリニック（心療内科、精神科、小児科、内科）、総合・大学病院等（心療内科、精神科、小児科、内科等）など多岐にわたる。また医療機関によって得意とする診療内容やコメディカルの配置に違いもあるため、事前に情報収集しておくことが重要である。

児童思春期精神科専門病床も増えており、心身両面からの治療を行いながら、院内で義務教育年齢の子どもが学習を受けられるように公立特別支援学校分教室が設置されるなど教育に配慮しているところもある。国の**「子どもの心の診療ネットワーク事業」**によって、子どもの心の診療拠点病院を中心に子どもの心のサポートのためのネットワークを構築する事業が全国的に展開している。

医療機関との連携の際には、子どもの思い、症状、環境、家族関係など多面的に行ったアセスメントを基に情報提供を行うが、原則本人や保護者の了承を得ておくことが望ましい。また、事前に本人や保護者とともに、医療受診の目的や期待すること、相談したい内容などを整理しておくことで、受診の不安軽減や具体的な相談を促すことが期待できる。

B. 児童相談所

[1] 児童相談所の設置目的と相談援助活動の理念

児童相談所との連携を考えるうえで、児童相談所の役割や機能について理解を深めたい。児童相談所の運営指針によると、以下の通りである。

①児童相談所は、市町村と適切な役割分担・連携を図りつつ、子どもに関する家庭その他からの相談に応じ、子どもが有する問題または子どもの真のニーズ、子どもの置かれた環境の状況等を的確に捉え、個々の子どもや家庭に最も効果的な援助を行い、もって子どもの福祉を図るとともに、その権利を擁護することを主たる目的として都道府県、指定都市に設置される行政機関である。

②児童相談所における相談援助活動は、すべての子どもが心身ともに健やかに育ち、その持てる力を最大限に発揮することができるよう子どもおよびその家庭等を援助することを目的とし、児童福祉の理念及び児童育

成の責任の原理に基づき行われる。このため、常に子どもの最善の利益を考慮し、援助活動を展開していくことが必要である。

③児童相談所は、この目的を達成するために、児童福祉に関する高い専門性を有し、地域住民に浸透した機関となり、児童福祉に関する機関、施設等との連携が十分に図られていることが求められている。

上記のことから、児童相談所とは子どもの安全や福祉向上を図るため、専門的知見をもって相談対応し、地域や関係機関と連携をマネジメントすることを役割の基軸としている[2]。

[2] 児童相談所との連携

児童相談所の基本的機能として、市町村による児童家庭相談への対応について必要な援助等を行う「市町村援助機能」、子どもに関する家庭その他からの相談のうち、専門的な知識及び技術を必要とするものについて、総合的に調査、診断、判定（総合診断）し、それに基づいて援助指針を定め子どもの援助を行う「相談機能」、必要に応じて子どもを家庭から離して一時保護する「一時保護機能」「措置機能」などの機能を有する。職員配置として、児童福祉司、児童心理司、相談員、医師（精神科医、小児科医）、看護師、保健師、心理療法担当職員、臨床検査技師、理学療法士（言語治療担当職員を含む）、児童指導員、保育士などが配置されており、多様な専門職の視点でメンタルヘルス課題の見立てを行う。発達が気になる子どもの療育手帳の判定に関わる検査も行っており、療育を行う際の保護者や地域に向けた指導助言なども、児童相談所が担う大切な役割の1つである。連携をする際には、医療機関との連携と同様、十分なアセスメントのもと児童相談所の窓口を確認して繋ぐことが重要である。

注)

ネット検索によるデータ取得日は，2022年5月20日.
(1) 厚生労働省 こころもメンテしよう―若者を支えるメンタルヘルスサイト「こころの病気について知る」.
(2) 厚生労働省ウェブサイト「児童相談所の概要」.

▌理解を深めるための参考文献

●公益社団法人 精神保健福祉士協会 分野別プロジェクト 子ども・スクールソーシャルワーク編「児童生徒のこころとからだの支援ハンドブック―メンタルヘルス課題の理解と支援」公益社団法人 日本精神保健福祉士協会ウェブサイト，2020.
子どもの成長段階に伴うメンタルヘルス課題について理解を深め、その対応について具体的なプロセスを知ることができる。
●厚生労働省ウェブサイト「児童相談所運営指針等の改正について」.
児童相談所のもつ機能や職員配置、それぞれの対応プロセスを知ることができる資料。連携先の役割を知り、適切に繋ぐことも重要でありその一助となる。

第4章 精神保健の視点から見た勤労者の課題とアプローチ

1980年代以降、日本の労働環境は大きく変わり、労働者の心身への負荷は高まる一方である。労働者が抱える心身の問題と課題を概観し、国や事業場の対策を振り返りつつ、ストレスチェック制度や働き方改革といった新しい試みの可能性についても理解を深める。

1

過労死、うつ病の増加、過労自殺等の問題と対策を振り返り、ワーク・ライフ・バランス、ワーク・エンゲイジメント、健康経営など働き方改革につながる新たな考え方を学ぶ。

2

ストレスチェック制度が労働者のセルフケアの力を高め、職場環境の改善に役立つことを学ぶ。また職場復帰支援の考え方や治療と仕事の両立支援についても理解を深める。

3

勤労者のメンタルヘルスに影響を及ぼすハラスメント問題について法制度の流れを学ぶとともに、企業における相談体制の理解を深める。

4

職場内の問題を解決するためには、社外資源の活用も有効的であることを知り、職場のメンタルヘルスに関わる法律についても改正の流れとともに理解を深める。

1. 現代日本の労働環境

A. 労働衛生の歴史

[1] 労働者保護の歴史

労働者保護
欧米に1世紀以上遅れ、日本は「富国強兵・殖産興業」をスローガンに近代化を果たした。その主役は鉱工業、鉄鋼業、繊維産業であったが、鉱山の爆発事故、繊維女工の集団結核感染などで多くの若い命が失われた。

　日本において**労働者保護**⁽¹⁾の考えが初めて示されたのは1888（明治21）年の職業衛生法であり、その後鉱業法（1905〔明治38〕年）、工場法（1916〔大正5〕年）を経て、第二次世界大戦後の**労働基準法**（1947〔昭和22〕年）にその精神が受け継がれた。そして1972（昭和47）年の**労働安全衛生法**に具体的な方策が示されるに至ったが、高度経済成長期の身体的な健康障害の対策が中心で、国が産業精神保健に本格的に取り組むようになるのは1980年代に入ってからである。

[2] 大きく変化した労働環境

バブル崩壊
急速な好景気が泡（バブル）のように一瞬ではじけ飛ぶ様子を指す。1986（昭和61）年に始まった日本のバブル景気は1989（平成元）年の日経平均株価の最高値でピークを迎えるが、1991（平成3）年にバブルが弾け、長期のデフレに突入した。

リストラ
リストラクチャリング（restructuring）の略。組織再編、再構築の意味だが、人員削減の代名詞として使われることが多い。

　経済のグローバル化や技術革新、経営の効率化などにより業務の難易度が高まり、1990年代には**バブル崩壊**によって企業経営は悪化し、**リストラ**によって残った労働者に負担が集中し、過労死・過労自殺などの問題が起こった。1998（平成10）年以降、年間の自殺者数が3万人を超える事態が14年間続いた。業務のIT化、インターネットの普及と生活のスピード化・24時間化によって心身の十分な休息が取れず、またサービス業（第3次産業）の拡大による顧客対応のストレスなど、労働者の負担はますます増した。厚生労働省の調査では、1997（平成9）年以降、5割以上の労働者が仕事や職業生活に「強い不安や悩み、ストレス」があると答えており⁽²⁾、1990年代は40万人台だったうつ病・躁うつ病の患者数が2002（平成14）年には70万人を超え、2008（平成20）年には100万人を突破した⁽³⁾。さらにリーマンショックによる世界同時不況など、労働環境は厳しさを増した。

[3] 厚生労働省が示すもの

4つのケア
➡ p.96
本章2節A.参照。

職場復帰支援の手引き
➡ p.98
本章2節C. [2] 参照。

　厚生労働省は、1999（平成11）年に精神障害の労災認定基準の公表、2000（平成12）年に心の健康づくり指針（**4つのケア**）の公表、2001（平成13）年に過労死認定基準の公表、2004（平成16）年に「心の健康問題により休業した労働者の**職場復帰支援の手引き**」の公表などを行い、2006

（平成 18）年に**自殺対策基本法**策定、2015（平成 27）年に**ストレスチェック制度**創設、2018（平成 30）年に**働き方改革**関連法公布と対策を進めてきている。

自殺対策基本法
➡ p.117
第 5 章 3 節 B.［1］参照。

ストレスチェック制度
➡ p.96
本章 2 節 B. 参照。

働き方改革
➡ p.95
本章 1 節 C. 参照。

労働災害（労災）
労働者が業務に従事する中で被った負傷、疾病や、通勤中に起きた負傷などを指す。

B. 過重労働と過労死・過労自殺

［1］ 過重労働と過労死

　長時間残業や休日出勤などの**過重労働**による**労働災害**の判断の基準が、「**脳・心臓疾患の認定基準**」である[4]。発症前 1 ヵ月間に 100 時間または発症前 2 ～ 6 ヵ月間で 1 ヵ月の時間外労働が 80 時間を超えると業務と発症との関連性が強いと判断される。この 80 時間、100 時間が**過労死ライン**である。**図 4-1-1** からわかるように脳・心臓疾患の労災申請件数は 1999（平成 11）年以降、増加していたが、2007（平成 19）年からは一定の歯止めがかかっているように見える。

図 4-1-1　脳・心臓疾患及び精神障害の労災補償状況

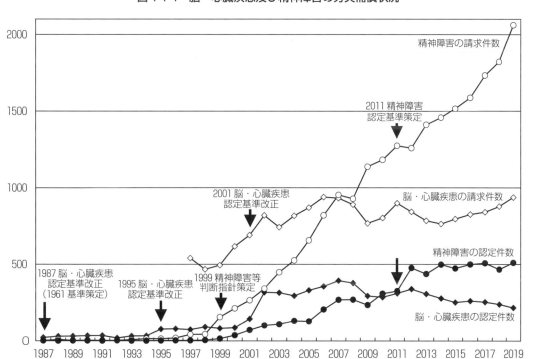

出典）全国労働安全衛生センター連絡会議ウェブサイト「特集／脳・心臓疾患、精神障害の労災認定 精神障害請求件数急増／脳心含め認定率減少続く—精神障害請求件数は 2 千件を突破（2020 年 9 月 10 日）」安全センター情報 2020 年 10 月号，図 1.

［2］ 過労自殺

　かつて精神障害は私傷病とみなされ労災認定はまれであったが、1999（平成11）年に精神障害の労災認定基準[5]が示されて以降、労災申請は増加の一途をたどっている（前掲図4-1-1）。過重労働による自殺（過労自殺）で有名になったのは電通事件[6]であるが、過労自殺には長時間労働だけでなく過剰な責任や過大なノルマ、ハラスメントなどの心理的負荷も大きく関係しており、企業の社会的責任（CSR）が問われている。

C. 働き方改革を目指して

［1］ 誰一人取り残さない

　「人（労働者）」は組織の根幹をなす「経営資源」であり、1999年に国際労働機関（ILO）は「全ての人にディーセント・ワーク」の実現を目指すと宣言した。また、2015年に国連は持続可能な開発目標（SDGs）[7]において17のゴールを設定し、「誰一人取り残さない」ことを宣言している。

［2］ ワーク・ライフ・バランス

　2007（平成19）年に「仕事と生活の調和推進官民トップ会議」が「仕事と生活の調和（ワーク・ライフ・バランス）憲章」[8]を策定し、①就労による経済的自立が可能な社会、②健康で豊かな生活のための時間が確保できる社会、③多様な働き方・生き方が選択できる社会を目指すべきとした。

［3］ ダイバーシティ＆インクルージョン

　ダイバーシティ＆インクルージョンとは、性別や年齢、障害、国籍、価値観などの違いを尊重し、認め合い、一体化を目指すもので、さまざまな人材の持つ能力を最大限発揮できる機会を提供することによってイノベーションや生産性の向上、競争力の強化につなげようとする考えである。

［4］ ワーク・エンゲイジメント

　ワーク・エンゲイジメント[9]とは、仕事に誇りややりがいを感じ（熱意）、仕事に熱心に取り組み（没頭）、仕事から活力を得て生き生きとしている（活力）状態を指す。これが高い人は心身ともに健康で、仕事や組織に積極的に関わり、良好なパフォーマンスを発揮すると考えられる。

［5］ 心理的安全性

　心理的安全性とは、職場で自分の考えや気持ちを安心して発言できるこ

とを指す。2016 年に Google 社が「生産性の高いチームは心理的安全性が高い」との研究成果を発表してから注目を集めるようになった[10]。

［6］健康経営

　以上のように、個人の活力や仕事へのポジティブなかかわりを促すような組織の醸成に力を入れることで、個人の健康や満足だけでなく、組織全体を活性化させる考えを**ポジティブ・ヘルス**と呼び、このようなアプローチで生産性向上を目指す経営手法を**健康経営**[11]と呼んでいる。

［7］日本の働き方改革

　2017（平成 29）年に示された「働き方改革実行計画」[12]では、長時間労働の是正、病気の治療・子育て・介護等と仕事の両立、障害者就労の推進、女性・若者・高齢者の就業促進など 9 つのテーマが示された。これに伴い多くの関連法規が改正され、誰もが活躍できる社会を目指している。

健康経営
経済産業省は 2017（平成 19）年から「健康経営優良法人」の認定制度を始めている。

注）

　　　ネット検索によるデータ取得日は，2022 年 5 月 23 日取得.
(1)　日本キャリア・カウンセリング学会監修／廣川進ほか編『キャリア・カウンセリングエッセンシャルズ 400』金剛出版，2022，p. 43.
(2)　大阪商工会議所編『メンタルヘルス・マネジメント検定試験公式テキスト I 種マスターコース（第 5 版）』中央経済社，2021．p. 3.
(3)　厚生労働省ウェブサイト「自殺・うつ病等対策プロジェクトチームとりまとめについて（平成 22 年 5 月 28 日）」.
(4)　厚生労働省ウェブサイト「脳・心臓疾患の認定基準の改正について（平成 13 年 12 月 12 日）」.
(5)　厚生労働省ウェブサイト「心理的負荷による精神障害等に係る業務上外の判断指針（平成 11 年 9 月 14 日付基発第 544 号）」.
(6)　厚生労働省 こころの耳―働く人のメンタルヘルス・ポータルサイト「［事例 1-1］長時間労働の結果うつ病にかかり自殺したケースの裁判事例（電通事件）」.
(7)　外務省ウェブサイト「SDGs とは？」.
(8)　内閣府ウェブサイト「仕事と生活の調和（ワーク・ライフ・バランス）憲章」.
(9)　厚生労働省ウェブサイト「第 3 章『働きがい』をもって働くことのできる環境の実現に向けて」令和元年版　労働経済の分析―人手不足の下での「働き方」をめぐる課題について，p.171.
(10)　Google re: work ウェブサイト「『効果的なチームとは何か』を知る」.
(11)　経済産業省ウェブサイト「企業の『健康経営』ガイドブック―連携・協働による健康づくりのススメ（改訂第 1 版：平成 28 年 4 月）」.
(12)　首相官邸ウェブサイト「働き方改革実行計画（概要）」.

▎理解を深めるための参考文献

●大阪商工会議所編『メンタルヘルス・マネジメント検定試験公式テキスト I 種マスターコース（第 5 版）』中央経済社，2021.
　マスターコースの公式テキストは職場のメンタルヘルス問題について包括的に取り上げており、検定試験に関係なく繰り返し読む価値がある。

2. 産業精神保健とその対策

A. 4つのケア

2000（平成12）年、「事業場における労働者の心の健康づくりのための指針について」[1]において、①労働者自身による**セルフケア**、②管理監督者による**ラインケア**、③事業場内産業保健スタッフ等によるケア、④**事業場外資源**によるケアという4つのケアの視点が示され、事業場が取るべき対策の骨組みが明示されたといえる。特にラインケアとして管理職の教育研修の重要性が認識されるようになった。

B. ストレスチェックと職場環境改善

［1］ ストレスチェック制度の概要

2015（平成27）年に始まったストレスチェック制度は、労働者のストレスの程度を把握し、労働者自身のストレスへの気づきを促しセルフケアに役立てるとともに、その結果を職場環境の改善につなげ、働きやすい職場づくりを進めることによって、労働者がメンタルヘルス不調となることを未然に防止すること（一次予防）を主な目的としている[2]。50人以上の労働者を使用する事業場は1年以内ごとに1回の実施が**義務**づけられている。常時50人未満の労働者を使用する事業場については**努力義務**とされている。派遣労働者に対しては派遣元事業場に実施する義務がある。なお労働者にストレスチェックの**受検義務**はない。

［2］ 調査票

ストレスチェックで使用する調査票は、①**ストレス要因**（職場における労働者の心理的な負担の原因）、②**ストレス反応**（心理的な負担による心身の自覚症状）、③**周囲のサポート**（職場の他の労働者からの支援）の3つの領域について労働者のストレスの程度を点数化する。調査票としては「**職業性ストレス簡易調査票**」がよく用いられている。

［3］ 実施者、実施事務従事者

ストレスチェック実施にあたり事業者から指名を受けたストレスチェッ

ク制度担当者および**衛生委員会**等が実施計画の策定や実施に伴う管理業務に携わるが、ストレスチェックを実施できるのは医師、保健師、一定の研修を受けた歯科医師・看護師・精神保健福祉士・公認心理師に限られる（**実施者**と呼ぶ）。調査票の配布や回収、データ入力などは**実施事務従事者**が行う。実施事務従事者には守秘義務が課され、労働者について解雇、昇進または異動に関して直接の権限をもつ監督的地位にある者は従事できない。労働者の情報が適切に保護される仕組みで運用しなければならず、受検の有無や面接指導の申し出の有無などによって不利益な扱いをしてはならない。

［4］ 結果の通知と高ストレス者への対応

　ストレスチェックの**結果は労働者のみに通知**される。労働者はその結果をセルフケアに活かす。一方、実施者が高ストレスと判定した者に対しては、医師の面接指導が受けられることを通知し、希望者には申し出からおおむね１ヵ月以内に**面接指導を行う義務**を事業者は負っている。

［5］ 面接指導と事後措置

　面接を行った医師は、労働者の心身の状況を把握し健康管理上の助言を行う。事業場に対しては労働者の心身の状況を踏まえたうえで、望ましい**就業上の措置**や職場環境改善に関する報告書・意見書を提出する。

［6］ 職場環境改善のための集団分析

　職場環境改善のためのもう１つの有力なツールが**集団分析**である。課や部など労働者が所属する集団の結果を比較することで、職場環境改善のヒントを得ることができる。職場環境改善のための具体的な方法は厚生労働省が「こころの耳」ポータルサイト(3)に公開しているので参照されたい。

C. 職場復帰支援

［1］ 急増するメンタルヘルス不調による休職者

　すでに述べたように2000年代に入りうつ病患者が急増し、それに伴い長期に休職する労働者も増えた。2007（平成19）年の労働者健康状況調査によると(4)、「連続１か月以上休業する労働者がいた」と答えた企業は全体の7.6％、1,000人以上の企業に限れば92.8％にも上っていた。こういった状況を踏まえ、2004（平成16）年に「心の健康問題により休業した労働者の職場復帰支援の手引き」が作成されたのである（2009〔平成

衛生委員会
50人以上の事業場は設置が義務づけられている。毎月１回以上開催され、労働者の健康障害の防止や健康の保持増進に関する取組みなどの重要事項について、労使一体となって調査審議を行う。

高ストレス者
厚生労働省が職業性ストレス簡易調査票を用いて行った約2.5万人の調査から、ストレスが高いと判断される標準点数を算出している。

就業上の措置
メンタルヘルス不調を未然に防止するため、労働時間の短縮、出張の制限、時間外労働の制限、労働負荷の制限、作業の転換、就業場所の変更、深夜業の回数の減少または昼間勤務への転換、休業等の措置を講じる。

メンタルヘルス不調による休職労働者の増加
➡ p.92
本章１節 A.［2］参照。

［2］「職場復帰支援の手引き」の概要

　この手引きでは職場復帰支援の流れを5つのステップに分けて説明している。第1ステップは病気休業開始および休業中のケア、第2ステップは主治医による職場復帰可能の判断、第3ステップは職場復帰の可否の判断および職場復帰支援プランの作成、第4ステップは最終的な職場復帰の決定、そして職場復帰を経て第5ステップの職場復帰後のフォローアップである。それぞれのステップにおいて事業場の取るべき対策が具体的に示されている。

［3］試し出勤制度

　主治医から就業可能の診断書が出され復職したにもかかわらず、心身の不調で勤務状況がよくない場合がある。実際に仕事ができる状態まで回復しているかどうかを確認するには、正式な職場復帰決定の前に、社内制度として試し出勤制度等を設けることで労働者の回復の程度を確認することができる。また労働者にとっても業務に戻るための慣らし期間になり、不安を和らげることになる。

［4］復職後の就業上の配慮

就業上の配慮
➡ p.97
本章2節 B. ［5］側注の「就業上の措置」に挙げた項目に準ずる。

産業医
50人以上の事業場は産業医を選任する義務がある。産業医は労働者が健康で快適な作業環境のもとで仕事が行えるよう、専門的立場から指導・助言を行う。

リワーク
re-work
return to work の略。

　療養からの復帰後しばらくは何らかの**就業上の配慮**が必要になることが多い。労働者と**産業医**、そして事業場がよく相談し、無理なく元の就業状況に戻れるように、段階的に負荷を上げていくことが肝要である。

［5］リワークプログラムの活用

　職場復帰したものの再発・再休職する労働者が少なくないことから、2000年代に入りリワークプログラムが活用されるようになった。認知行動療法、心理教育、ソーシャルスキルトレーニング（SST）、コミュニケーショントレーニングなどをグループワークで数ヵ月にわたり実施する。リワーク施設としては、医療機関で行われるもの、障害者職業センターで行われるもの、EAP プロバイダや NPO 法人で行われるものがある。日本うつ病リワーク協会の調査では⁽⁶⁾、リワーク利用者の方が明らかに就労継続率が高いことがわかっており、さらなる活用が期待される。

D. 治療と仕事の両立支援

　すでに述べたように、「働き方改革」の重点テーマとして「病気の治療、子育て・介護等と仕事の両立、障害者就労の推進」が挙げられているが、厚生労働省から治療と仕事の**両立支援**のためのガイドラインやマニュアルが用意されており[7][8][9]、「**一億総活躍社会**」[10]の実現に向け、たゆまぬ努力が続けられている。

一億総活躍社会
若者も高齢者も、女性も男性も、障害や難病のある方々も、一度失敗を経験した人も、みんなが包摂され活躍できる社会、一人ひとりが、個性と多様性を尊重され、家庭で、地域で、職場で、それぞれの希望がかない、それぞれの能力を発揮でき、それぞれが生きがいを感じることができる社会としている。

注）

ネット検索によるデータ取得日は，2022 年 5 月 23 日取得.

(1) 厚生労働省ウェブサイト「事業場における労働者の心の健康づくりのための指針について」.
(2) 厚生労働省ウェブサイト「労働安全衛生法に基づくストレスチェック制度実施マニュアル」.
(3) 厚生労働省 こころの耳―働く人のメンタルヘルス・ポータルサイト「職場環境改善ツール」.
(4) 厚生労働省ウェブサイト「平成 19 年労働者健康状況調査結果の概況」.
(5) 厚生労働省ウェブサイト「心の健康問題により休業した労働者の職場復帰支援の手引き―メンタルヘルス対策における職場復帰支援」.
(6) メディカルケア虎ノ門 五十嵐良雄ほか「リワークプログラム利用者の復職後 1 年間の就労継続性に関する大規模調査」日本うつ病リワーク協会ウェブサイト.
(7) 厚生労働省ウェブサイト「事業場における治療と仕事の両立支援のためのガイドライン」.
(8) 独立行政法人 労働者健康安全機構ウェブサイト「メンタルヘルス不調をかかえた労働者に対する治療と就労の両立支援に関するマニュアル」.
(9) 厚生労働省ウェブサイト「不妊治療を受けながら働き続けられる職場づくりのためのマニュアル」.
(10) 首相官邸ウェブサイト「一億総活躍社会の実現（令和元年 5 月 30 日）」.

▌理解を深めるための参考文献

● **厚生労働省 こころの耳―働く人のメンタルヘルス・ポータルサイト.**
働く本人だけでなく、サポートする家族・会社経営者や人事担当者・メンタルヘルスを支援する専門家などにも役立つ情報が掲載されており、コンテンツは年々充実している。

3. 職場のメンタルヘルスのための相談

A. ハラスメント相談

[1] ハラスメント問題が与える影響

　職場におけるハラスメント（いじめ、嫌がらせ）問題が与える影響は、被害者だけでなく、行為者、そして企業などその組織においても大きいといえる。被害者は、ハラスメントを受けたことで、身体的、精神的苦痛を感じて不眠やPTSD（心的外傷後ストレス障害）に陥り、就労困難になることもある。また就労意欲の低下、退職による収入の減少は、社会的、金銭的な損失にもつながる。行為者は、職場から処分を受け評価の低下にもつながり、キャリア、経済面へのダメージとなる。そしてその影響は家族にも及び、深刻な事態となる例もある。さらに組織においては、被害を受けた従業員が、会社や行為者を相手に訴訟を起こした場合、受けるダメージは賠償金等の金銭的損失だけではなく、マスコミ報道、SNS等での批判と評価、学生の企業選択への影響等会社の社会的信用を失墜してしまうということにもつながるものとなる。

[2] 社会問題としての職場のハラスメント

　ハラスメントをめぐるトラブルやハラスメントを背景とした精神障害の発症は増加傾向にあり、社会問題化している。厚生労働省の2020（令和3）年度の**個別労働紛争解決制度**の施行状況によると、民事上の個別労働紛争相談件数27万8,778件（相談内容内訳延べ合計件数34万7,546件）のうち「いじめ、嫌がらせ」に関する相談が7万9,190件（22.8％）であり、9年連続最多という状況が続いている。また、厚生労働省の過労死等の労災補償状況の同年度報告書では、精神障害と認定された件数（支給決定件数）608件のうち出来事別の支給決定件数では、「上司等から、身体的攻撃、精神的攻撃等のパワーハラスメントを受けた」99件、その他ハラスメントに関しては、「同僚等から、暴行又は（ひどい）いじめ・嫌がらせを受けた」71件、セクシュアルハラスメントを受けた44件となっている。なお、「上司等から、身体的攻撃、精神的攻撃等のパワーハラスメントを受けた」は、2020年の心理的負荷による精神障害の認定基準の改正により新規に追加された項目であるが、最も多い件数であった。

個別労働紛争解決制度
個別労働紛争解決促進法（正式名称は「個別労働関係紛争の解決の促進に関する法律」）に基づき、個々の労働者と事業主との間の労働条件や職場環境などをめぐるトラブルを未然に防止し、早期に解決を図るための制度。「総合労働相談」、都道府県労働局長による「助言・指導」、紛争調整委員会による「あっせん」の3つの方法がある。

[3] セクシャルハラスメント

　職場におけるハラスメントには、さまざまなものがあるが、代表的なものが、**セクシャルハラスメント**（以下、セクハラ）、**マタニティハラスメント**（以下、マタハラ）と**パワーハラスメント**（以下、パワハラ）である。

　セクハラは、「相手の意に反する性的な言動で、それによって、仕事をする上での一定の不利益を与えたり（対価型）、職場の環境を悪化（環境型）させたりすること」と定義づけられている。また、**男女雇用機会均等法**の1999（平成11）年の改正によりセクハラを防止するための事業主の配慮義務が明文化された。更に女性労働者に対するセクハラに加え、男性労働者に対するセクハラ、**アルコールハラスメント**（以下、アルハラ）も見られるようになり、2007（平成19）年の改正では、職場における対象を男女労働者とするとともに、配慮義務から措置義務に改めた。同時期マタハラについても措置義務が事業者に課せられている。マタハラとは、女性労働者が妊娠、出産、産前産後休業などを取得したことを理由に不利益な取扱いを受けることである。2019（令和元）年に**女性活躍推進法**の改正とともに労働施策総合推進法、男女雇用機会均等法および育児・介護休業法が改正された[(1)]。

[4] パワーハラスメント

　パワハラは、概念自体が明確でなかったが、2012（平成24）年に厚生労働省の「職場のいじめ・嫌がらせ問題に関する円卓会議」から出された提言で、一定の定義づけがされた。またその中で代表的な言動として、①身体的な攻撃（暴行、傷害）、②精神的な攻撃（脅迫・名誉棄損・侮辱・ひどい暴言）、③人間関係からの切り離し（隔離・無視）、④過大な要求（業務上明らかに不要なことや遂行不可能なことの強制・仕事の妨害）、⑤過小な要求（業務上の合理性なく能力や経験とかけ離れた程度の低い仕事を命じること、与えないこと）、⑥個の侵害（私的なことに過度に立ち入る）の6つが揚げられた[(1)]。

　その後2019（令和元）年に**労働施策総合推進法**の改正でパワーハラスメントの定義が明確となった。そもそも労働施策推進法は、1966（昭和41）年に制定された「雇用対策法」が改正され、労働者が生きがいをもって働ける社会の実現を目的として成立した法律であった。この改正により、職場におけるパワーハラスメントの防止が義務づけされたことで「パワハラ防止法」とも呼ばれている。定義では、①優越的な関係を背景とした、②業務上必要かつ相当な範囲を超えた言動により、③就業環境を害することの3つの要素をすべて満たすものとされた。なおこの改正では、事業主

男女雇用機会均等法（1985年）
「雇用の分野における男女の均等な機会及び待遇の確保等に関する法律」の通称。企業の事業主が募集・採用や配置・昇進・福利厚生、定年・退職・解雇に当たり、性別を理由にした差別を禁止することなどを定めている。2007年の改正では出産・育児などによる不利益取扱の禁止や、1999年の改正で規制されていなかった男性に対する差別、セクシャルハラスメントの禁止などが規定された。2017（平成29）年の改正では、マタニティハラスメントに対する禁止規定が制定。2020（令和2）年6月のパワハラ防止法とあわせてセクシャルハラスメントやマタニティハラスメント等の防止指針が改正されている。

アルコールハラスメント
飲酒に関連した嫌がらせや迷惑行為、人権侵害のこと。特定非営利活動法人ASK（アルコール薬物問題全国市民協会）によると、①飲酒の強要、②イッキ飲ませ、③意図的な酔いつぶし、④飲めない人への配慮を欠くこと、⑤酔ったうえでの迷惑行為の5項目を定義としている。

女性活躍促進法（2015年）
正式名称は、「女性の職業生活における活躍の推進に関する法律」。女性が活躍できる場を充実させ、仕事と生活が両立できる体制づくりを企業に求めた法律である。2019（令和元）年には、行動計画の策定義務の対象拡大や情報公表の強化等を内容とする法改正があり、基本方針が策定された。

労働施策総合推進法（1966年）
「労働施策の総合的な推

101

に対して、セクハラやマタハラと同様の措置義務を定めている[1]。この法律は、2020（令和 3）年から大企業から段階的に施行され、2022（令和 4）年 4 月からは、中小企業を含むすべての事業場が対象となった。

B. 相談体制の確立

[1] 従業員援助プログラム（EAP）

従業員援助プログラム
（EAP）
Employee Assistance
Program

EAP には企業内のスタッフが行う内部 EAP と企業と契約をしてサービスを提供する外部 EAP がある。

もともとアメリカのアルコール問題が、勤労者に影響を及ぼしたことからさまざまな取組みの末、総合的なカウンセリングサービスへと発展した歴史がある。日本では、2000（平成 12）年に公表された「事業場における労働者の心の健康づくりのための指針（後に「労働者の心の健康の保持増進ための指針」に改訂）」で EAP が事業場外資源として取り上げられ、急速に普及した。

EAP サービスとは、従業員のパフォーマンスの維持・向上を目指し、社員と家族、その企業組織そのものを支援するものである。その内容は多岐にわたり、代表的なものとして①相談サービス、②マネジメント・コンサルテーション、③職場復帰支援がある。①相談サービスは、電話やメール面接相談などのツールを使って利用することができる。相談内容に制約はなく、メンタルヘルス、ハラスメント、子育て、介護などの家族問題、アルコール、薬物、キャリアについてなど仕事に影響をさまざまな問題に対応している。必要に応じて、医療機関を含めた外部機関への紹介や企業との連携、調整を行う。②マネジメント・コンサルテーションは、管理職や人事によるラインケアをサポートする。たとえば、勤怠など業務に関わる問題を抱えた社員への対応について具体的なコンサルテーションを行う。③職場復帰支援は、メンタル不調等により休職をした社員およびその上司、人事担当者、健康管理スタッフと連携して復職後までをサポートする。それぞれの企業の就業規則に合わせて、職場復帰における社内マニュアルづくりに関わるなど専門的な立場から助言をしている[2]。EAP は、精神保健福祉士がソーシャルワークを活かして働く現場の 1 つである。

[2] 企業内保健相談活動

企業内の保健活動は、多職種のチームとして取り組むことが望ましいとされている。その理由として、①チームのメンバー一人ひとりの専門性が十分に発揮され、高い成果を上げられることができる、②活動に過度な重

複部分がなくなり、効率的に活動を進めることができるとされている。

　産業保健チームのメンバーは、主に産業医・保健師・看護師等の産業保健スタッフと衛生管理者・人事労務担当者である。また、その他のスタッフとしては、公認心理士、臨床心理士、産業カウンセラーなどであり常勤、非常勤で雇用している企業もある。なお、**労働安全衛生法**の規定にある職種には、精神保健福祉士も含まれている。ストレスチェックの実施者として、社内・外のカウンセラーとして、メンタルヘルス相談や生活支援、助言、訓練、環境調整などを行っている[3]。また、メンタルヘルス教育研修の企画、実施や職場環境等の評価と改善、従業員および管理職からの相談対応や助言も期待されている役割である。

注）
　　　ネット検索によるデータ取得日は，2022 年 5 月 20 日取得.
(1)　大阪商工会議所編『メンタルヘルス・マネジメント検定試験公式テキスト I 種マスターコース（第 5 版）』中央経済社，2021，pp.43-46.
(2)　高橋尚子『サインを見逃さない─管理職のための職場復帰支援』中経ブックレット，中部経済新聞社，2008，pp.64-65.
(3)　厚生労働省労働基準局安全衛生部労働衛生課産業保健支援室「産業保健活動をチームで進めるための実践的事例集（2019 年 3 月）」厚生労働省ウェブサイト，pp.1-2.

▌理解を深めるための参考文献

● **厚生労働省ウェブサイト「あかるい職場応援団」.**
　職場のハラスメント（パワハラ、セクハラ、マタハラ）問題の予防・解決に向けた情報提供のためのポータルサイト。基本的な知識から裁判例など職場におけるハラスメント問題の理解を深めることができる。

4. 職場内の問題を解決するための機関および関係法規

A. 職場内の問題を解決するための相談機関

職場で解雇、雇止め、配置転換、賃金の引下げなどの労働条件で不利益を被ったり、パワハラ、セクハラを受けた場合に社内の相談窓口や労働組合に相談し解決できることが望ましい。しかし、相談をしてもその対応に納得いかない結果であった、あるいは、相談すること自体不利益になるのではないかなどと考え相談をためらうことも少なくない。

そのような場合に活用できるのは、外部の相談窓口、公的機関である。いずれも無料で相談できる窓口である。

(1) 各都道府県労働局「総合労働相談コーナー」

労働問題に関するあらゆる分野について、労働者、事業主どちらからの相談でも、専門の相談員が面談あるいは電話で受け付けている。

(2) 都道府県労働委員会

職場で労働者と使用者の間で労働条件に関係してトラブルが発生し、当事者間で解決を図ることが困難な場合、労働委員会で解決の手伝いをしてくれる。

(3) 法テラス

問い合わせの内容に合わせて、解決に役立つ法制度や地方公共団体、弁護士会、司法書士会、消費者団体などの関係機関の相談窓口を法テラス・コールセンターや全国の法テラス地方事務所で案内している[1]。

B. 職場のメンタルヘルス関連法規

[1] 労働安全衛生法

日本では、従業員の健康管理問題に関する法律として1972（昭和47）年に制定された**労働安全衛生法**がある。もとは労働基準法5条の「安全及び衛生」の規定が分離する形で成立した。目的は、職場における労働者の安全と健康を確保するとともに、快適な職場環境の形成を促進することを目的として定められた法律である。事業主は、従業員の安全と健康を確保することが責務とされ、その手段として「労働災害の防止のための危害防止基準の確立」「責任体制の明確化」「自主的活動の促進の措置」など総合

的、計画的な安全衛生対策を推進することとしている。従業員の健康管理の問題に関して、企業に義務づけられているものとしては、①衛生教育の実施、②中高年齢者等に対する配慮義務、③作業環境測定義務、④作業管理義務、⑤健康診断の実施義務、⑥健康診断実施後の措置義務、⑦長時間労働者に対する面接指導等の実施義務、⑧心理的な負担の程度を把握するための検査（ストレスチェック）等の実施義務、⑨病者の就業禁止にかかる措置義務などが揚げられる。

なお、2015（平成27）年の改正時にストレスチェックが義務化され、精神保健福祉士もその実施者となっている。

[2] 労働基準法

労働基準法は、1947（昭和22）年に労働者がもつ生存権の保障を目的として、労働契約や賃金、労働時間、休日および年次有給休暇、災害補償、就業規則などの項目について、労働条件としての最低基準を定めた法律である。正社員、契約社員、アルバイト、パートタイマーなどの名称に関係なく、すべての労働者が原則対象となる。また労働基準法は罰則のある法律の1つで、違反したと認められた行為に対して、罰金刑や懲役刑といった刑事罰が科せられることもある。その後1985（昭和60）年の「男女雇用機会均等法」を受け、募集や採用、昇進に関する改善努力が企業に義務づけられた。（その後禁止規定、労働基準法の女子保護規定が撤廃）。1987（昭和62）年には、裁量労働制やフレックスタイム制の導入、1993（平成5）年に週40時間労働制が原則化された。そして、2019（令和元）年には、労基法、労働安全衛生法、雇用対策法、労働契約法などの8法を一括して改正する「**働き方改革関連法**」が施行された。

注）

(1) 大阪商工会議所編『メンタルヘルス・マネジメント検定試験公式テキストII種 ラインケアコース（第5版）』中央経済社，2021，pp.8-15，pp.267-270.

▌理解を深めるための参考文献

● 大阪商工会議所編『メンタルヘルス・マネジメント検定試験公式テキストII種　ラインケアコース』中央経済社 2021.
　大阪商工会議所が実施する産業精神保健に関する検定の公式テキスト。産業領域におけるメンタルヘルスに関する基礎的知識や、対処方法について学ぶことができる。

働き方改革関連法（2018年公布）
正式名称は「働き方改革を推進するための関係法律の整備に関する法律」である。労働関連の8本の法律（①労働基準法、②労働安全衛生法、③労働時間等の設定の改善に関する特別措置法、④じん肺法、⑤雇用対策法、⑥労働契約法、⑦短時間労働者の雇用管理の改善等に関する法律、⑧労働者派遣事業の適正な運営の確保及び派遣労働者の保護等に関する法律）を一括で改正した。

環境の変化×新型コロナウイルスの影響

ジャパン EAP システムズ　執行役員・アウトリーチ事業本部　本部長　髙橋尚子

　近年の新型コロナウイルスの感染拡大は、勤労者の通勤風景を変え、職場でのコミュニケーションにも影響を与えた。

　A さんは、40代の男性。それまで所属していた部署から異動になった。内示を受けた時は、業務内容が大きく変わり戸惑いもあったが、自分自身のキャリアアップにもつながるかもしれないと前向きな気持ちで取り組もうと考えていた。しかし、異動直後に緊急事態宣言が発出され、交代で在宅勤務をするようになると、徐々に焦燥感が強くなっていった。上司から仕事の指示はくるものの、質問があっても相手の様子が見えない、出勤時に聞こうと思っていても誰に聞いたら良いかわからなかった。その後、緊急事態宣言が解除されて出社率も増えたが、マスクをしている状態では相手の表情が見えず、皆黙々と仕事をしているように A さんには見えてしまっていた。そして、異動から3ヵ月が過ぎる頃には、寝つきが悪くなり、寝ていても仕事のことが頭から離れず、朝起きる頃にはグッタリしてしまい会社を休むようになってしまった。休みがちになり始めた時点で、このままではまずいと思い、職場から配られていたカードを見て自ら EAP 相談室に連絡をされてきたのだった。A さんは、これまでにも異動の経験があり、人付き合いもどちらかというと得意なタイプだった。また異動のことも前向きに捉えていただけに今回の心身の反応はショックだった。そこで、これまでと何が違ったのかを一緒に整理することにした。A さん曰く一番大きな変化だったのは、職場の人とのコミュニケーション機会が減ったことだった。これまでは仕事の場面だけでなく、食事をしながら、お酒を飲みながら話をすることで、相手の人となりを理解することができていたが、今はその機会がなくなり、自身が思う以上に新たな関係づくりに苦戦していることがわかった。また、マスクをしていることで相手の表情がわからないだけでなく、話しかけづらいと感じており、孤独感もあったことが語られた。

　その後 A さんは、医療機関を受診して服薬治療を行い、睡眠もとれるようになった。EAP での相談も継続して職場を長く休むことなく仕事を続けている。また徐々に上司や周囲の人の様子も見えるようになったようだった。仕事はこれからも覚えなければならないことがあるが、今後は自分から「教えて欲しい」と声を上げることができそうだと話していた。

　業務内容や人間関係など環境が変わると、誰しもが緊張する。緊張状態が続くと自律神経が乱れ、疲労が蓄積し、身心の不調につながることも少なくない。また短期間で変化が重なればストレスは大きくなる。今回の A さんのように異動により業務内容や人間関係の大きな変化があったことに加えて、新型コロナウイルスによるコミュニケーション不足が環境変化への適応に大きな影響を与えたといえるのではないだろうか。

第5章 精神保健の視点から見た現代社会の課題とアプローチ

1
災害時に生じる被災者の心理状態とメンタルヘルスの課題などについて理解する。

2
犯罪被害者等が置かれた状況や PTSD など精神面への影響やその対応について理解し、あわせて支援の現状や課題を学ぶ。

3
自殺の現状と背景、および自殺予防対策について学ぶ。また、自傷行為、自殺未遂、自死遺族について理解を深める。

4
身体疾患と精神疾患の併発に対する対応の課題や身体疾患が患者や家族に与える精神保健について理解を深める。

5
精神保健に関わる貧困問題について、絶対的貧困と相対的貧困の考え方、ストレスや医療等との関連について考察する。

6
社会的孤立とは、現実の援助場面でどのように表出されるかを知り、領域を横断した援助の重要性について理解する。

7
現代における性別や性に対する基本的な理解を深め、その多様性がもたらす課題とメンタルヘルスの関連について考える。

8
日本で増加しつつある外国人と日本人が形作る多文化共生社会の現状を把握し、精神保健上の問題を理解する。

9
窃盗症とパラフィリア障害群などについて学ぶ。触法精神障害に対する医療と司法の連携について、新しい動向を理解する。

10
高齢化をめぐる現状から、高齢者の生活状況を理解する。高齢者特有の症状とさまざまな老化との関係を理解する。

1. 災害被災者の精神保健

A. 大規模災害と災害時のメンタルヘルスの課題

[1] 災害がもたらす被害

　わが国は、その自然的条件から各種の災害が発生しやすい特性を有しており、毎年のように水害・土砂災害、地震・津波等の自然災害が発生している。特に令和2年7月豪雨では、九州、中部、東北地方を始めとした広範囲の地域において多くの人命や家屋への被害のほか、ライフライン、地域の産業等にも甚大な被害をもたらした。**災害**とは、大きく自然災害（地震、洪水など）と、人為災害（事故、テロ、戦争など）に分けられる[1]。

　災害で生じる健康被害には、一次被害としての負傷、窒息、ショック、二次被害として避難環境における感染症や既往症悪化などの身体的問題がある。さらに、個人の対処を超えた精神的衝撃（トラウマ）と地域の被災による支援（サポート）の喪失によって個人のメンタルヘルスを悪化させる[2]。

[2] 被災地域の時間経過における心理的変化

　大規模災害は人のこころに大きな影響を与えるが、その反応は人によって多様である。被災者の一般的な心理状態は、時間の経過に伴い、**図5-1-1**のように変化する[3]。

災害
わが国の災害対策基本法（1961〔昭和36〕年に制定された防災に関する基本となる法律）は主に自然災害を想定しているが、欧米では感染症拡大も災害に含まれている。また、世界保健機関（WHO）、機関間常設委員会（IASC）等は災害だけではなく、紛争などを含めた緊急事態や危機に対するガイドラインを示している。わが国の災害対策法は、国土と国民の生命、財産を保護することを目的している。この法律に基づいて国の防災計画「防災基本計画」が策定され、この計画を基にして指定公共機関の「防災業務計画」や、地方自治体の「地域防災計画」が作成されている。

図5-1-1　被災者の心理状態の変化

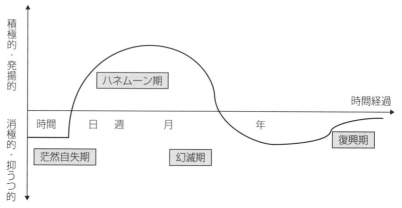

出典）金吉春編『心的トラウマの理解とケア（第2版）』じほう．2006より改変.

金ら[3]（2006）によれば、「茫然自失期」では、誰しもがショックを受け、茫然自失となる。気分は消極的、抑うつ的で災害から数時間から数日持続する。「ハネムーン期」では、被災者が被害の回復に向かい、一丸となって積極的な気分になる。一見、元気に見える時期が数日から数週間または数ヵ月程度続くが、生活ストレスは増大しており、自身の精神的変調に気づきにくい時期である。「幻滅期」は、災害後混乱が収まり始める数週間以降の時期である。被災地外の人びととの関心が薄まり、被災者の間にも復旧の格差が出始める。無力感や疲労感が高まる人や、抑うつ気分が生じる人もいる。「復興期」は、復旧が進み生活のめどがつき始める。現状を受け入れ、気分が安定し将来のことを考えられるようになるとされている。

このように、被災者の心理状態は時間経過により複雑に変化する。災害等の緊急事態におけるメンタルヘルスは人によって多様であり、**急性ストレス障害（ASD）**や、**心的外傷後ストレス障害（PTSD）**、うつ、アルコール使用障害などの精神的不調を抱える者もいる。災害時には、今までの社会生活の基盤を失うことがある。東日本大震災の例を挙げると、震災後に漁ができなくなった漁師などは夜に飲酒していた習慣から日中にすることがなくなり、昼間から飲酒することや、悲嘆に対する反応からアルコール依存に至ることもある[4]。

しかし、多くの被災者はその問題に気づかず、それらを軽視する傾向がある[5]。そのため予防と回復を援助する、こころのケア活動が重要になってくる。

B. 大規模災害時における災害派遣チームとその活動

[1] こころのケアチームとDPAT

東日本大震災では、岩手県、宮城県、福島県で精神科医を中心に「心のケアチーム」が支援活動を行った。しかし、大震災発災時点では、被災地域の精神医療対応や精神保健支援活動については体系だった支援体制の整備はなされていなかった。その教訓を経て、精神科医療や精神保健活動の支援を行う**災害派遣精神医療チーム（DPAT）**が設置され、2014（平成26）年1月にその活動マニュアルが定められた。

[2] 災害派遣精神医療チーム（DPAT）の活動

自然災害や犯罪事件といった集団災害が発生した場合、被災地域の精神保健医療機能が一時的に低下だけでなく、災害ストレスにより新たに精神的問題が生じるなど、精神保健医療への需要が拡大する。

急性ストレス障害（ASD）
Acute Stress Disorder
危うく死にかける、もしくは重症を負うような外傷的な体験の後に、悪夢やフラッシュバックなどの症状が出現する疾患である。PTSDとASDは、症状はお互いに似ているが、症状の出現する時期と、その持続する期間の違いにより区別される。一般に症状が1ヵ月以上続く時にはPTSD、1ヵ月以内の時にはASDと診断される。災害直後には、その後1ヵ月以内においてASDの発症の可能性は高い。災害で死にかけるという異常事態において、直後に恐怖、無力感、過覚醒などの状態になることは、ごく正常の反応である。すべての例を病的であると判断することなく、注意深く観察し、置かれている環境、サポートしてくれる人的環境などを考慮して、適切なアセスメントすることが必要である[4]。

心的外傷後ストレス障害（PTSD）
Post-Traumatic Stress Disorder
➡ p.24
第1章4節B. 参照。

災害派遣精神医療チーム（DPAT）
Disaster Psychiatric Assistance Team

このような場合、被災地域の精神保健医療ニーズの把握、各種関係機関等とのマネジメント、専門性の高い精神科医療の提供と精神保健活動の支援が必要であり、このような活動を行うために都道府県および指定都市によって組織される、専門的な研修・訓練を受けた災害派遣精神医療チームがDPATである[6]。主な活動内容は**表5-1-1**の通りである。

表5-1-1　DPATの主な活動内容＝災害精神医療

DPATとは自然災害や航空機・列車事故、犯罪事件などの集団災害の後、
被災地域に入り、精神科医療および精神保健活動の支援を行う専門的なチーム

情報収集とアセスメント

1　災害によって障害された地域精神保健医療システムの支援
- 災害によって障害された地域精神保健医療システムの支援
- 避難所や在宅の精神疾患を持つ被災者への医療的支援

2　災害のストレスによって新たに生じた精神的問題を抱える一般住民への医療的対応
- 災害のストレスによって心身の不調をきたした住民または事故などに居合わせた者への対応
- 今後発生すると思われる精神疾患、精神的不調を防ぐように対応

3　地域の支援者への支援
- 地域の医療従事者、被災地支援を行っている者への対応

連携と医療的バックアップ

1　心理・社会的支援活動（広義のこころのケア）

出典）厚生労働省委託事業DPAT事務局ウェブサイト「災害派遣精神医療チーム（平成30年3月）」をもとに作成.

［3］災害派遣医療チーム（DMAT）

災害派遣医療チーム
（DMAT）
Disaster Medical
Assistance Team

災害派遣医療チーム（DMAT）とは、大規模な自然災害や多傷病者が発生した場合に現場での救急医療や、一時的に低下する医療機能の支援を行う専門的な研修・訓練を受けた医療チームである。DMATの主な活動は病院機能の維持や拡充を行う病院支援や、平時の医療レベルを提供するために被災地外に搬送するなどの広域医療搬送に関する支援などがある[7]。

このようにわが国の災害医療および災害時の精神保健は、DMATとDPATの活動によって支えられている。

C. 支援者のケア

東日本大震災では、約9,500体の遺体を収容した心理的負荷、派遣期間の長期化による疲労、放射能汚染への恐怖などから、自衛隊のPTSD発

症のリスクが高まった[8]。さらに、被災地の行政職員や医療職その他の多くの職種は、彼ら自身も被災者でありながら、平時をはるかに超える業務量を扱うことになる。

有事に備え訓練を受けた警察官、消防士、自衛隊などにおいても、現地での救援活動は非常に大きな精神的負担を伴う。災害現場の悲惨な状況を目撃し、被災者に接することで被災者と同等あるいは**それ以上のストレスがかかる**ことが予想される。大多数の支援者はストレスに十分適応して、任務をまっとうすることが期待できるが、バーンアウトや深刻な精神医学的問題をきたす人もおり[9]、実際に筆者は、津波によって浸水した病院の看護師が、入院患者の看取りや、自身も被災者でありながら業務を遂行した経験から離職に至ったという体験談を聞くことがあった。

つまり、災害時のこころのケアの対象者は被災者だけではなく、救援者を支援する**災害支援者**の支援も重要である[4]。わが国では、災害支援者のこころの健康が注目されるようになってからまだ日が浅く、今後さらなる発展が期待される分野である。

注)

　　ネット検索によるデータの取得日は、いずれも 2022 年 4 月 6 日.
(1)　内閣府編『令和 3 年版 防災白書』日経印刷，2021，p.60.
(2)　厚生労働省ウェブサイト「自治体の災害時精神保健医療福祉活動マニュアル」2021，p.6.
(3)　金吉春編『心的トラウマの理解とケア（第 2 版）』じほう，2006，pp.65-66.
(4)　高橋晶・高橋祥友編『災害精神医学入門—災害に学び、明日に備える』金剛出版，2015，pp.16-20.
(5)　PAHO ウェブサイト「Technical guideline for mental health in disaster situations and emergencies（WHO）」2016，p.3.
(6)　厚生労働省委託事業 DPAT 事務局ウェブサイト「DPAT 活動マニュアルver2.1」2019，p.3.
(7)　厚生労働省委託事業 DMAT 事務局ウェブサイト「DMAT 事務局について」.
(8)　防衛日報デジタルウェブサイト「【特集】自衛隊員のメンタルヘルスを考える—②『東方総監部作成のハンドブック』から」.
(9)　高橋晶編『災害支援者支援』日本評論社，2018，pp.20-24.

▎理解を深めるための参考文献

● **高橋晶編『災害支援者支援』日本評論社，2018.**
　　災害時のメンタルヘルスの重要性は認識されているが、復興のキーパーソンである災害支援者のメンタルヘルスは注目されるようになってからまだ日が浅い。災害支援者支援をテーマとした数少ない書籍であり、支援者支援の必要性と課題を理解することができる。

支援における二次的影響
支援をするすべての職種の支援者が、被災・被害者の話を傾聴することなどから、二次的な影響（二次受傷）にさらされ、二次的外傷性ストレス（STS：Secondary Traumatic Stress）、代理トラウマ、共感疲弊、バーンアウトなどの危機を迎える[9]。

災害支援者
警察官、消防士、救命救急士、自衛官、海上保安庁職員、医療従事者、行政職員、教職員、ボランティアなどの支援者は当然だが、被災地外にいる派遣元職員や支援者の家族らも広義には支援者と考えられる[9]。

2. 犯罪被害者の支援

犯罪被害者等基本法
2004（平成16）年12月に議員立法により成立、翌年度に施行された。前文では、これまでの被害者に対する人権侵害、不十分な支援など、被害者の苦しみについて言及。1条の目的にも重ねて被害者の権利利益の保護が図られた社会の実現を目指すと明記し、その実現のため、国、地方公共団体、国民の責務と施策の基本事項を規定する。2条では対象を定義し、3条では3つの基本理念を規定している。

犯罪等
具体的には凶悪犯（殺人・強盗、強制性交等罪、放火等）、粗暴犯（暴行・傷害等）、窃盗犯、知能犯、風俗犯など。虐待やDV、いじめも対象に含まれる。

刑法等の一部を改正する法律
2022（令和4）年6月13日に成立。侮辱罪の法定刑の引上げに係る規定が同年7月7日から施行。

K6
Kessler 6 scale
うつ病、不安障害に対するスクリーニング尺度である。2002年にアメリカのケスラー（Kessler, R. C.）らが項目反応理論に基づき提案した。同年に名古屋市立大学大学院医学研究科教授の古川らが翻訳した日本語版が出て、国民生活基礎調査でも用いられている。6つの設問の合計値（合計24）が高いほど精神健康に問題がある可能性が高くなり、合計値13点以上では重症精神障害の診断に該当する可能性が高いとされ、7～12点では、軽度精神障害の可能性ありとされている。

A. 犯罪被害者の置かれている状況

［1］ 犯罪被害の現状

　令和3年版犯罪白書によると2020（令和2）年の刑法犯・危険運転致死傷・過失運転致死傷等の認知件数は91万4,920件と年々減少傾向にある。一方で、警察庁の調査[1]によれば、性的被害やDVなどは通報率が低く数字に現れない被害者等がいる。犯罪被害者等基本法では、「犯罪被害者等」とは、犯罪等により害を被った者およびその家族または遺族と定義される。大規模事案や家族、遺族を含むと認知件数では掴めない存在がある。「犯罪等」とは、犯罪およびこれに準ずる心身に有害な影響を及ぼす行為をいう。

［2］ 犯罪被害にあうことに伴う生きづらさ

　被害者等は犯罪による「直接被害」のみでなく、加害者からの「再被害」への不安や恐怖を有する。さらに、周囲の無理解や偏見から「二次被害」にあうなど、繰り返しの苦悩を強いられ、再び自らの人生を歩き出すまで長い時間がかかる。近年は特にSNS上の根拠のない誹謗中傷、メディアスクラムによる過剰な取材や報道で二次被害を受け自死者も生じるなど問題になっている。加えて捜査や裁判などの手続き負担なども抱える。

　先の調査[1]で生活上の変化を見ると、「休学又は休職」「家族間不和」「長期通・入院を要する怪我や病気」「別居・離婚」など、生活や対人関係上のネガティブな変化が多い。被害者等は特に心身の不調を伴う精神的影響が非常に深刻である。重症精神障害相当にある被害者等を類型別に見ると、児童虐待、殺人・傷害、DV等が多く、虐待やDV等で加害者との関係性の密接さが精神的健康の悪化に関連していると考えられる。

B. 犯罪被害とPTSD

［1］ 犯罪被害と心的外傷後ストレス障害（PTSD）

　PTSDは、生命を脅かされるような恐怖や心理的衝撃が極めて大きい出来事（戦争、災害、犯罪、拷問・虐待等）、性的暴力（レイプ、近親姦等）などにさらされることにより発症するとされる。目前での殺人、津波や家屋

倒壊、遺体安置場など重大犯罪や激甚災害に伴う種々の場面での目撃や身近な人の体験に触れた場合も発症する。災害、事故、事件、紛争などが多い近年、PTSD を発症する人は増加傾向にあり、医療が対応する需要は高い。

DSM-5 の診断基準には、次の①〜④のような症状が１ヵ月以上持続し、それにより顕著な苦痛感や、社会生活機能に支障を生じている場合とある。①**侵入症状**（苦痛な記憶や悪夢の反復やフラッシュバックなど）、②**回避症状**（出来事に関連する記憶や人、場所、会話、状況などの回避）、③認知と気分の陰性の変化（生活全般や活動に対する興味や関心の喪失、否定的な認知、孤立感や慢性的な抑うつ状態など）、④覚醒度と反応性の著しい変化（いらだたしさと激しい怒り、無謀または自己破壊的な行動、過度の警戒心、過剰な驚愕反応、集中困難、睡眠障害など）。

今般、ICD-11 に PTSD とは別に**複雑性 PTSD（CPTSD）**の診断基準が記述された。CPTSD は、逃れることが困難もしくは不可能な状況で著しい脅威や恐怖をもたらす出来事に長期間反復的に曝露された後に出現するとされる。長期間の DV や反復的な児童期の性的虐待、職場でのハラスメントなどが該当する。社会生活に深刻な影響を及ぼすと考えられる症状は以下である。①感情制御の困難、②否定的な自己概念、③対人関係の困難など。

［2］PTSD への対応

PTSD 症状で受診する方への初期対応マニュアル[2]に示されている基本的な対応 7 点の概要は以下である。①トラウマ体験は語られないことが多いと理解、②共感し丁寧に聴くこと、③患者や家族への説明が非常に大切、④呼吸法など自己対処方法を教える、⑤現実的な問題の対処援助、⑥必要な資源や社会サポートへ繋げる、⑦ハイリスク時はすぐに専門医を紹介。

PTSD の治療にはトラウマに焦点を当てた**認知行動療法**が多用される。なかでも、**長期曝露療法（PE）**や**認知処理技法（CPT）**は有効性が実証され、2000 年以降 ISTSS などから幾つかのガイドラインが公表されている。

わが国では、これらの治療に必要な専門的な治療を行える人材や治療施設などの社会資源が不足しており、適切な治療を受けられずに苦しむ被害者等の現状がある。また、PTSD は、うつ病やパニック障害、不安障害、アルコール依存症など（薬物の乱用やアルコールの乱用を含む）が併存することも多いため自殺ハイリスク者となりやすく、注意して治療する必要がある。PTSD 症状の簡便なスクリーニング用の尺度で診療報酬対象となるものなどが医療機関に置かれているとよい。

トラウマは「こころのけが」と称されるが、一方、爆弾のような衝撃的な破壊力で心身の健康に深刻な影響を及ぼすとも言われている。治療しな

心的外傷後ストレス障害（PTSD）
Post-Traumatic Stress Disorder
➡ p.24
第１章４節 B. 参照。

DSM-5
Diagnostic & Statistical Manual of Mental Disorders, 5th edition
DSM とはアメリカ精神医学会によって出版されている『精神障害の診断と統計マニュアル』（Diagnostic and Statistical Manual of Mental Disorders）のことで、第１版は 1952 年に出版。第５版となる DSM-5 は 2013 年に出版された。

ICD-11
International Classification of Diseases 11th Revision
ICD の正式名称は、WHO が作成公表する『疾病及び関連保健問題の国際統計分類（International Statistical Classification of Diseases and Related Health Problems）』で、今回は 30 年ぶりの改訂となる。2018 年に第 11 回改訂版として公表され、2022 年度に発効する。

複雑性 PTSD（CPTSD）
Complex Post-Traumatic Stress Disorder

長期曝露療法（PE）
prolonged exposure

認知処理技法（CPT）
congnitive processing therapy

ISTSS
International Society for Traumatic Stress Studies
国際トラウマティック・ストレス学会。

い場合は、症状の持続期間が平均で5年超と長期に及ぶことが示されており[3]、早期支援介入が望ましいとされる。しかし経済的負担により治療にアクセスしにくい被害者等がいる。「第3次犯罪被害者等基本計画」では、被害者の精神的ケアの負担軽減、対策の充実を目指し、警察へのカウンセラー配置状況の向上とともに、**カウンセリング費用の公費負担制度**が創設された。こうした制度の活用周知もソーシャルワーカーの役割である。

C. 犯罪被害者支援の現状と課題

[1] 犯罪被害者支援の発展経緯

　1960年代に殺人事件の遺族が立ち上げた「遺族会」の運動を始まりとし、苦しみや困り事を抱えた人びとの切実な訴えが、いくつかの法制度の制定や施策化に結実している。しかし、突然の被害による生活上の損害への対策は、長く放置され続けた。「三菱重工ビル爆破事件」を背景に1981（昭和56）年の**犯罪被害者等給付金支給法**が制定された。その10年後に、精神的ダメージへの支援不足を訴えた遺族の声を受けて、1990年代には精神科医や心理職を中心として相談支援の体制が医療機関や警察に整備されていった。相談支援の機関はボランティアに頼りながらも徐々に広がった。

　わが国の刑法では、被疑者、被告人、受刑者の人権を国家権力から護る仕組みがあるが、被害者等は長く証拠の位置づけにしか扱われなかった。ようやく被害者の支援に警察や検察等が目を向け、2000（平成12）年には**犯罪被害者保護法**等が施行され、**被害者通知制度**や**被害者支援員制度**ができた。近年は、出廷の同行や代理傍聴、法廷内での遮蔽措置などの被害者等が精神的負担を軽減する支援を利用しつつ、権利を遂行できる仕組みも増えた。一方で裁判員裁判では、事件の映像や被害者の遺影は刺激になるとの理由で禁止する傾向にある。

　被害者等は、事情聴取などで繰り返し説明を要求されることで、何度も体験を思い出させられる苦痛から心身に影響を及ぼす。現在は全国48ヵ所に支部を有する**全国被害者支援ネットワーク加盟組織**が都道府県公安委員会の指定を受けて**犯罪被害者等早期援助団体**として活動を展開している。2015（平成27）年には、性犯罪・性暴力被害者のため民間団体としてのワンストップセンターが全都道府県に設立された。

[2] 身近な地域での犯罪被害者等の支援体制整備へ

　育児、看護、介護や学校・職場対応、衣食住など生活基盤への支援体制が必要だと徐々に認識され、住民にとって身近な自治体であり基本的な生

活支援サービスの提供主体である**地方公共団体への総合的対応窓口の整備**が推進された。2019（平成31）年に全自治体への設置が実現されている。近年、犯罪被害者等の支援に特化した、**犯罪被害者等支援条例**の策定により、徐々に独自の見舞金制度やサービスをもつ地方公共団体が増えた。

支援には専門性の異なる多数の機関が関わるため、被害者等のニーズアセスメントや機関の連携調整、制度やサービスへのリンケージ、資源開拓などを担うソーシャルワーク機能が重要となる。総合的対応窓口を担う行政および民間支援団体に、専門的視点を有するソーシャルワーカー等の人材活用の推進が求められている。2021（令和3）年度からの**第4次犯罪被害者等基本計画**において充実が望まれている。

［3］　犯罪被害者等の支援に関わる支援者の課題

特に専門の機関ではなくても、司法、医療、保健・福祉などの領域では、事件、事故等による犯罪被害者等への支援に当たる機会は決して少なくない。被害者等のつらい体験を傾聴する中で、支援者が**代理受傷**（代理被害、二次受傷、副次被害等ともいう）する可能性は避けられない。支援者自身にトラウマ体験がある場合や、支援の対象者（被害者等）による自傷行為などが頻回にある場合などは特に生じやすい。面談の環境、活用可能な社会資源状況やスーパービジョンの有無などが重要となる。世界精神保健調査(4)によると、何らかのトラウマ経験を有する人は60％ともされ、現代社会において、トラウマの影響について理解をもち対応（**トラウマインフォームドケア**）できる社会が求められている。

注）

ネット検索によるデータの取得日は，いずれも2022年4月22日.

(1) 警察庁ウェブサイト「平成29年度　犯罪被害類型別調査　調査結果報告書（平成30年3月）」.

(2) 一般社団法人　日本トラウマティック・ストレス学会ウェブサイト「PTSDの薬物療法ガイドライン—プライマリケア医のために（第1版、2013年9月6日）」.

(3) Kessler, Ronald C. "Posttraumatic stress disorder in the National Comorbidity Survey.", *Archives of General Psychiatry, 52*（*12*），1995, pp.1048–1060.

(4) Kawakami, N. & Tsuchiya, N. & Umeda, M. "Trauma and posttraumatic stress disorder in Japan. Results from the World Mental Health Japan Survey." *Journal of Psychiatric Research, 53*, 2014, pp.157–165.

▍理解を深めるための参考文献

● **警察庁ウェブサイト「令和3年版　犯罪被害者白書」.**

犯罪被害者等基本法および基本計画概要や地方公共団体総合対応窓口、民間支援団体のほか、犯罪認知件数等の統計資料を掲載。官民の先進的な事例なども掲載されている。

第4次犯罪被害者等基本計画（2021～2025）
ポイントは以下の4点。①地方公共団体における犯罪被害者等支援、②被害が潜在化しやすい犯罪被害者等への支援、③加害者処遇における犯罪被害者等への配慮の充実、④さまざまな犯罪被害者等に配慮した多様な支援。

代理受傷
支援者が、被害者等の状況を間近に見ること、被害者等の感情表出に直面することなどに伴い、無力感や事案想起による動揺を覚えるなど極めて強いストレスを受け、心身に変調等を生じることを指す。

トラウマインフォームドケア（TIC）
Trauma-Informed Care
特にACEs（Adverse Childhood Experiences　逆境的小児期体験）を有する場合は、トラウマ（こころのけが）が生涯にわたり悪影響を及ぼすことがあるとされるが、不安や恐怖からなかなか語られず、うまく対処できないことが問題行動や「困った人」と見られがちとなる。傷つきは回復しないばかりか二次被害につながることもある。トラウマの特徴を理解してかかわる視点を「トラウマインフォームドケア」と呼ぶ。

3. 自殺予防

A. 自殺の概要

わが国の自殺者数は、それまで年間2万4千人台だったものが1998（平成10）年に年間3万2千人台まで上がり、その後、14年間、年間3万人を超える人が自殺で命を失ってきた。**図5-3-1**のグラフで視覚的にも確認できるように、2009（平成21）年以降は下降傾向となったものの、2万5千人より少ない数値となったのは、2015（平成27）年以降のことである[1]。自殺死亡率の減少は、①自殺対策基本法に基づく施策の影響、②**自殺対策と関連する施策**の影響、③長期的変動の3つの要因が重なって起こってきたと考えられている[2]。

2021（令和3）年中における自殺者の総数は2万1,007人であった。10万人あたりの**自殺死亡率**は16.8である。性別では、男性が全体の7割弱を占めている。ただし、男性は12年連続で減少してきているのに対して、女性は2019（令和元）年より連続して増加している[1]。

年齢階層を見ると、2021年では、「50歳代」と「40歳代」がそれぞれ全体の2割弱を占めている[1]。職業別では、「無職者」が全体の6割弱を

自殺対策と関連する施策
介護保険法（1997）、児童虐待防止法（2000）、DV防止法（2001）、ホームレス特別措置法（2002）、発達障害者支援法（2004）、がん対策基本法（2006）、貸金業法改正（2006）、アルコール健康障害対策基本法（2013）、生活困窮者自立支援法（2013）、過労死等防止対策推進法（2014）等の成立や改正が挙げられる。また、法制度の整備にあわせてワンストップによる総合支援の考え方が整理されてきた影響も大きいとされる[2]。

図5-3-1　自殺者数の年次推移

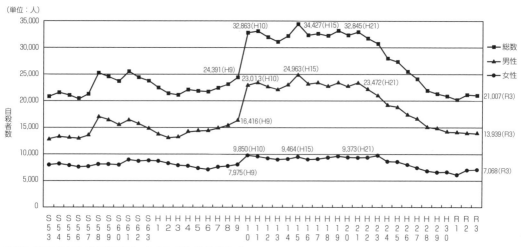

資料）警察庁自殺統計原票データより厚生労働省作成.
出典）厚生労働省自殺対策推進室・警察庁生活安全局生活安全企画課「令和3年中における自殺の状況（令和4年3月15日）」警察庁ウェブサイト，p.2.

占め最も多い。「学生・生徒等」は4.91％である[1]。

　なお、**若年層の自殺率**は、中高年層と比べて低下幅が小さいことが課題とされている[3]。

B. 自殺対策

[1] 自殺対策基本法

　1998（平成10）年以降、自殺者数が毎年3万人を超える深刻な状況が続いていた。その後、全国的な署名活動による要望書が国会に提出され、2006（平成18）年、「**自殺対策基本法**」が制定された。基本理念として、①自殺を個人的な問題としてのみ捉えず、**背景にさまざまな社会的な要因があること**を踏まえて、**社会的な取組み**として実施すること、②自殺の実態に即して実施すること、③事前予防、危機への対応および**事後対応**の各段階に応じた効果的な施策を実施すること、④関係する者の相互の密接な連携の下に実施することが掲げられた。また、2016（平成28）年の法改正により、都道府県、市町村に**自殺対策計画策定**が義務づけられた。

[2] 自殺総合対策大綱

　政府が推進すべき自殺対策の指針として、2007（平成19）年から策定されてきた**自殺総合対策大綱**は改正が重ねられ、2017（平成29）年7月に「自殺総合対策大綱―誰も自殺に追い込まれることのない社会の実現を目指して」として閣議決定された（以下、自殺総合対策大綱）。自殺総合対策大綱では、①地域レベルの**実践的な取組みへの支援の強化**、②自殺対策に関わる**人材の確保**、**養成**および**資質の向上**を図る、③**適切な精神保健医療福祉サービス**を受けられるようにする、④**子ども・若者の自殺対策**、**勤務問題**による**自殺対策**のさらなる推進等が重点施策とされた。

[3] 自殺予防のためには

　世界では毎年、80万人以上の人びとが自殺により死亡している。自殺予防には、包括的な多部門による戦略が必要とされている。自殺に傾いている人を早期発見し、必要なケアを提供し、適切な医療福祉サービスを提供していくことが重要である。コミュニティにおけるリスクの高い人への社会的な支援の提供とフォローアップにも意味があるとされている[7]。

「学生・生徒等」の内訳
小学生11人、中学生148人、高校生314人、大学生434人、専修学校生等124人の計1,031人[1]。

若年層の自殺率
年間自殺者数の直近のピークである2009（平成21）年に比べ、2018（平成30）年における若年層の自殺者数は、人口増減効果を排した自殺死亡率の低下割合で見ると20歳代で29.1％、30歳代で32.6％の低下である。40歳代では42.3％の、50歳代では42.4％の低下となっている。

自殺対策基本法の目的
自殺対策を総合的に推進し、自殺の防止を図り、自殺者の親族等に対する支援の充実を図り、国民が健康で生きがいをもって暮らすことのできる社会の実現に寄与することを目的とする。

自殺総合対策大綱の目標
自殺総合対策大綱では、自殺死亡率を2026年までに2019（平成27）年比30％以上減と、先進諸国の水準まで減少させる目標が掲げられた。

自殺予防の効果が見られる戦略
自殺予防に効果が見られる、一般社会に対する戦略としては、自殺手段へのアクセスの制限、アルコールと自殺との関連の深さを周知させること、マスコミ報道の適切化などが挙げられている[7]。

自殺未遂歴

自殺者の多くに自殺未遂歴がある。自傷行為や生命の危機に陥らないような軽度の自殺未遂に対して、「あれは単なるアピールだ」と誤解する者もいるが、自殺未遂や自傷行為は強いリスクとして、適切な対応が取られるべきである[8]。

クライシスコール
crisis call
「危機や苦痛の伝達」と邦訳され、危機的な状況に陥り、その事態を周囲にうまく伝えることができなくなった者が、非言語的な行動でその危機を知らせようとすることである。自殺企図、自傷行為は、クライシスコールと捉え、その人が陥っている危機とは何かを把握しようとする姿勢が重要である[7]。

自殺の危険度の評価
危険度の評価は、自殺念慮の有無、自殺の具体的計画の有無、自殺しないことを約束できる否かなどを確認して4～5段階で行うのが一般的である。一方で、保護因子（サポート資源）も確認し、総合的な判断をする。代表的な保護因子は、①家族、友人、重要な関わりのある他の人からの支援、②宗教、文化、民族的な信条、③地域社会への参加などである[7]。

自傷行為をする人に対して
自傷行為をする人に対しては、①自傷行為の背景にある患者の精神状態を把握し、②自傷行為の引き金になる出来事や状況、③希死念慮（死ぬ意図）を伴っているか否か、④将来に対する考え、特に生きる意志や助けを受け入れる気持ちなどを確認し、醸成することが大切である。過量服

C. 自殺に関連の深い事象

[1] 自殺未遂

　自殺のリスクの高さは、特定の人の属性（性別、年齢、職業など）や、これまでの生活歴や体験などにも左右される。そのような要因を自殺の**危険因子**という。自殺の危険因子の中で、「**自殺未遂歴**」は最も大きな危険因子の1つとして知られている[8]。2020（令和2）年の統計によると、自殺した人のうち、男性で14.3％、女性の30.8％には自殺未遂歴があった[9]。

　自殺未遂者の支援では、①直前のエピソードに囚われすぎず、②自殺未遂を**クライシスコール**として捉え、②病気の診断名ではなく、その人の「生きにくさ」に焦点を当て、③現在の**自殺の危険度**を評価しつつ、④「追い込まれた状況」を捉えるという視点を大切にしながら、⑤**支援関係を構築**していく。そして、⑥救急搬送された自殺未遂者等は、「望まないのに救急搬送された」「死ぬことで困難から解放されていたはずなのに自殺を阻止された」「望んでいないのに精神的な不調があるとみなされて精神科受診を促される」という3重の**非自発性**があることを理解しつつ、⑦社会資源につなげるだけでなく「**生きる**」ことへの支援を考えていく[9]。

[2] 自傷行為

　自傷行為とは、自分自身に痛みや、体の表面の損傷を生じさせる行為のことである。自傷行為のうち死に至ることを意図していないものを非自殺的な自傷行為と分けて捉えることもある。しかし、自傷行為を続ける人は、長期的には自殺を試みたり、成し遂げたりする可能性が高くなる。そのため、非自殺的な自傷行為を軽く片づけてはならない[10]。過量服薬が見られる場合も自殺を成し遂げるリスクは高い[11]。

D. 自死遺族

　身近な家族等を自殺によって亡くした人を**自死遺族**、あるいは自死遺族等という。自ら命を絶った人に遺された者は、**自責の念**、罪悪感、否認、混乱等幅広い感情を抱く。自殺に対する偏見は社会にまだあり、自死遺族等が相談する相手は限られ、心理的にも身体的にもつらい状況となることが報告されている[6]。これまでの知見から、1人の自殺は、少なくとも周囲の5人から10人に深刻な影響を与えると言われている[6]。自殺した人に同居者がいたかについての統計を見ると、男性で約6割、女性では約7割の人に同居者がいた[9]。同居をしていても、いなくても、身近な人が自

ら命を絶ってしまった場合、遺された者に与えられる心理的な影響は大きい。そして、自殺は家族や友人だけではなく、地域社会、学校や職場にも大きな影響を与えている。このような自死遺族等の置かれた状況を理解し、丁寧な支援を行う必要がある[6]。

　支援のポイントとして、①情報提供と生活支援および法的支援を基本にする、②「ただ寄り添う」という姿勢を大事にする、③安易な励ましや慰めはしない、④原因追求や非難はしない、⑤遺族同士の「分かち合い」の場を確保する、⑥心理的ケアや精神科治療を安易に勧めたり、強く勧めない、がポイントである[8]。

注）
　　　　　ネット検索によるデータ取得日は，2022年5月12日および5月13日.
(1)　厚生労働省自殺対策推進室・警察庁生活安全局生活安全企画課「令和3年中における自殺の状況（令和4年3月15日）」警察庁ウェブサイト.
(2)　竹島正「自殺対策の経緯とこれから」日本精神保健・予防学会編『予防精神医学』2巻1号，2017，pp.40-47.
(3)　厚生労働省ウェブサイト「令和元年版　自殺対策白書」pp.53-54.
(4)　健康日本21企画検討会・健康日本21計画策定検討会「21世紀における国民健康づくり運動（健康日本21）について　報告書（平成12年2月）」厚生労働省ウェブサイト.
(5)　反町吉秀「日本の自殺対策—これまでとこれから」日本セーフティプロモーション学会誌編集委員会編『日本セーフティプロモーション学会誌』11巻2号，2018，pp.1-6.
(6)　自殺総合対策推進センター「自死遺族等を支えるために—総合的支援の手引（2018年11月）」厚生労働省ウェブサイト.
(7)　WHOウェブサイト「WHO自殺に関する報告書『自殺を予防する：世界の優先課題（2014年9月5日)』」.
(8)　一般社団法人　日本うつ病センター（JDC）®ウェブサイト「ワンストップ支援における留意点—複雑・困難な背景を有する人々を支援するための手引き」2017，pp.44-47，pp.50-53.
(9)　厚生労働省ウェブサイト「令和3年版　自殺対策白書」p.30.
(10)　MSDマニュアル家庭版ウェブサイト「非自発的な自傷行為」.
(11)　日本うつ病学会ウェブサイト「日本うつ病学会治療ガイドライン　Ⅱうつ病（DSM-5）／大うつ病性障害2016（2016年7月31日）」.

■ 理解を深めるための参考文献
● 松本俊彦『もしも「死にたい」と言われたら—自殺リスクの評価と対応』中外医学社，2015.
　「死にたい」という患者を前にして、精神保健福祉医療に関わる者は何ができるのか、何をすべきなのか。豊富な経験と知識を基に、わかりやすく書かれている。

薬をする者の場合は、一度に多量の薬剤を保持しないよう支援し、薬剤の管理を家族など他人が行うようにする[11]。

自殺総合対策大綱における自死遺族への支援
自殺総合対策大綱では、自死遺族への支援が重点施策の1つとして掲げられ、①遺族の自助グループ等の運営支援、②学校、職場等での事後対応の促進、③遺族等の総合的な支援ニーズに対する情報提供の推進等、④遺族等に対応する公的機関の職員の資質の向上、⑤遺児等への支援が掲げられている。

4. 身体疾患に伴う精神保健

A. 身体疾患と精神疾患の併発および医療機関の連携

　日本の医療機関は病院ごとに機能分化されている。精神科病床を主とする病院は、精神疾患の治療に特化しているため、身体疾患の検査・治療に対するソフト面・ハード面の体制が整っておらず、身体疾患と精神疾患に対する治療を1つの病院の中で完結できないことが多い。

　身体疾患と精神疾患が併発する場合とは、精神疾患患者に身体疾患が偶発したもの、薬剤の副作用によるもの、患者の精神症状や行動によるもの（肝機能障害等）、身体疾患による精神症状を発症したもの（器質性精神障害）などが挙げられる。厚生労働省による2007（平成19）年度の研究によると、精神科病床に入院中の患者における身体合併症を有し、入院治療が適当な患者は全体の14%、外来通院が適当な患者は全体の33%にも及ぶと報告されている。

　たとえば、アルコール依存症が背景にある肝硬変や食道がんのように、精神科と内科等の他科の双方が密に連携を図り、治療を行う必要があっても、両方の対応ができる総合病院は全国的にも数が限られている。医療提供の課題としては、救急搬送時に受け入れ先の確保に時間を要する、転院が円滑にできず治療に遅れが生じることなどが挙げられる。これらの問題を解決するためには、一医療機関の問題ではなく、地域全体の医療課題として取り組むことが重要である。

B. 身体疾患による心身への影響

　日本における死亡数第1位は悪性新生物（以下、がん）である。厚生労働省の報告による、主な死因別の死亡率の年次推移を見ると、がんは一貫して上昇し、1981（昭和56）年以降死因順位第1位となっている。がんは**生活習慣病**の1つで、日本人の2人に1人ががんと診断される時代と言われている。高齢者に多い疾患と思われがちだが、2019（令和元）年の年齢別死因順位を見ると、がんは1歳〜94歳の死因第3位以内に入り、幅広い年代が罹患する可能性がある疾患であると言える[1]。

　以前は不治の病と言われていたがんであるが、地域がん登録における

生活習慣病
食事や運動、休養、喫煙、飲酒などの生活習慣が深く関与し、それらが発症の要因となる疾患の総称。日本人の死因の上位を占める、がんや心臓病、脳卒中は、生活習慣病に含まれている。

2009（平成21）年から2011（平成23）年の診断例の全がんの**5年相対生存率**は64.1％となっている。がんは不治の病から、付き合う病気、そして治る病気になりつつあり、病気を抱えながら社会の中で生活することを支援する"ソーシャルワークの視点"が大切となる[2]。

［1］ 身体疾患と心理的な負担

　がんの診断が患者に与える心理的な負担は大きく、診断直後や病状進行告知後は誰でも心身が不安定になりやすい時期である。食欲不振や不眠などの症状が1～2週間続く場合もある。ただ、その時期を乗り越えると、人が本来持っている適応しようとする力により、つらい状況の中でも現実に向き合えるようになる。しかし、適応が進まず気持ちの落ち込みが続き、日常生活に支障が続くと、適応障害や気分障害（うつ状態）につながることも多く、精神科医らの専門的な治療が必要となる場合もある。

［2］ 身体疾患と心理社会的課題

　病気が疑われると一般的には検査、診断、治療、経過観察と経過する。
　病状によって療養は長期に及び、その間、疾患そのものによる症状や、治療による副作用、治療後も後遺症が生活の中で継続することがある。
　患者一人ひとりの生活背景は異なり、治療は日常生活だけではなく、就学・就労・結婚・出産・育児・介護などさまざまなライフイベントにも影響を与える。たとえば、**AYA世代**のがん患者の場合、治療と就学・就労の両立が必要であり、治療によっては将来の**妊孕性**にも影響を与える可能性がある。ゆえに、将来への不安、社会からの孤立感、進級・進学や昇進に対する焦りなどを抱えていると言われている。一人ひとりの心理社会面に目を向け、地域の関係機関とも連携した支援が必要であり、その潤滑油として**医療ソーシャルワーカー**（以下、MSW）が活躍している。
　さらに、患者の家族も「第二の患者」と呼ばれ、家族が受ける負担や影響も大きい。近年では病気の親の介護や療養を担う子どものことを指す**ヤングケアラー**への支援も課題となっている。

C. 緩和ケア

　世界保健機関（WHO）は**緩和ケア**を「生命を脅かす病に関連する問題に直面している患者とその家族の**クオリティ・オブ・ライフ**（以下、QOL）を、痛みやその他の身体的・心理社会的・スピリチュアルな問題を早期に見出し的確に評価を行い対応することで、苦痛を予防し和らげる

5年相対生存率
がんと診断された場合に、治療でどのくらい生命を救えるかを示す指標。がんと診断された人のうち5年後に生存している人の割合が、同じ性別・年齢の日本人全体の5年後に生存している割合と比べてどのくらい低いかを示す。

AYA世代
Adolescent & Young Adult（思春期・若年成人）のことをいい、15歳から39歳のがん患者を指す言葉。一般的にライフイベントが多く、生活背景の変化への対応と治療の両立が求められる。

妊孕性
妊娠するために必要な能力のこと。抗がん剤治療によって、妊孕性機能が低下する場合があり、患者が希望し、治療開始までに時間が作れる場合は、治療前に卵子や精子等の保存が行われる。

医療ソーシャルワーカー（MSW）
Medical Social Worker
保健医療機関に所属しているソーシャルワーカー。社会福祉の立場から患者家族の抱える"暮らし"に関わるあらゆる問題の解決、調整を支援している。

ヤングケアラー
young carer
➡ p.45
第2章4節側注参照。

クオリティ・オブ・ライフ（QOL）
quality of life
「生活の質」などと訳される。

全人的な苦痛
がん患者が抱える、互い
に影響し合う4つの苦痛
（身体的苦痛、精神的苦
痛、スピリチュアルペイ
ン、社会的苦痛）。トー
タルペインとも言われる。

緩和ケアチーム
患者が必要とするケア内
容に応じて、医師、看護
師、薬剤師、MSW、臨
床心理士、管理栄養士、
リハビリテーションスタ
ッフ（OT、PT、ST）、
ボランティアや、地域の
ケアマネジャー、訪問看
護師、ヘルパーが機関を
超えてチームを形成し、
緩和ケアを提供している。

身体症状の緩和
強い痛みに対しては、医
療用麻薬（モルヒネな
ど）が使用される。違法
薬物とは異なり、医師の
指導の下、正しく使用す
ることで、薬物依存や意
識障害などは起こさず、
安全に痛みを緩和するこ
とができる。

アドバンス・ケア・プラ
ンニング（ACP）
Advance Care Planning
通称「人生会議」。あら
かじめ自分が希望する医
療やケアを前もって家族
や医療チームと共有して
おこうという考え方。

グリーフケア
grief care
➡ p.62
第2章7節 A. 参照。

暮らしの面
社会生活に必要な、経
済、就労・就学、介護、
社会的な役割などを指
す。終末期には、看取り
や相続など、身じまいに
関することも含まれる。

ことを通して向上させるアプローチである」と定義している[3]。患者は身体疾患の診断とともに、心身の苦痛を抱えることがわかっており、**全人的な苦痛**を軽減するために、診断時から疾患の治療と並行して緩和ケアを提供することが求められている。

医療機関において、症状のコントロールは医師や看護師が中心となって行うが、その他 MSW など、各専門分野のスタッフが必要に応じて**緩和ケアチーム**を形成し患者を支えている。また、緩和ケアは医療機関の中だけでなく、在宅において実施する場合もある。

［1］終末期の緩和ケア

終末期は、特に緩和ケアの提供が重要である。終末期は病気に対する積極的な治療が困難で病気の根治が望めない状況であり、病気の進行が寿命を決定する可能性が高いことに患者と家族は直面する。

救命医療現場において、終末期は日の単位となることも多いが、がんや難病などの場合は病気を治す治療ができなくなっても、病気は緩やかな進行をたどることが多いため、一定期間普段の生活が続けられることも少なくない。徐々にがんによる症状が出現、悪化してくるが、心理的な負担を軽減するためにも、痛みや呼吸苦などの**身体症状の緩和**が重要である。

［2］終末期と QOL

QOL とは人生を豊かに過ごすことを指す言葉である。病気が治らないことがわかっても、最期まで患者がどう生きたいかを支えることが患者のQOL を高めることにつながるとされている。その1つに**アドバンス・ケア・プランニング**（以下、ACP）という考え方がある。

とはいえ、日常生活の中で ACP を実践できている人は少なく、終末期に病状の受け止めに対する葛藤、死への不安、病気による身体症状、社会的役割の喪失など、全人的な苦痛を抱えている患者とどう生きたいかを一緒に考えていくことは容易ではない。なかには先のことは考えたくないと思う患者がいることを忘れてはならない。患者家族の心模様、抱えている負担や不安、**グリーフケア**も視野に入れ、それぞれの想いを緩和ケアチームで支えていくことが大切である。

MSW としては、患者家族の**暮らしの面**に着目し、現状をどう捉えているのか、何を問題と感じているのか、いないのか、今後の過ごし方の希望などを伺いながらアセスメントを深めていく。患者家族が自身の話をする中で状況が整理され、問題解決につながる場合もある。直接介入が必要であれば院内外の関係者と連携を開始していく。最近では家族がいない、関

係が希薄などの理由で、最期を託せる家族がいない、いわゆる、おひとり様が増加しており、MSW の支援を必要とするケースも増えている。

D. 新興感染症と精神保健

　人類と感染症は長い戦いの歴史がある。14 世紀にはペスト、19 世紀にはコレラ、1918（大正 7）年頃にはスペイン風邪が世界的大流行を引き起こし、多くの人類の命を奪った。ウイルスの媒介となる人類の行動範囲の拡大、移動スピードの加速化により感染の流行は加速していく。近年では2019（令和元）年 12 月 8 日に中国で新型コロナウイルス感染症（COVID-19）が確認され、**新興感染症**として世界的な流行に発展し、日本も多大な影響を受けている。

　日本では感染者数を抑制するために、感染予防行動の励行、人の移動の自粛、ワクチン接種の推進などが国の政策において実施されている。国民生活においては、経済活動の自粛による経済的困窮、外出自粛による家庭内問題（DV や虐待、さらには飲酒量の増加など）の潜在化、**エッセンシャルワーカー**の負担増、看取れない死や看取られない死など、さまざまな社会問題が発生している。加えて、未知のウイルスに対する不安が、感染者や医療従事者等に対する差別や偏見など、人権問題にも発展している。

　感染症を抑え込む必要もあるが、誰でも心身の不調を感じやすい環境にあり、一人ひとりの心の健康を保つための支援も同時に行っていく必要がある。これらは、現在も進行中の問題であり、今後の感染流行状況の変動によっては、新たな問題が顕在化する可能性があり、注視していかなければならない。

新興感染症
かつて知られていなかった、新しく認識された感染症で、局地的あるいは国際的に、公衆衛生上問題となる感染症。感染力や感染経路などその正体が不明で、治療方法も確立していないため、社会的な混乱を引き起こす。

エッセンシャルワーカー
essential worker
人びとの生活のライフラインを維持している仕事（公務員、医療・福祉・教育、銀行、小売業、運送業等）に従事する人。

注）
　　　ネット検索によるデータ取得日は，2022 年 5 月 20 日.
(1)　国立社会保障・人口問題研究所ウェブサイト「人口統計資料集 2021 年」.
(2)　国立研究開発法人国立がん研究センター　がん対策情報センターウェブサイト「全国がん罹患モニタリング集計 2009–2011 年生存率報告（2020 年 3 月）」および独立行政法人国立がん研究センターがん研究開発費『地域がん登録精度向上と活用に関する研究』平成 22 年度報告書」.
(3)　特定非営利活動法人　日本ホスピス緩和ケア協会ウェブサイト「ホスピス緩和ケアの歴史と定義」.

▌理解を深めるための参考文献
●**明智龍男『がんとこころのケア』NHK 出版，2003.**
　がんと心の関係（サイコオンコロジー）について、事例や患者らの言葉を盛り込みながら、学問的視点、患者・家族の視点を中心に、わかりやすく解説されている本。

5. 貧困問題と精神保健

A. 絶対的貧困と相対的貧困

[1] 絶対的貧困と相対的貧困とは

　「**絶対的貧困**」とは、国や地域の生活レベルに関係なく、生存に必要な最低限の生活水準が満たされていない状況をいう。2015年、世界銀行は1日1.90ドルを国際貧困ラインの基準としている。

　一方の「**相対的貧困**」は、その国や地域の中の一般的な生活水準に比較して、大多数の人びとの生活水準よりも貧困が顕著な状態であることをいう。所得面では、その世帯の所得がその国の等価可処分所得の中央値の半分（貧困線）に満たない状態を指す。具体的な基準として「相対的貧困率」が規定され、世帯所得が全世帯の中央値の半分未満である人の比率をいう。

　このような場合、病気やけがをしても受診できない状況にあり、最後のセーフティネットとして生活保護制度が設けられている。

[2] 日本の相対的貧困の課題

　貧困問題は、開発途上国のみならず先進国においても所得格差の広がりによって、相対的貧困の課題がクローズアップされている。

　貧困対策に関連する内閣府、総務省、厚生労働省の見解では、日本の相対的貧困世帯の特徴としては、以下のような特徴が指摘されている。
①世帯主年齢別では、高齢者の相対的貧困世帯が多い。
②世帯類型別では、単身世帯とシングルマザーなどのひとり親世帯が多い。
③都市部に比べて、郡部・町村居住者が多い。

　日本では、近年相対的貧困率が、15～16％台で推移しているが、新型コロナウイルスの影響により、今後発表される統計数値の上昇が予想される。子どもの貧困率も14％前後であるが、ひとり親世帯の貧困率は、48％と高く、これは先進国の中でも最低の水準であり、所得格差の広がりが懸念されている（**表5-6-1**）。

表 5-6-1　年次別貧困率

	平成 3 ('91)	6 ('94)	9 ('97)	12 (2000)	15 ('03)	18 ('06)	21 ('09)	24 ('12)	27 ('15)	30 ('18)	新基準
相対的貧困率[1]	13.5	13.8	14.6	15.3	14.9	15.7	16.0	16.1	15.7	15.4	15.7
子どもの貧困率	12.8	12.2	13.4	14.4	13.7	14.2	15.7	16.3	13.9	13.5	14.0
子どもがいる現役世帯	11.6	11.3	12.2	13.0	12.5	12.2	14.6	15.1	12.9	12.6	13.1
大人が 1 人	50.1	53.5	63.1	58.2	58.7	54.3	50.8	54.6	50.8	48.1	48.3
大人が 2 人以上	10.7	10.2	10.8	11.5	10.5	10.2	12.7	12.4	10.7	10.7	11.2

資料　厚生労働省「国民生活基礎調査」
注　1)　平成 6 年の数値は、兵庫県を除いたものである。
　　2)　平成 27 年の数値は、熊本県を除いたものである。
　　3)　平成 30 年の「新基準」は、2015 年に改定された OECD の所得定義の新たな基準で、従来の可処分所得からさらに「自動車税・軽自動車税・自動車重量税」「企業年金の掛金」「仕送り額」を差し引いたものである。
　　4)　貧困率は、OECD の作成基準に基づいて算出している。
　　5)　大人とは 18 歳以上の者、子どもとは 17 歳以下の者をいい、現役世帯とは世帯主が 18 歳以上 65 歳未満の世帯をいう。
　　6)　等価可処分所得金額不詳の世帯員は除く。
　　7)　令和 2 年は、新型コロナウイルス感染症への対応等の観点から中止。
出典）厚生労働統計協会編『国民の福祉と介護の動向（2021/2022）』厚生労働統計協会，2021，p.277 を一部変更.

B. 貧困とストレス

[1] 生活不安に伴うストレス

　貧困は、日常生活の生活水準の低さによるさまざまなストレスを引き起こす。近年の脳科学の研究により、常にストレスにさらされている人は、柔軟に物事を考えて行動するための脳の機能がうまく働かないことがわかっている[1]。日常生活に余裕がなくなると、健康や医療に関心が向かなくなり、飲酒や喫煙などの日常生活に悪影響を及ぼす生活習慣から抜け出せなくなる。その結果、生活習慣病への罹患が高まり、何より生活不安によるストレスが脳に悪影響を与えたりもする。

　貧困の状態は教育に関する支出も制限されるため、貧困世帯は学歴が低い傾向にある。学歴と知識の関係にはさまざまな意見があるものの、貧困家庭で育った子どもは、家族以外の人間関係に乏しいことや、成長発達に必要な栄養が満たされない低栄養状態が続くことが、指摘されている[2]。

[2] 貧困と医療との関連

　貧困によるストレスが、不眠やうつ病を引き起こし、心臓疾患や脳卒中その他さまざまな内臓疾患を誘発することはよく知られている。アルコール依存症や薬物依存症、ギャンブルなどにも依存した生活背景にも貧困問題が絡んでおり、そのような状況を見守る健康管理支援が重要となる[3]。

　貧困状態であれば、医療に関する支出もまかなえないため、受診を控える傾向にあり、病気を放置せざるを得ない状況に置かれる。生活保護制度による医療扶助を受けて初めて医療機関に受診できたという人も多い。

2020（令和2）年の生活保護制度受給者に関する統計のうち、病類別医療扶助受給件数の構成比を見ると、「入院」の34.6％が「精神及び行動の障害」となっており、他の疾患割合を圧倒していることがわかる（図5-6-1）。

図5-6-1　病類別医療扶助受給件数の構成比（令和2年）

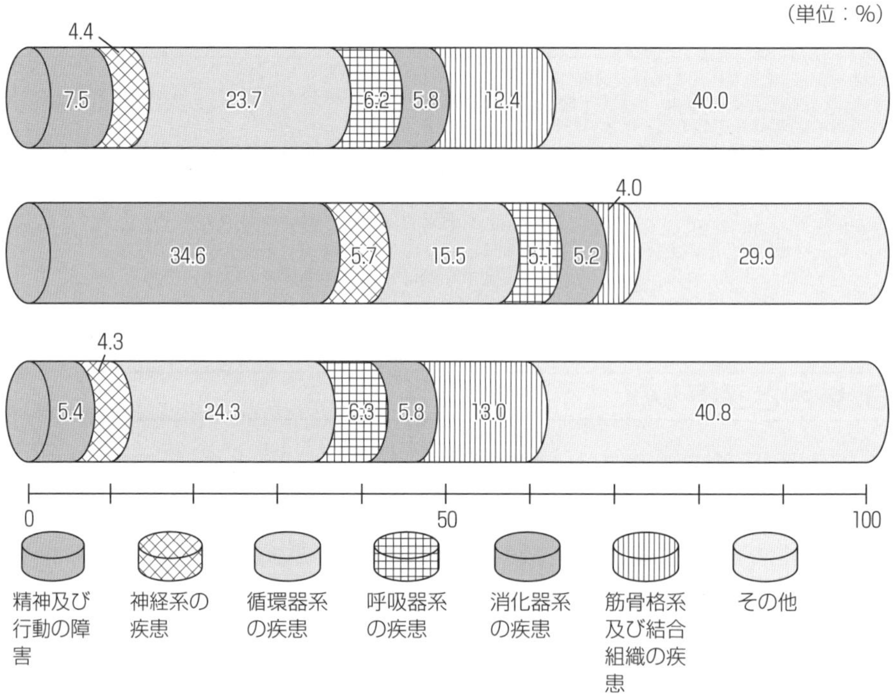

（単位：％）

総　数
(1,740,838件)

4.4

7.5　23.7　6.2　5.8　12.4　40.0

入　院
(126,567件)

4.0

34.6　5.7　15.5　5.1　5.2　29.9

入院外
(1,614,271件)

4.3

5.4　24.3　6.3　5.8　13.0　40.8

0　　　　　　　　　　　50　　　　　　　　　　　100

精神及び
行動の障
害

神経系の
疾患

循環器系
の疾患

呼吸器系
の疾患

消化器系
の疾患

筋骨格系
及び結合
組織の疾
患

その他

資料：医療扶助実態調査
出典）生活保護制度研究会編『生活保護のてびき　令和3年度版』第一法規，p.40.

C. 新たな貧困問題（子どもや女性）に伴う精神保健

[1] ひとり親世帯の貧困問題

　ひとり親の場合、仕事とともに家事と育児も同時にこなす必要がある。時間的な制約がある中で家事や育児に費やす時間が増えると、必然的に仕事に影響が出るため、収入減や生活不安によるストレスの増大を招く。
　離婚によるシングルマザーの場合、生活費の確保のため昼夜ともに仕事に追われ、子どもに手をかけられない状況にあると考えられる[4]。

[2] 貧困家庭への対応と精神保健

　先進諸国の中でも低いレベルである子どもの貧困や女性差別等に伴う生活格差に対し、次のような取組みが行われている。

（1） 子どもの居場所の確保

放課後子どもが家に帰ってきても、親が帰ってくるまでの間ひとりで過ごさなければならず、安心して過ごすことができる居場所づくりが必要である。児童福祉の制度でもある「**放課後児童クラブ**」や「**児童館**」が、健全育成のための遊び場の提供や情操を豊かにする活動が行われている。

（2） あたたかい食事の提供―子ども食堂

食事の提供は子どもの成長発達に必須であり、貧困によって栄養バランスの取れた食事提供がままならない家庭も少なくない。個人や企業、NPO法人が運営する「**子ども食堂**」によって、無料や安価な費用負担によって食事の提供と、温かい雰囲気で食事ができる場が提供されている。

（3） 学習支援

貧困家庭では朝食をとらずに登校するため、授業に集中できなかったり、塾に通うことができないため、学力の格差がつきやすい状況にある。ボランティア活動などによって、宿題を手伝ったり授業のわからないところを指導するという、子どもたちへの学習サポートの活動も行われている。

（4） ストレスに対応した医療と相談支援体制

貧困家庭のシングルマザーやその子どものストレスを軽減させるためには、「**生活資金貸付制度**」の利用や生活保護制度の受給等の日常生活安定のための制度につなげることや、その制度の存在や手続きがわからない場合など、ソーシャルワーカーによる支援が制度の架け橋となることが期待される。

特に学校や、婦人相談所（女性相談センター）、児童相談所、児童家庭支援センター等の福祉関連行政機関、関連するNPO法人や各種のボランティア活動団体、町内会（自治会）や近隣の人びと、民生委員・児童委員等の連携・協力体制による見守り活動が重要になる。

注）
(1) 寺田善弘編『精神疾患とその治療』精神保健福祉士シリーズ 1，弘文堂，2012，p.46.
(2) 松岡亮二『教育格差―階層・地域・学歴』ちくま新書，2019，p.8.
(3) 生活保護制度研究会編『生活保護のてびき　令和 3 年版』第一法規，2021，p.55.
(4) 厚生労働統計協会編『国民の福祉と介護の動向（2021/2022）』厚生統計協会，2021，p.214.

▌理解を深めるための参考文献
●落合恵美子編『どうする日本の家族政策』ミネルヴァ書房，2021.
わが国のさまざまな家族政策に関する議論を整理し、提言を行っている。貧困問題、女性問題、メンタルヘルスなど、精神保健領域の関連課題についてもヒントを与えてくれる。

6. 社会的孤立

A. 現代社会における社会的孤立

[1] ホームレスという存在

　2021（令和3）年、厚生労働省が発表したホームレスの実態調査によれば、確認されたホームレス数は3,824人（男性3,510人、女性197人、不明117人）であり、2017（平成29）年から5年連続してその数は減少している。なお、日本においてホームレスとは「都市公園、河川、道路、駅舎その他の施設を故なく起居の場所とし、日常生活を営んでいる者」を指す[1]。

　さてこの数は「多い」のか、あるいは「意外と少ない」のだろうか。

　他の国々では**ホームレスの概念**を「安定した住まいを失った人」としていることが多い。シェルターなどに住み定住権がない人や、家に住んでいるが暴力を受けるなどで安心できる環境にいない人も含まれる[2]。たとえばオーストラリアにおける2018年のホームレス数は11万6,427人、うち「深刻な密集住居で暮らす」という類型が全体の44%を占めていた。「テントや路上、または仮住まいで生活」する人は8,200人にとどまる。そして未婚の母親と子、若年ホームレスの数が増えている背景には、子ども時代に適切な養育環境を体験できず、結果として安定した住まいや関係を持てない結果としてホームレス状態に陥っていることが指摘されている[3]。

　ホームレスをどういう存在として捉えるのかで、家に住まうことになれば支援はおしまいと考えるのか、あるいは安心して住み続けられるまでを伴走するのかによって支援の目的や方法が異なっていくことになる。

[2] 生活困窮者自立支援法

　2015（平成27）年4月から、生活困窮者の支援制度がスタートした。この法律では**生活困窮者**を「現に経済的に困窮し、最低限度の生活を維持できなくなるおそれのある者」としている。しかし困窮や生活維持困難という状態を判断する基準はあえて示しておらず、対象者を限定せずに「断らない相談」を本質としている[4]。具体的には、1年以上の長期失業者、ひきこもり状態にある人、ホームレス、生活保護申請に来所したが対象とならなかった人、スクール・ソーシャルワーカーが支援している子ども、

ホームレスの概念
日本では「道路や公園など野外で日常生活を営む人」と規定しているが、先進国ではホームレスを「安定した住まいを失った人」として捉えることが多い。前者は居住地支援に、後者は安定した生活の継続に支援の重点が置かれる。

生活困窮者
さまざまな事情から経済的に困窮し、このままでは最低限度の生活を維持できなくなるおそれのある者。あえて対象者を限定していない。

経済・生活問題を理由に自殺を図った人など（それぞれの要因が重複する場合あり）を想定している。

生活困窮者自立支援制度では、①「自立相談支援事業」を柱として、既存の社会保障制度や社会福祉サービス、あるいは医療・保健の専門機関と連携しながら、困窮者のニーズに沿った地域社会におけるセーフティネットを構築することに力を入れる。このほか、②住宅確保給付金の支給、③就労準備支援事業、④家計改善支援事業、⑤就労訓練事業、⑥生活困窮世帯の子どもの学習・生活支援事業、⑦一時生活支援事業、が行われている[5]。

[3] 孤立を助長するスティグマ

ホームレス状態にある人が、周囲の支援者からさまざまな支援制度に関して話を聞いても、それを利用することに抵抗を示すことは少なくない。私たちの社会では、誰もが頑張って働き経済的に自立すべきであるという考え方が強く支持される。病気や障害といったやむを得ない事情がある場合はこれを家族が支え、あるいは一部を社会保障制度・社会福祉制度が補うというシステムを作ってきた。

それ以外の理由で貧困に陥り、ついには路上などで生活せざるを得ない人は怠惰で、努力が足りなかったとみなされることが多い。ホームレスになった人は「自業自得」ではないか、そういう眼差しが社会の至るところに存在する。2019（令和元）年、東京を襲った集中豪雨の際、区内に避難所が設けられたが、その中に被災したホームレスの受け入れを拒否した避難所があり、SNS上で大きな話題となった。

スティグマ（偏った認識や見解）の語源は、「肉体上の徴（しるし）」であるとされる。「その徴は、つけている者の徳性上の状態にどこか異常なところ、悪いところがあることを人びとに告知するために考案されたもの」だという[6]。実は路上や公園での生活が始まるまでに、彼らの多くが自力での生活再建を試みている。そして生活歴の詳細な聞き取りから、軽度の知的障害に加え、精神的な不調を抱えながら、そうした脆弱性を隠して生活してきた人たちも少なくない。しかしながら「自業自得」というスティグマを本人自身が引き受けてしまうことから、頑なに支援を拒否し孤立を深めていく側面が見られる。

B. セルフネグレクト

[1] 自ら支援を望まない人たち

近年、**セルフネグレクト**（**自己放任**）という事象が注目されている。ネ

グレクトとは生命の維持や生活に欠かせない行動を怠ることだが、それが他者ではなく自分自身に向けられてしまう状態を指している。日本では、高齢者の領域で実態の把握と支援が積極的に行われてきた。たとえば認知症の症状出現、あるいは生活意欲の低下などから自己放任のような形になる場合と、そのような判断力や認知に問題はないが本人の意思でそのような状況に陥る場合がある。

セルフネグレクトの例としては、①家の前や部屋の中にゴミが散乱した状態で住んでいる、②極端に汚れた衣類を着用し、失禁があっても放置している、③窓や壁に穴が開く、あるいは傾いているといった劣悪な住宅にそのまま住んでいる、④認知症の症状があるけれども介護サービスを拒否、⑤重い病気があるにもかかわらずその治療を拒否している、などがある[7]。

しかしいわゆる「ゴミ屋敷」問題は、当事者が必ずしも高齢者と言えない場合がある。また「溜め込み」や「片づけられないまま室内がゴミで埋まる」といった現象は若年層にも見られる。片づけを回避しているうちに状況が悪化しさらにそれを直視することを避け、最終的に自力での課題解決ができず放置するといった事例も少なくない。一方、独自の思考や課題解決の幅が狭いなど、若年であるというだけでなく、精神障害（発達障害を含む）や生育歴上の特筆すべきエピソードなどにも目を向けていく必要がある。また、転居によりゴミの分別方法が変更となり、かつ暗黙の地域ルールなどが十分理解できないことをきっかけに、ゴミの不法投棄が始まる場合がある。このようにセルフネグレクトは、ある意味で個人が地域社会から切り離された結果として表出されるという側面にも、援助者としては注意を向けることが重要だ。

先に述べたホームレスという存在（状態）も、時代の流れに沿って急激に変化する就労形態、生活様式、近親者との交流という、本来なら大きなセーフティネットであるはずのところから、排除されてしまう現象と言える。また社会的孤立の状態に追い込まれる事例の多くは、結果として自発的な援助希求が弱く、かつ周囲に擁護する人（アドボケイター）がいないため、ニーズに気づかれずに埋もれてしまうという特徴がある。

[2] 自己決定のプロセスを支援する

地域精神保健の領域では、精神障害を抱えているとみなされるが、診断を受けていない人も多い。また、地域とのつながりが何らかの事情から切れている場合には、さまざまな支援制度があったとしても本人がそれを知らない、あるいは自分が使えると認識できないこともある。そのため、精神保健福祉士は次のような観点から、社会的孤立の状態にある人と直接関

わるだけでなく、近接領域の援助者と協力しながら、メンタルヘルスの専門家として新しい支援ネットワークを立ち上げていく。

(1) 本人のニーズや希望を支援者が決めつけない

本人との意思の疎通が図れない場合も少なくない。仮に精神障害があったとしても、生活の断片に関する記憶、持ち物など、本人の生活を知る手がかりを用いながら本当の課題は何かを探索し、見出していく。

(2) 本人の理解する力、決める力を見極める

自己決定とは、本人が決定に伴うリスクを理解したうえで自分のニーズに沿った選択を示すことである。したがって、本人の理解し判断する力に懸念がある場合には個別の状況を観察し、必要に応じ精神科医の専門的判断を参照するなどして本人の決定する力を見極める。

(3) 特定の援助者や機関が「抱え込まず」、本人を中心においた援助者の緩やかなネットワークを使って本人の決定までを支える

自己決定には試行錯誤や矛盾した思考、時には失敗の体験も重要である。本人はうまくいかない現実を前に、改善や改良の方向性を見出すことも多い。援助者のネットワークの中で見守りや時に保護もしつつ、最も本人のニーズを体現する決定に向け、援助者同士もまた支え合う。

注)

ネット検索によるデータ取得日は，2022 年 5 月 18 日.

(1) 厚生労働省ウェブサイト「ホームレスの実態に関する全国調査（概数調査）結果について（令和 3 年 4 月 28 日）」.

(2) 森川すいめい「コラム：ホームレス―アメリカ、フィンランド、アフリカ大陸、イタリア、日本」『臨床心理学』第 22 巻 2 号，金剛出版，2021，pp.208-212.

(3) 李玉賢・朴志允・森田明美著／羅妍智訳「オーストラリアの若者ホームレス支援に関する研究―出産と自立支援サポートモデルセンターを中心に」東洋大学福祉社会開発研究センター編『福祉社会開発研究』13 巻，東洋大学福祉社会開発研究センター，2021，pp.43-51.

(4) 奥田知志「生活困窮者支援における居住支援の課題について」部落解放・人権研究所編『ヒューマンライツ』No.348，部落解放・人権研究所，2017，pp.2-10.

(5) 厚生労働省「生活困窮者自立支援制度 制度の紹介」.

(6) ゴッフマン，E. 著／石黒毅訳『スティグマの社会学―烙印を押されたアイデンティティ（改訂版）』せりか書房，2003，p.13.

(7) 飯村史恵「支援困難事例から考える福祉サービスの今日的課題」立教大学編『立教大学コミュニティ福祉研究所紀要』第 5 号，立教大学コミュニティ福祉研究所，2017，pp.119-137.

▌理解を深めるための参考文献

● 岩田正美『社会的排除―参加の欠如・不確かな帰属』有斐閣，2008.

ホームレスやネットカフェ難民など、福祉国家の制度からなぜ人びとがこぼれ落ちるのか。「社会的排除」の概念を社会参加と帰属に焦点を当て、理論的に解説している。

塀のなかの女性たちとソーシャルワーク

特定非営利活動法人 リカバリー 大嶋栄子

精神科病院で 12 年ほど臨床に携わった後、地域支援に軸足を置き、NPO を立ち上げて 20 年が経過した。私たちの法人であるリカバリーは支援の対象を「様々な被害体験を背景に抱え、精神的不調や生活障害を抱える人」としており、利用者の多くが暴力被害体験のサバイバーである。

すでに受刑体験のある女性（その多くが薬物依存症者）を NPO で受け入れてきた実践を生かしてほしいと、2015（平成 27）年から非常勤職員として、刑務所で仕事を始めることになった。

『平成 30 年版 犯罪白書』によれば、女子入所受刑者（その年に新たに入所した者 1,892 名、また収容者定員は全国で 6,477 名、収容率 68.6％）のうち 46.5％が窃盗、36.7％が覚せい剤取締法違反である。また 65 歳以上の女子受刑者は 19.7％に達している。現在、塀の中では覚せい剤事犯に対する再使用防止教育が行われているが、欧米諸国では合法・違法薬物ともに、使用によって社会生活に支障があるにもかかわらず、それをコントロールできない状態を依存症という疾患として捉え、治療および生活支援の対象としている。しかし日本は違法薬物を処罰の対象としてきたため、受刑者は依存症者であることも多いが、疾患としての治療や援助から排除されてきた歴史をもつ。

だが 2016（平成 28）年から始まった「新指導」では薬物使用を依存症という疾患として捉える側面と、社会内において対象者が継続的に治療や援助を受ける必要性を認識させることに重点を置き、出所後の生活を具体的に検討できるような働きかけを重視するなど、指導を担当する職員は社会内処遇との連携を強化する必要があるとされた。「塀のなかで完結しない援助」に向け、大きな転換期が始まったのである。

私たちの法人は 2019（令和元）年、法務省のモデル事業として札幌刑務支所に設置された「女子依存症回復支援センター」事業を受託した。センターでは 6 ヵ月から 2 年間の期間でグループワーク等の集団処遇が実施されるが、そのプログラムには、女性ライフサイクルと社会における構造的差別について考え・学ぶ事項が盛り込まれるなど、ジェンダーの視点を重視した。また出所後も継続実施できる内容となっている。従来の施設内処遇と異なる点として、受講者がプログラム期間中の平日は毎日プログラムを受講すること、受講者グループによる自主性を重んじた所内生活を送ること、出所後も継続した支援を受けることが可能となり、「塀のなかと外をつなぐ」試みが 2024 年まで継続中である。私はプログラム実施に関するスーパービジョンを行い、出所後の対象者を地域で伴走支援している。

対象者が抱える逆境体験や障害の重なり、薬物使用者のネットワークから抜ける難しさなど課題は多い。しかし新しい支援モデルの構築と実装が、今後のさらなる制度変革につながると感じている。

7. ジェンダー・LGBT と精神保健

A. セックスとジェンダー

[1] その定義と捉え方

　私たちは、自分の性別を何歳ぐらいで意識するだろうか。そして、その認識は何によってもたらされるだろう。**セックス**とは一般に生物学的性別のことを指している。排泄の際に外性器を意識するが、子はそれが親の形状と比較し男女の区別を知ることが多いだろう。これに対し、社会や文化などがセックス（生物学的性別）に応じて割り当てる役割や期待のことを**ジェンダー**と呼ぶ。日本ではスカートは女性の、ズボンは男性の装いと暗黙に了解されている。学校の制服において男子学生がスカートを着用することは禁止されなくとも、男性と女性にそれぞれ期待される振る舞いが異なる。

　ところで、私たちはセックスについて男と女の2つの種類しかないと思いがちである。しかし実際には男性器と女性器とをあわせ持った両性具有者（近年はインターセックスとも呼ばれる）の存在は古くから知られている。また、性染色体という面からも2つに分類し切れるわけではない。多くの男性は XY 染色体を持つが、XYY と Y 染色体を通常の男性より1つ多く持つ人の存在が報告されている。また XX 染色体が多数を占める女性の中に、XO と X 染色体が通常の女性よりも1つ少ない人、XXX と X 染色体が1つ多い人など、私たちの生物学的性あり方は、必ずしも2つに分けられず、生殖器、ホルモン、染色体という要素から、男性と女性という両極のどこかに位置すると考えていくのがよい[1]。

[2] 性の自認と性的指向性

　「自分が女性／男性である」という性に関する自己認識を**ジェンダー・アイデンティティ（性自認）**と呼ぶ。しかし近年では、こうした分類に自分は当てはまらないと考える人も現れている。ところで自分の生物学的性とジェンダー・アイデンティティが一致（シス・ジェンダー）せず、異なる者の多くは違和感をもち悩みを抱えることが多い。いわゆる「性同一性障害・性別違和」（トランス・ジェンダー）として、性別適合手術も含めこれまで精神疾患などの治療や援助の対象とされてきた。しかし世界保

セックス
sex
生物学的な性別のこと。男／女の2つと考えがちだが生殖器、ホルモン、染色体という要素からグラデーションの中に位置すると考えられる。

ジェンダー
gender
生物学的な性別に対して社会および文化が割り当て期待する振る舞いや役割。

ジェンダー・アイデンティティ（性自認）
gender identity
自分の性に関する認識。しかし男性／女性という枠に自分の認識が当てはまらないとするノンバイナリー、Xジェンダーという言葉が使われ始めている。

機関（WHO）の定める『疾病及び関連保険問題の国際統計分類（ICD）』の第11版（2019）では精神疾患の枠組みから外れ、「性の健康に関する状態」という項目に分類されている[2]。

　また自分が恋愛、性行為の対象としてどういう選択をするかを性的指向（**セクシュアリティ**）と呼ぶが、この点においても私たちの性は多様である。異性に対して性的な関心を抱く人（異性愛者）、同性に対して性的な関心を抱く人（同性愛者：男性の場合はゲイ、女性の場合はレズビアン）、そしてどちらの性にも関心を抱く人（両性愛者：バイセクシュアル）もいる。こうした性の指向と「性同一性障害・性別違和」の頭文字を合わせLGBTと表記している。

［3］LGBT が直面する困難

　多くの文化において異性愛者が多数派とされているが、日本で2019（令和元）年に行われた「LGBT意識行動調査2019」によれば、有効回答者数約34万8千人のうち、10％がLGBTという結果が出ている[3]。また厚生労働省は2020（令和2）年、職場において性的マイノリティの人たちがどのような困難を抱えているか、そして性の多様性に対応する環境整備を目的とした大掛かりな調査を実施している[4]。そこで明らかになったのは、ジェンダー・アイデンティティや性的指向に関して少数派であることを、多くの当事者は周囲の人に公表していないことから、相談できる人が少ない、仮に相談先があったとしても自分のことが知られてしまうことや、相談者の無理解にあうのではという多くの心理的障壁を抱えているという結果である。そしてその背景には、LGBTに対する差別やハラスメント（望まない配置転換、退職勧奨）を受けているといった現実がある。

　特に「性同一性障害・性別違和」（トランス・ジェンダー）の場合には、戸籍上の性別と見た目の性別が一致しないことから、求職の段階より不利な状況に置かれるだけでなく、すでに戸籍の変更を行っている場合であっても、そこに変更前の性別が記載されており、いずれにしても本人にとっては一方的に自分が性的マイノリティであることが暴露（**アウティング**）されてしまう。こうしたことからも、LGBTの人たちが社会生活において、心理的安全性に多くの課題を抱えざるを得ないことがわかる。

　私たちは自分が男性／女性であるというジェンダー・アイデンティティと生物学的性別が一致し、かつ性的指向において異性愛者である場合に、ほとんどそれを意識することなく当たり前のこととして受け止め暮らしている。しかし、もしそうではなかった場合には、社会生活のさまざまな場面で、少数派としての自分を意識せざるを得ないことになる。

セクシュアリティ
sexuality
自分が恋愛や性行為の対象として、個人がどういう指向をもち、また選択を行うかを総称したもの。

LGBT
女性同性愛者（レズビアン）、男性同性愛者（ゲイ）、両性愛者（バイセクシュアル）、そして性同一性障害・性別違和（トランスジェンダー）の頭文字をつなげて「性的マイノリティ（少数者）」として表記。なお、これまで一般的使われてきたLGBTに加えて、そこにQ（クエスチョニング：自分の性自認や性的指向がまだ決まっていない）やさらにそこに該当しないという意味で、＋をつける場合がある。こうした状況は性をあるカテゴリーに納めることの困難性を表現しているとも言える。

アウティング
outing
本人の意向を無視し、一方的にその属性を周囲に暴露すること。これに対し、当事者自身がこれを周囲に知らせることをカミングアウトと呼ぶ。

B. ジェンダー・ステレオタイプ

[1] 男らしさ／女らしさはどのように作られるか

あなたの身近な人が出産しお祝いをあげるとしたら、まずは相手に何が欲しいかを尋ねるだろう。次にその赤ちゃんの性別を確認して、品物を選ぶことは少なくない。仮におもちゃだとしたら、女の子／男の子で選ぶ際に何か違いはあるだろうか、そして洋服の場合だとしたらどうだろう。

ジェンダー・ステレオタイプとは、自分の生活する社会において、性別に対し割り当てられる役割や期待の定番とされるものである。たとえば女性トイレ／男性トイレの表示に使われる色や形を思い出して欲しい。その中で「女はこのように行動する」「男ならこうするべきだ」といった体験を繰り返していくことになる。そして、社会が自分の性別に求める期待や役割を反復するうちに、そうしたものを身につけていくのである。

では、こうしたステレオタイプはどのように作られていくのだろうか。幼少期から親がどのようなジェンダー意識をもって子どもと接するのかは、重要である。たとえば食事の準備から後片づけまでを、家族が協力し合いながら行う場合、それは性別にかかわらず引き受けるみんなの役割となる。しかしながら常に母親が調理し、子どもに手伝わせる場合にいつも女の子にその役割が当てられていると、それは「女の仕事」とみなされがちになる。

しかしステレオタイプとは、家庭内では性別による役割期待がほとんどなかったとしても、メディア、学校などあらゆる生活の場面において常に意識させられてしまう。たとえば子ども向け番組を見ると、ジェンダーによる区別がより鮮明だ。戦隊ヒーローでは、5人のうち女性は1人、多くても2人である。そして女性は戦士としての能力というより、救護や癒しなど別の役割を期待されていることが多い。

また日本語表記において、ある男性の妻である場合に「○○夫人」と称することがある。しかし「夫人」に対する男性を指す言葉はない。また夫を「主人」、妻を「女房」と呼ぶときに、夫婦が日本国憲法の下では平等であったとしても、夫が上で妻が下、妻は主役である夫を支え補佐するといった主従関係が透けて見える[5]。このようなステレオタイプをあらゆる場面で見聞きしながら私たちの男らしさ／女らしさが作られていくのである。

[2] ワーク・ライフ・バランスとジェンダー

厚生労働省は2007（平成19）年に「仕事と生活の調和（ワーク・ライフ・バランス）憲章」と「仕事と生活の調和推進のための行動指針」を策定した。内閣府のウェブサイトでは憲章について、「日本社会においては

ジェンダー・ステレオタイプ
その社会において、性別ごとに割り当てられる役割や期待において、その定番（典型）とされるもの。

ワーク・ライフ・バランス
work-life balance
誰もがやりがいや充実感を感じながら働くと同時に、子育てや介護に関わりながら家庭や地域とつながりを保ち、自己啓発にも取り組む時間がもてる、健康で豊かな調和のある暮らしぶりのこと。

人々の働き方に関する意識や環境が、経済構造の変化に対応しきれず、仕事と生活が両立しにくい現実に直面している」としたうえで、「誰もがやりがいや充実感を感じながら働き、仕事上の責任を果たす一方で、子育て・介護の時間や、家庭、地域、自己啓発等にかかる個人の時間が持てる、健康で豊かな生活」の実現をそのあるべき姿として掲げている(6)。

しかしこのワーク・ライフ・バランスの実現を妨げる要因としてあるのが、ジェンダー・ステレオタイプである。ただ、1972（昭和 47）年の「**男女雇用機会均等法**」成立時の女性就業率が 53％程度であったのに対し、2020（令和 2）年には 70％を超えている。特に共働き世帯の比率が 2020年には専業主婦世帯数の倍になり、世帯数において逆転した。また意識の面でも、「男性は仕事、女性は家事と育児」という考え方に対し、2016（平成 28）年では「反対」の男性 49％、女性 59％と男女ともに反対の方が多くなっている。しかし男女間賃金の格差は、正規、非正規雇用ともに先進主要国の中で一番大きい(7)。女性は働くのが当たり前となった一方で、家庭においては多くの家事と育児・介護といった無償のケア労働に従事しており、ワーク・ライフ・バランスの実現という意味では、理想にかなり遠い。

［3］ 新型コロナウイルス感染拡大と女性の困難

2020（令和 2）年に国内で確認された新型コロナウイルスの感染拡大によって、私たちの社会生活は大きな変化に直面した。人との物理的な距離を確保し、非接触型のオンラインによる授業や会議が「新しい日常」として定着しつつある。その一方で、家庭は必要に応じパブリック（公的）なスペースとして使用され、プライベート（私的）な空間が確保されづらい事態となった。またこれまで部分的に外注し消費してきた食事が、すべて家庭内にて準備されることになり、女性への負担が増加した。

こうした変化は全世界同時的に起こったが、特に家庭における女性への暴力（**ドメスティック・バイオレンス**）（以下、DV）は深刻であった。2020 年 12 月、内閣府男女共同参画局の調査では、次のように報告している(8)。DV 相談件数を見ると、2020 年 5 月、6 月の相談件数は前年同月の約 1.6 倍である。また性暴力・性暴力被害に関するワンストップ支援センターの 2020 年相談件数は、前年を上回って推移している。そして女性の自殺者数は 2020 年 10 月で 879 人と、前年同月と比較して 413 人の増加となった。特にシングルで子育てをする女性たちの経済的逼迫は、子どもの社会生活（学習、スポーツ、食生活、心理、コミュニケーション）に大きな影響を及ぼしている(9)。

C. 援助者に求められるジェンダーの視点

　私たちの社会は、男性／女性という性の二分法でさまざまな制度が作られ、異性愛者を基本（デフォルト）として社会保障制度が運用されてきた。しかしここまで見てきたように、私たちの性は多様で、またセクシュアリティのあり方によって、さまざまな家族の形を多くの人たちが体現する時代になっている。

　一方で既存の制度をはじめとする枠組みはまだ、そうした変化に十分対応するものとはなっておらず、当事者のメンタルヘルスが危機にさらされ、あるいは大きく損なわれる原因ともなっている。ジェンダーは目の前にある現象を読み解く唯一の視点ではないが、同時に決して欠くことのできないものである。精神保健領域における援助者にとってはクライエントの理解だけでなく、クライエントが置かれた環境へのソーシャルワークという意味でも、ジェンダー視点を十分研ぎ澄ましておくことが望ましい。

注）
　　　ネット検索によるデータ取得日は 2022 年 5 月 16 日.
(1)　伊藤公雄・樹村みのり・國信潤子『女性学・男性学─ジェンダー論入門（第 3版）』有斐閣アルマ，2022，pp.9-12.
(2)　厚生労働省みんなのメンタルヘルス総合サイト「国際分類の見直しの動き」.
(3)　LGBT 総合研究所ウェブサイト「『LGBT 意識行動調査 2019』を実施、公表（2019 年 11 月 26 日）」.
(4)　三菱 UFJ リサーチ＆コンサルティング「令和元年度厚生労働省委託事業　職場におけるダイバーシティ推進事業報告書（令和 2 年 3 月）」.
(5)　小矢野哲夫「日本語とジェンダー」牟田和恵編『ジェンダー・スタディーズ─女性学・男性学を学ぶ（改訂版）』大阪大学出版会，2015，pp.4-5.
(6)　内閣府「仕事と生活の調和」推進サイト「仕事と生活の調和（ワーク・ライフ・バランス）憲章」.
(7)　江原由美子『増補　女性解放という思想』ちくま学芸文庫，2021，pp.22-26.
(8)　内閣府男女共同参画局「資料 1 コロナ下の女性への影響について【追加・アップデート】（令和 2 年 12 月 24 日）」内閣府男女共同参画局ウェブサイト，コロナ下の女性への影響と課題に関する研究会（第 5 回）.
(9)　倉元綾子「新型コロナ・パンデミックと家政学」『現代思想』第 50 巻第 2 号，青土社，2022，pp.21-29.

▌理解を深めるための参考文献
●伊藤公雄・樹村みのり・國信潤子『女性学・男性学─ジェンダー論入門（第 3 版）』有斐閣アルマ，2022.
　男性／女性をトータルに論じた入門書。社会的・文化的に構成された性＝ジェンダーの視点から、普段は気にも留めない自分たちの性とそのあり方を問い直す。

8. 他文化に接することで生じる精神保健上の問題

A. 多文化共生社会

[1] 多文化化する日本

近年は、近所のコンビニエンスストアで働く人や、同じアパートの住人、職場の同僚が外国人だったり、学校のクラスの同級生が外国ルーツだったりして、外国人の存在はより身近になっている。日本に在住する外国人は徐々に増え、日本人は外国人と共生する社会を形成しつつある。2021（令和3）年6月末における在留外国人は282万3,565人である。

[2] 多文化共生

戦後の日本では、さまざまな事情から韓国・朝鮮の人びとが残留・定住し、**オールドカマー**と呼ばれていた。その後、1972年の中国国交正常化を契機に中国残留邦人が日本に帰国し、また1970年代のベトナム戦争に起因する**インドシナ難民**が受け入れられていった。さらに1990（平成2）年の「**入管法**」改定により、特にブラジルからの日系人の来日が増え、いわゆる**ニューカマー**として定住化が進んだ。多文化共生という言葉は彼らを支援する社会運動の中で用いられ始め、2000（平成12）年前後からは自治体の政策用語として使われるようになった。そして2006（平成18）年には総務省が「地域における多文化共生推進プラン」という政策を打ち出し、多文化共生を「国籍や民族などの異なる人々が、互いの文化的違いを認め合い、対等な関係を築こうとしながら、地域社会の構成員として共に生きていくこと」と定義している。

[3] 多様性と包摂性のある社会の実現

近年では、2017（平成29）年に改訂された技能実習法や2019（令和元）年に導入された特定技能制度の影響もあり、外国人労働者がさらに増加している。これを受けて2020（令和2）年、「地域における多文化共生推進プラン」が改訂された[1]。ここでは、国連の「**持続可能な開発目標（SDGs）**」の「誰一人取り残さない」とのキーワードで表現される「包摂性」を念頭に、「多様性と包摂性のある社会の実現」が強調されている。

2021年6月末における在留外国人
出入国在留管理庁が2021年10月15日に発表した「令和3年6月末現在における在留外国人数について」によると下記の通りである。
国籍・地域別上位
①中国：74万5,411人
②ベトナム：45万46人
③韓国：41万6,389人
④フィリピン：27万7,341人
⑤ブラジル：20万6,365人
在留資格別上位
①永住者：81万7,805人
②技能実習：35万4,104人
③特別永住者：30万441人
④技術・人文知識・国際業務：28万3,259人
⑤留学：22万7,844人

オールドカマー
oldcomer

インドシナ難民
1975年のベトナム戦争終結に相前後し、インドシナ3国（ベトナム・ラオス・カンボジア）では新しい政治体制が発足した。そうした体制になじめない多くの人びとが、その後数年にわたり、国外へ脱出した。これらベトナム難民、ラオス難民、カンボジア難民を総称して、「インドシナ難民」と呼ぶ。

入管法
正式名称は「出入国管理及び難民認定法」。

ニューカマー
newcomer

B. 異文化ストレス

[1] 文化の「多様性」と異文化ストレス

　異文化ストレスを生じさせる文化の違いとはどのようなものだろうか。「文化」という言葉にはさまざまな意味合いがあるが、ここでは、ある集団内の人びとの間に共通している行動やコミュニケーションのパターン、またそれらの背景にある価値観を指し示すとする。そのパターンや価値観を決めるさまざまな要素の違いが文化の多様性を作り出しているので、ある国の文化と日本の文化を比べるときはその要素を取り出してみるとわかりやすい。

　たとえば、コミュニケーションとしての会話のスタイルは、ハイコンテクスト（多くの内容や意味合いが含まれている）か、ローコンテクスト（内容は字義通り、シンプルで明確）か、に特徴づけられるが、日本語の会話は他国と比べて極端にハイコンテクストであると考えられている。ローコンテクストな会話を行う文化の外国人は、日本人がはっきりものを言わないことにフラストレーションを感じるかもしれないし、逆に日本人からKY（空気を読めない）だと言われてしまうかもしれない。他に日本が極端であるとされている文化の要素は、意見の相違に対する価値観である。異なる意見をもってそれを表明すること自体に価値があるとする文化の人にとって、調和を非常に重んじ、意見の対立をなるべく避ける日本の文化は、頼りなく、不誠実に見えるかもしれない。

　このほか、対人距離、信頼構築の方法、時間の感覚など、コミュニケーションの要素の違いにより異文化ストレスを生じるが、言語の壁、衣食住様式の違い、宗教感の違い、そして外国人への排他的な態度が、大きなストレス要因となることは言うまでもない。

[2] 社会の「包摂性」と異文化ストレス

　「地域における多文化共生推進プラン」は、さまざまな立場の外国人が社会の一員として「包摂」されることを目標としている。

　移民や難民を多く受け入れてきたカナダにおける研究[2]では、7つの因子に代表される環境・過程がメンタルヘルス問題のリスクとなることが見い出された。たとえば、その国の言語が話せないことにより（②）、必要な社会的手続きを行えず、それを支援してくれるコミュニティもない環境（⑤）で、その国で友好的に受け入れられていない場合（④）は包摂的といえず、メンタルヘルス上の大きなリスクとなる。

日本語の会話スタイル
すなわち、「阿吽の呼吸」や、空気を読むことが重視される文化といえる。

職場の人間関係
さらに複雑なことに、日本の文化は調和を重んじる一方、職場の人間関係は平等でなく極端に階層的であるとされ、上司にものを言えない環境を窮屈に感じる外国人がいるだろう。

対人距離／信頼構築／時間の感覚
対人間の距離は近ければ圧迫を感じ、遠ければよそよそしく感じるが、各文化には最適とされる距離がある。信頼構築においては、礼儀正しさ・几帳面さがより重視される文化と、だらしなさ・弱さといった人間的な面を見せられることが大事な文化がある。時間の感覚は、5分程度までの遅刻なら許容される文化がある一方、1時間程度でも遅刻のうちに入らない文化もある。

7つの因子
移民や難民のメンタルヘルスに影響を与える下記7つの要因。
①渡航することにより、社会的地位や経済状況が低下した。
②その国の言語が話せない。
③家族と離れ離れになった。
④その国で友好的に受け入れられていない。
⑤支援してくれる民族・文化的コミュニティがない。
⑥渡航前にトラウマ体験があった。
⑦渡航が思春期、もしくは65歳を超えてからだった。

［3］定住者のメンタルヘルス

　留学や就労など、将来帰国することを前提とした一時的な日本滞在では、いわゆるカルチャーショックを経験したり、不適応を起こしたりすることがあるが、基本的には本国の文化的同一性は保持されている。一方、国際結婚や経済的事情により帰国する予定のない外国人や、政治的迫害などにより帰国することができない難民は、短期的な適応を果たした後、本国の文化とは異なる定住国の文化を取り入れ、新たな文化的適応を果たさなければならない。この過程では、母国での家や財産、地位や人間関係など、生活そのものだけでなく、文化的同一性が脅かされる。そして新たな定住先では、言語の不自由さを主な原因として、助けてもらわなければ何も知らない、できないという自尊感情の傷つきを経験する。さらに社会における自己の存在価値への疑問が生まれ、社会への帰属意識は不安定化する。このような中で最も多く発生する精神疾患はうつ病である。さらに難民（および庇護申請者）の場合は、母国においてさまざまな種類・程度の心的トラウマを負っている場合もあり、PTSDの症状が併存・発現する可能性がある。

［4］苦境に立たされる外国人

　われわれ精神保健福祉関係者は、社会に包摂されずに精神的苦境に置かれている状況にある外国人に目を向ける必要がある。

　日本を含む難民条約加盟国は、「人種、宗教、国籍もしくは特定の社会集団の構成員であること、または政治的意見を理由に、迫害を受ける恐れがある」人びとと定義される難民を受け入れる義務がある。しかし日本の難民審査は他の先進国と比べて厳格であるといわれ、ここ数年の難民認定率は1％未満である。

　2021（令和3）年には、名古屋出入国在留管理局（入管）の施設でスリランカ人女性が亡くなった事件が大きく報道された。報道されない自殺も続発しており、この状況に抗議してハンストした被収容者が死亡する事件も発生している[3]。長期化する入管施設収容への対策として、「仮放免」が認められる場合があるが、この場合でも就労や許可のない移動は禁止され、医療保険への加入もできないため、生活基盤を構築することができずに苦境に立たされることが多い。

　技能実習生も容易に苦境に立たされ得る。ハラスメントや労働条件の悪さに耐えかねて失踪すれば、「不法残留」として入管に出頭させられてしまう[4]。近年、技能実習生の自殺が増加していることが注目されている[5]。

難民審査における問題ある言動
2017（平成29）年には、コンゴ民主共和国出身で、反政府デモに参加して拘束された際、性的暴行を加えられたとして難民申請をした女性に対し、「なぜあなたを狙ったの？ 美人だったから？」といった参与員の発言が確認されている。

名古屋出入国在留管理局の施設における死亡事件
2021（令和3）年3月、収容中だったスリランカ人女性ウィシュマ・サンダマリさん（当時33歳）は、体調が悪化していたにもかかわらず、適切な医療を受けられずに亡くなった。出入国在留管理庁は死因を「病死」と結論づけたが、入管職員による不適切発言や医療体制の不備が明らかになった。

長期化する入管施設収容
入管施設への収容は、刑法に触れた犯罪者としての拘束でなく、行政処分としての送還を確実に実施するための一時的な身柄確保である。しかし、帰国すると迫害されるおそれがあるなどの理由で同意を拒むと、送還されずに収容は長期化する。この長期収容を解消する手段として、「仮放免」が認められれば施設外での生活が可能となる。

技能実習生の苦境
技能実習生は来日する際の諸費用のために多額の借金を抱えていることが多く、目的の収入を達成するまで帰国するわけにはいかないが、辞めさせられる可能性に常に怯え、弱い立場に立たされている。

C. 精神保健における支援

　外国人を支援するに当たって、われわれ精神保健福祉関係者は、先に述べたような「移民や難民のメンタルヘルスに影響を与える因子」を認識する必要がある。特に、良好なメンタルヘルスを保つためには生活基盤を安定させることが最も大切である。最大の障壁は言語の問題であるが、最近ではスマートフォンやタブレットを使った遠隔通訳サービスを提供する業者が複数あり、大幅に利便性が向上している。また、地域の国際交流会など、民族的・文化的に近い人びとで構成されるコミュニティに参加することは、動揺する帰属意識の支えとなる。また、自国の文化を紹介したり教えたりできるような機会を日本人との交流の中に設けることは、本国の文化的同一性の揺らぎとともに失われた自信を取り戻すきっかけになる。

　一方で、われわれ精神保健福祉関係者は**異文化対応力**を養成することが求められる。自分たちの文化の世界の見方は、あまりにも当然で一般的なため、別の文化（異文化）には別の見方があると想像するのは難しい。それゆえ、多様な他国の文化を理解するだけでなく、われわれも自身の文化を理解しなければならない。さらに、多様性と包摂性のある真の多文化共生社会を目指すためには、メンタルヘルスの知識だけでなく、外国人を取り巻く日本の制度を学び、その実情を知る必要がある。

注)

ネット検索によるデータ取得日は，2022年5月23日.

(1) 総務省ウェブサイト「地域における多文化共生推進プラン（改訂）（令和2年9月）」.
(2) Canadian Task force on Mental Health Issues Affecting Immigrants and Refugees *"After the door has been opened: mental health issues affecting immigrants and refugees in Canada"*, Health and Welfare Canada, 1988.
(3) 平野雄吾『ルポ入管──絶望の外国人収容施設』ちくま新書，2020.
(4) 指宿昭一『使い捨て外国人──人権なき移民国家、日本』株式会社朝陽会，2020.
(5) 樋田敦子「急増する自殺と突然死。『技術の習得はほど遠く、単に肉体労働を強いられている。』〈ルポ・苦境に立つベトナム人実習生3〉」【ルポ】駆け込み寺の尼僧が見た実態，婦人公論.jpウェブサイト，2021.

▌理解を深めるための参考文献

● 多文化間精神医学会監修「あなたにもできる外国人へのこころの支援──多文化共生時代のガイドブック」岩崎学術出版会，2016.
　国際結婚、留学、難民、就労など、さまざまな立場にいる外国人のこころの支援をする際に必要な知識を、各職業の視点から症例を通して理解することができる。

遠隔通訳サービス
かつては、専門の通訳を利用するためには予約を取って指定された時間・場所に集まる必要があったが、遠隔通訳サービスではこの問題が解消されるために利便性が高い。

異文化対応力
「Cultural Competence」を訳したもので、文化の違いを理解した個人もしくは組織として行動・適応・対応できる能力。異文化理解力、多文化対応能力などとも呼ばれる。

NPOの医療相談会
興味のある人は、専門や経験、立場を問わずボランティアとして参加できるNPOの医療相談会などに顔を出してみることから始めるのもよいだろう。たとえば、北関東医療相談会（https://npo-amigos.org/）では、困窮する外国人や医療保険に加入できない仮放免者などの医療相談のほか、生活上のさまざまな問題についてボランティアが相談に乗っている。

9. 反復違法行為と精神保健

A. 違法行為と精神障害

　『2020年版 犯罪白書』[1]によると、2019（令和元）年における精神障害者や精神障害の疑いのある人が、刑法を犯して検挙されたのは1,977人で、検挙人員総数（19万2607人）に対して約1.0%であるとされている。一方、『令和2年版 障害者白書』[2]によると、精神障害者は2017（平成29）年で推計419.3万人とされ、人口の約3.3%であるので、精神障害者の犯罪率はむしろ一般より低いといえる。

　近年、精神障害者による重大犯罪事例に対する国民の関心が高まり、司法的対応に関しては、2003（平成15）年に通称「**心神喪失者等医療観察法**」と呼ばれる法律が成立した。

　反復違法行為と密接に関わる精神障害の大部分は嗜癖問題（**第1章5節**参照）に関連している。本節では、その中でも、盗癖、性加害、放火癖、ストーカー行為の反復など、主症状が犯罪に直結するともいえる行動嗜癖について解説する。

　これら行動嗜癖に関連した病態は、現行の精神障害の分類上では、以下のように各種カテゴリーに包含されており、ひとまとまりにはなっていない。**DSM-5**による精神障害の分類では、ギャンブル障害は、物質依存症と同じ診断カテゴリーである「物質関連障害および嗜癖性障害群」に属し、盗癖（窃盗症）と放火癖（放火症）は「秩序破壊的、衝動制御、素行症群」のカテゴリーに含まれている。また、性的逸脱行動のうち、窃視症、露出症、窃触症、サド・マゾヒズムなどは、従来から「パラフィリア障害群」に分類されている。なお、嗜癖問題のうち、アルコール問題は**第6章2節**で、違法薬物問題は**第6章3節**で、ギャンブル問題は**第6章4節**で扱う。

B. 反復違法行為と関連しやすい精神障害

［1］窃盗癖

　精神障害としての常習窃盗、**クレプトマニア**の研究は、精神医学の中でも特に遅れた分野である。その結果、クレプトマニアの輪郭は曖昧なままで、その診断基準には混乱が見られる。2014（平成26）年のDSM-5の

心神喪失者等医療観察法
2003（平成15）年7月、「心神喪失等の状態で重大な他害行為を行った者の医療及び観察等に関する法律」が成立した。同法律では、重大犯罪5罪種（殺人、傷害・傷害致死、放火、強制性交等・強制わいせつ、強盗）を犯したものの、精神障害により刑の減免を受けた場合、特定の条件に合う対象者には、検察官の申立てにより、裁判所が審判を開き、裁判官が医師である精神保健審判員と協議の上、入院・通院等の決定を行い、さらににこの合議体が、退院許可・入院継続・再入院等の決定も行うことを定めている。

DSM-5
Diagnostic & Statistical Manual of Mental Disorders, 5th edition
➡ p.113
第5章2節側注参照。

クレプトマニア
kleptomania

邦訳に当たり、日本精神神経学会によって、クレプトマニアに対応する新しい和名「窃盗症」が採用された。これまで、窃盗症は比較的稀な疾患と考えられてきたが、近年、有病率の認識に変化が見られる。具体的には、DSM-5では、一般人口中の窃盗症有病率が、0.3～0.6％であるとされており、これはDSM-5に記載されている**ギャンブル障害**の生涯有病率、0.4～1.0％にも匹敵するほどの高率である。またDSM-5は、万引きで逮捕された人の4～24％に窃盗症が見られるという数値を挙げている。女性は男性より多く、3対1とされている。臨床的には、**摂食障害**、特に過食と自発性嘔吐の症状を持つ患者は窃盗症を合併しやすいことが注目されている。

ギャンブル障害
Gambling Disorder

　筆者は、窃盗症患者の多くに共通して見られる特徴として、以下の12項目を挙げている。①9割が万引き、②ほとんどが単独犯、③リスクに見合わない窃盗犯罪を繰り返す、④窃盗以外には反社会的行動がない、⑤職業的犯罪者ではない、⑥窃盗衝動のスイッチが入ると自力での中断が困難、⑦再犯傾向が強い、⑧心理的、生理的飢餓感を背景に発症する、⑨摂食障害やうつ病などを合併することが多い、⑩刑事罰ではほとんど更生しない、⑪治療前には病識がない、⑫多くは専門的治療によって回復可能。

　治療的には、ギャンブル障害と同様の手法が用いられるが、窃盗症では、治療中の再犯への対応が重要である。筆者らは、原則的には、窃盗症患者の心神耗弱を認めず、責任能力を認める立場である。窃盗症という精神障害であることを犯罪行為の免罪符とはさせない。この方針に沿って、治療開始後の窃盗に関しては、返金プラス迷惑料支払いを義務づけている。

[2] 性加害

　性加害は性被害の対義語である。医学用語ではなく一般用語であり、正確な定義はない。類義語として**性暴力**や**性犯罪**があるが、性加害は犯罪未満の行為を含む人権侵害と理解される。

　性的逸脱行動を繰り返し、社会的・身体的・経済的損失を伴っているのに性衝動の制御をできない病態は、一般に「**性依存症**」とも呼ばれている。正確な定義はないが、DSM-5の「**パラフィリア障害群**」、ICD-11の「**強迫的性行動症**」を含む概念である。パラフィリア障害群は、従来は「**性嗜好障害**」と訳されていたが、DSM-5の和訳の際に新しい用語が採択された。パラフィリア障害群では、性の嗜好性に偏りがあり、痴漢や盗撮、性的露出行為、幼児愛、サド・マゾヒズムなどが含まれ、性加害に直結する。

　一方、強迫的性行動症では、特定の性的行動（不倫、風俗通い、マスターベーション）を繰り返すために人間関係に支障をきたしたり、借金をし

て経済的な問題が生じたりするなど、本人自身が悩むことが多い。

本項では、日本に多い性加害と関連するパラフィリア障害について説明する。

(1) 痴漢（窃触障害）

電車内や路上など公共の場で、同意のない相手の身体に触れる。自分の体を触れさせる。

(2) 覗き、盗撮（窃視障害）

個人宅や共同施設の風呂場やトイレを覗く。電車内や駅のホーム、商業施設のエレベーター、職場や学校内のトイレなど、同意のない相手を対象に静止画や動画を撮る。

(3) 露出（露出障害）

公共の場において、不特定の個人や集団に自分の性器を露出したり性行為を見せつける。住宅街や電車内で行うことが多い。

(4) 下着窃盗（フェティシズム障害）

同意のない他者の下着を窃取する。住宅街でベランダなどに干してある下着を盗むケースが多い。

(5) 小児性愛（小児性愛障害）

思春期前（通常13歳以下）の子どもに対して性的行為に及ぶ。小児を対象としたポルノ画像や動画を集める。対等でない人間関係を利用した性暴力の典型である。

性犯罪者への再犯防止の取組みとしては、2004（平成16）年に発生した**奈良小1女児殺害事件**に触発されて、2006（平成18）年、刑務所にて「性犯罪再犯防止指導」が、保護観察所では「性犯罪者処遇プログラム」が始まった。

2017年に、性加害を告発する社会運動、#MeToo運動がアメリカで始まり、世界中に広がった。

［3］ 放火

一般的に放火は、故意または悪意をもって建造物や自然保護区などに火を放つことで、重大犯罪の類型である。一般の放火とは違い、放火によって満足や安心といった感情を得るだけのために放火を繰り返す精神障害が**放火症**である。放火症患者は、放火行為と放火に関連した状況（火災の発見、通報、消火活動、野次馬の集合など）に興味をもち、興奮状態に惹きつけられ、意図的に放火する。

奈良小1女児殺害事件
2004（平成16）年11月17日に奈良県で発生した誘拐殺人事件。加害者の35歳男は奈良市内で帰宅途中の小学1年生女児（事件当時7歳）を強姦目的で誘拐し、自宅マンションで殺害した。男は本事件前にも女児への強制わいせつ致傷などで懲役刑に処された前科があった。

#MeToo運動
2017年に、性暴力とハラスメントの被害経験を告発するキャンペーンがアメリカで始まった。ソーシャル・ネットワーキング・サービスを用いることが多く、#MeToo（ハッシュタグミートゥー）運動と呼ばれる。#MeToo運動はこれまで被害に遭っても沈黙せざるを得なかった人びとの間に連帯を生み出し、性暴力に対する社会全体の認識の甘さを明らかにした。

[4] ストーカー

英語のストーク（stalk）は、「つきまとう」という意味の動詞であるので、つきまとう人が「ストーカー（stalker）」、つきまとい行為が「ストーキング（stalking）」ということになるが、外来日本語としてはストーカー以外ほとんど使われず、つきまとい行為はストーカー行為といわれる。

日本では、**桶川ストーカー殺人事件**を機に、2000（平成12）年に通称「**ストーカー規制法**」が制定された。また多くの地方公共団体でもストーカー行為を刑事罰に規定した迷惑防止条例が制定されている。

ストーカーは犯罪類型であり、ストーカー行為に直接対応する精神障害は存在しない。統合失調症、パラノイア、境界人格障害、自己愛性人格障害、反社会性人格障害、回避性人格障害などが関連しているとされる。

C. 司法領域との連携

刑法における責任能力（刑事責任能力）とは、刑法上の責任を負う能力である。「是非善悪の判断能力」と「その判断に従って行動を制御する能力」から判断される。精神障害等のために判断能力と行動制御能力のいずれかに著しい障害がある場合には、心神耗弱と判断され減刑される。

行動嗜癖による犯罪に関しては、判断能力そのものはおおむね正常である。衝動制御能力にある程度の障害があるといえるが、著しい障害とまではいえないので、完全責任能力があると判断されることが多い。

近年、司法業界では、「**治療的司法**」という司法的対応概念が提唱されている。窃盗症に関しても、この観点から司法関係者の関心がもたれている。

注)

ネット検索によるデータ取得日は、2022年5月23日.
(1) 「第1節 犯罪の動向」法務省ウェブサイト『令和2年版 犯罪白書—薬物犯罪』第4編第9章.
(2) 「参考資料 障害者の状況」内閣府ウェブサイト『令和2年版 障害者白書』.

┃ 理解を深めるための参考文献

● 西村光太郎・斉藤章佳・大石雅之・竹村道夫・菅原直美『行為プロセス依存症の診断・治療と再発防止プログラム作成の手引き』診断と治療社，2022.
行動嗜癖に対する医療や治療的司法などの取組みや動向を解説した実践の書。

桶川ストーカー殺人事件
女子大学生が元交際相手の男を中心とする犯人グループから執拗な嫌がらせ行為を受けた末、1999（平成11）年10月にJR東日本高崎線桶川駅前で殺害された。被害者と家族からの相談に対する所轄警察の不適切な対応が問題になった。

ストーカー規制法
2000（平成12）年に制定された「ストーカー行為等の規制等に関する法律」は、ストーカー行為を処罰するなど、ストーカー行為等について必要な規制を行うとともに、その相手方に対する援助の措置等を定めることにより、個人の身体、自由および名誉に対する危害の発生を防止し、あわせて国民の生活の安全と平穏に資することを目的とする法律である。その後数回の改訂を経て現在に至っている。

治療的司法
犯罪者が抱える心理・社会的問題を解決・改善することによって、再犯を防止し、社会復帰を支援する介入的治療的な司法の取組みである。1980年代に米国で提唱され、問題解決型裁判所として実践されている。具体的には、薬物依存症者を対象にした「ドラッグ・コート」や精神障害犯罪者を対象にした「精神障害者コート」、DV加害者を対象にした「DVコート」などが有名である。

盗みまくっていたころ

窃盗症当事者

　18歳の時、大学進学で親元を離れたおそらくその直後に摂食障害を発症し、症状が拒食から過食、過食嘔吐へと進行、大量に食べては吐くようになって間もなく、食品の万引きが始まりました。以来、過食嘔吐と万引きを繰り返す間には当然何度も警察に捕まり、徐々に処分も重くなり、いよいよ後がない段階に至ってようやく、病気を疑った担当弁護士の尽力で専門の医療機関につながりました。半年の入院加療を経て退院、現在まで盗まない生活が約8年続いています。

　なぜ盗むのか。過食嘔吐から食品の万引きが始まったため「たくさん食べたいのに食品購入に使えるお金には限りがあるから」「どうせ吐いてしまうものにお金を使いたくないから」などと説明すると、なんとなくつじつまが合います。が、たぶんそれは後付けの理由です。窃盗症は「盗む」ことがしたいのであって「何を」は二の次。極端な話、物は何だっていいのです。私の場合は食品以外も盗むようになり、そのうち手あたり次第という感じになりました。「欲しい」と思って盗んでいたはずがそのうち「盗めそう」と思うと盗むようになり、しばしば別に欲しかったわけでもない物を、ただ盗めそうな状況だったから盗んだ、となっていきました。盗めそうだから盗む。病的窃盗と言われるゆえんです。

　窃盗の前後に何を考えているのか。毎日何かしら盗むようになってからは行為が習慣化・自動化し、一回ごとに自分の行為やその是非について考えを巡らせるようなことはまずなくなりました。いいか悪いか、やるかやめるか、そういう過程は全部省き、毎回ほとんど何も考えぬまま行為に及んでいました。歯磨きや洗顔のような習慣的行為が、意識せずとも自動的に始まって終わるのと同じです。ただしうまくやりおおせるため、人に見つからないため、捕まらないための相応の思料、計画や段取りはあり、その面ではむしろ普段以上に頭を使っていたはずです。目的の行為を成功させることにのみ全力を傾注し、その行為自体、行為の結果や影響についての反省的な思考は絶えてありませんでした。

　いったいどうやって、犯罪に他ならない自己の行為を正当化していたか。これは私に限ったこととして述べますが、規則より自分の都合を優先させる規範意識の希薄さ、自分さえよければ、また自分だけは特別という自己中心、いつも自分は損をしているがそれは当然取り返していいはずだという誤った思い込み、盗んだってばれなければ、知られなければいいという図々しさ、それらもろもろの総合として「事情によっては盗むのも仕方ない」「これは損した分を取り返しているのだ」というような考えに至ったもようです。

　今思うのは、窃盗は自分にとって極めて重大で切実な問題ではあるけれど、でもそれは問題の「本質」ではない、ということ。「盗むのも仕方ない」に至った思考のありようこそが自分の問題点だ、ということです。

10. 高齢化と精神保健

A. 高齢化をめぐる現状

[1] 高齢化の進展

　日本の全人口は 2020（令和 2）年で 1 億 2,622 万人となった。2046 年には 1 億人を下回ると予想されている。一方 65 歳以上の**高齢者人口**の全人口に占める割合は 1950 年代に 4.9％と最も低下したが、2020 年は 28.8％と増加している。**倍化年数**は、諸外国では 40 年以上だったのに対し、日本では 24 年と最も短い。そのため、日本では高齢者に対する制度の整備や方策の実施を短期間に検討する必要があった。

　平均寿命は 2019（令和元）年で男性 81.41 年、女性 87.45 年、**健康寿命**は 2016（平成 28）年で男性 72.14 年と女性 74.79 年であった。

　全世帯に占める 65 歳以上の者がいる世帯も、1989（平成元）年には全世帯の 27.3％だったが、2019 年には 49.4％に増加している。家族形態も 2019 年には夫婦のみ世帯が 32.3％、単独世帯が 28.8％、そのうち高齢者世帯が 58.1％であった。こうした家族形態の変化は、高齢者の社会とのつながりや家族の介護力に影響を与えている。

[2] 高齢者の健康状態

　「平成 19 年国民生活基礎調査」によると、日常生活への影響がある高齢者の割合は、前期高齢者で人口千対が約 170 に対して、後期高齢者は約 300 とほぼ倍になっている。特に「日常生活動作」と「外出」に支障をきたしている。**有訴者率**は 65 歳以上でほぼ何らかの自覚症状があり、主に「腰痛」「肩こり」「手足の関節痛」など整形外科領域に関連する自覚症状が多い。**通院者率**は、65 歳以上で男性約 630、女性約 640 で主な疾患は「高血圧」「腰痛症」「眼科疾患」である。

B. 精神の老化

[1] 老化の定義と特徴

(1) 老化の定義

　コンフォート[1]は、「**老化とは衰退過程であり、活力の低下と傷害に対**

---

65 歳以上の高齢者人口の全人口に占める割合
「高齢化率」という。「率」と表現されているが、本来は「割合」である。

倍化年数
高齢化率が 2 倍となる期間。

平均寿命
0 歳の人があと何年生きられるかという期待値。

健康寿命
自立した生活を送ることができる期間である。平均寿命から介護が必要となる年数を引いた数で表す。これを「障害調整平均余命」ともいう。

日常生活の自立度
病気などによる障害や加齢に伴う身体機能の低下などにより影響される。

有訴者率
病気やけがなどで自覚症状のある者の人口千人に対する割合。医療施設・介護保健施設への入院・入所者は省く。

通院者率
医療機関，施術所（あんま・はり・きゅう・柔道整復）に通院・通所している者の人口千人に対する割合。

コンフォート
Comfort, A.

して弱くなることで、それらが測定可能で、死の確率が増大する現象」と示している。また「老化とは、時間の経過とともに生体のホメオスタシスが崩壊していく過程である」とも表現している。**ホメオスタシス**とは、外部環境が変化しても、内部環境を一定の恒常状態に維持する生体の能力を指している。高齢者は加齢の進行に伴いさまざまな機能低下が見られる。そのため、疾病に罹患すると慢性化しやすく、障害を抱えて生活することが多い。

(2) 老化の特徴

老化の基本的特徴として**ストレーレル**[2]は①普遍性、②内在性、③進行性、④有害性を挙げている。①普遍性とは、老化はどんな生物にも、どの臓器にも例外なく起こる現象であるということ。②内在性とは、老化は基本的に生物本来の内的因子によって起こる現象であるということ。③進行性は時間依存性とも言うが、時間とともに進む不可逆的な変化であるということ。④有害性とは、発育期や成熟期と異なり、諸機能が低下し生体にとってマイナスの要因が増える時期であるであり、その先には死が待っているということを示す。

また、**ショック**[3]はより広い機能を含めた老化現象の特徴を10原則にまとめている。その中の第1原則では「死の確率は年齢とともに対数的に増加し、生体の機能に関する測定値は年齢とともに直線的に低下する」とされている。この原則に当てはまる機能は多く、特に運動機能はこれに従う。

[2] 老化と脳

老化に伴う変化は大きく「生理的老化性変化」と「病的老化性変化」の2つに分かれる[1]。生理的老化性変化とは、「老化に伴ってほぼ直線的に増加し、ある年齢以上になると少なくとも定性的には必発の変化であるが、これが出現しても特定の疾患とは関連しない」状態をいう。対して病的老化性変化とは、「老化で増加するが、その増加は決して直線的ではなく、一定以上の年齢になると必発する変化でもない。しかも、これがある程度以上にみられる場合には特定の疾患と密接に関連する変化」としている。

老化脳を神経病理学的に観察すると、脳の老化には「**脳実質の老化**」と「**脳血管の老化**」がある。「脳血管の老化」の代表は動脈硬化である。「脳実質の老化は、神経細胞の萎縮・脱落という病変が基本的な脳の老化である[1]。老化脳を神経生理学的に観察すると、高齢になるほど記憶障害を起こす可能性が高くなるが、これは記憶に密接な関係があるアセチルコリンが老化によって減少するためであると考えられる。また高齢者に見られる

運動機能の低下は、ドーパミンの減少が関連していると想定される。

[3] 精神機能の老化

脳の老化に伴って精神機能にも老化現象が現れる。これを「**精神老化**」と呼ぶ[1]。精神老化は脳の老化のみならず、身体の老化や社会的・家族的な変化によっても大きく影響を受ける。

(1) 知的能力の変化

一般的には50歳代から知能は低下するが、個人差は大きい。脳の老化の程度のみならず、教育的背景や社会文化的環境とも関係すると思われる。

記憶は知能を構成する重要な要素である。高齢者の記憶障害の特徴はいわゆる「ど忘れ」に代表される、想起の障害である。記憶が失われるときは、「リボーの法則」という一定の順序がある[4]。それは、①最近の事柄から記憶は減弱していく、②複雑な記憶は単純な記憶より早く失われる、③知的に習得されたもののほうが体験的なものより失われやすい、④感情的能力は知的能力よりもはるかにゆっくり減少する、⑤日常の慣習的なこと、長い間に身についた習慣などは最後に侵される、といった内容である。

リボー
Ribot, Théodule A.
1839-1916

(2) 感情面の変化

年齢を重ねると、感情が平板化したり物事に感動しにくくなる傾向にあるが、逆にささいなことで涙ぐんだり怒ったりすることがあり、進行すると情動失禁の状態になる。他人や物事に対する興味・関心が乏しくなるが、一方で自分の身体や身近な金銭や持ち物などに対する関心が高まり、執着心が強まる。体力の低下、活動性の低下、性機能の低下、記憶力の低下、学習能力の低下を自覚・体験することで喪失感が強まり、孤独感を感じ、そこに死への不安が重なり、抑うつ状態や被害的反応などを起こし、不安定な状態になりやすい。老年期が**喪失の年代**といわれる所以である。

(3) 意思・欲動の変化

意思・欲動も一般的に加齢に伴い減弱する。何事にも億劫になり、細かいことや労力を要する活動を好まない。独りで活動することを好むようになる。これにより人とのつながりも乏しくなりがちである。学習能力や適応能力も低下するため、新しいことや場所を避けるようになる。

(4) 性格の変化

高齢者に見られやすい性格として、保守的、自己中心的、易怒的、短気、引っ込み思案、義理堅い、頑固、融通がきかない、話がまわりくどい、僻（ひが）みやすいなどがある。従来の性格が高齢者になってまったく別の性格に変わっていたら、病的な過程が想定される。通常は、もともとの性格の一部が協調されたり、減弱化されたりするだけである。

［4］ 高齢者の主な精神症状

（1）不眠

　加齢に伴って生理的に睡眠パターンが変化する。睡眠深度が浅くなって熟眠が阻害され、睡眠時間が短縮し、中途覚醒や早朝覚醒が多くなる。昼寝などで睡眠不足を補うことによる、睡眠と覚醒のリズムの混乱が原因であることが多い。そのため、生活リズムを整えることで多くは改善する。

（2）不安

　老年期は、配偶者との死別、退職に伴う経済状況の悪化、生活環境の変化など「失う」体験が増えると、精神的に不安定となり、不安になりやすい。ささいな変化を異常と捉え、深刻で行き過ぎた心配をする心気、持続的な身体症状が出現する身体化障害、器質的変化をきたす心身症を引き起こす。

（3）健忘

　記憶は、新しい情報を学習（記銘）し、保持し、必要に応じて情報を想起する精神機能である。ビタミンB1欠乏症、視床の障害、後大脳動脈循環不全、低酸素症、低血糖症等でも健忘症状が見られる。

C. 高齢化と精神保健

エンパワメント
empowerment
病気や障害そして高齢などにより無力（powerless）な状態に陥った人びとに、自分に合った方法でパワー（その人の力）を回復させていくこと。

　老いることは経験の蓄積を認めることであり、その活用により社会貢献が可能である。人格は円熟し社会性がより豊かになる。このように老いることは衰退ばかりではなく、自己実現や社会での役割などにより、**エンパワメント**を生み出せる可能性をもっている。こうした考えをサクセルフル・エイジングという。これは生活の質や社会貢献と関連するものとされており、そのため、周囲とのかかわりや環境整備が求められている。

注)

(1) Comfort, A. "The prevention of ageing in cells.", *Lancet. 1966 Dec 17; 2 (7477)*, pp.1325-1329.

(2) Strehler, B. L. *"Time, cells, and Aging, 2nd ed."*, Acade, oc Pr., New York. 1979, pp.12-16.

(3) Shock, N. W. "Some of the facts of aging."*Aging; Some social and biological aspects, No.65*, 1960, pp.254-255.

(4) Ribot, T. *"Les maladies de la mémoire."*, 1881.（渡辺俊三ほか訳「Ribot, T.―記憶の病」医学書院編『精神医学』25巻7号，9号，1983.）

▌理解を深めるための参考文献

●佐藤眞一ほか『老いの心―加齢と成熟の発達心理学』有斐閣アルマ，2019.

　生涯発達心理学の基盤に、「老い」を「高齢者の心理的成長」というプラス思考で、「個人の老い」と「社会の老い」を多角的に考察できる本。

第6章 精神保健に関する発生予防と対策

1. 精神保健の予防の考え方

A. 精神保健と予防

［1］予防の概念

　予防とは、悪い事態の起こらないように前もって防ぐこととされ、予防行動として、疾病や障害を予防するような健康維持増進活動を行うことがまず挙げられる。また、体調が悪化してからの治療ではなく、早期に対処し心身への影響を最小限に抑えるといった早期発見・早期治療の考え方も普及し始めている。

　介護予防という概念も浸透し始めている。**介護予防**とは、単に介護保険サービス受給の対象者となることの予防やすでに介護保険サービス受給者の要介護度の悪化を予防だけではなく、生活場面での自立や社会参加といった、生き生きとした人生を過ごすことができるように支援することを目標としたものである。現在、日本の介護保険における予防事業は、2016（平成 28）年度において介護保険費全体の 1.1％（1 千億円）であり、まだ予防に関する支出は少なく諸外国と比べても低い水準である。今後は介護予防に対する事業拡大が進むものと考えられる。

　医療の分野においては、予防医学の概念があり、この考え方は疾病の発生を防ぐという意味だけではなく、疾病の進展防止、および後遺症の軽減のための治療やリハビリテーションも含まれている。現在、日本人の死因は 2020（令和 2）年時点で 1 位が悪性新生物（がん）、2 位が心疾患、4 位が脳血管疾患となっている。これらの 3 疾患は、予防によって防ぐことができる可能性がある疾患であり、疾病対策として予防医学は注目を浴びている。また、日本国内で高齢者の割合が増えていく中、医療費の圧迫が見られており、医療保険、年金保険、介護保険などの仕組みが今後脆弱になる可能性がある。そのためにも、日常生活に支障をきたすことなく制限されずに生活ができる健康寿命の期間をいかに伸ばせるかが喫緊の課題となってきている。

［2］予防の分類と実際

　現在、世界中でこころの病が社会に及ぼす影響について注目されており、**世界保健機関（WHO）**は、どの疾患が社会に重要な影響を及ぼすかを指

標として、健康被害の指標（**障害調整生命年**。以下、DALY）を発表している。日本の DALY は精神疾患が 19%と第1位であり、がん 18%、心血管障害 16%と続き、自殺も 4%を占めている。この結果から精神疾患が社会に重要な影響を及ぼす疾患であることが明らかになっており、日本を含め先進国は、こころの病をがん・心血管障害と並ぶ三大疾患として捉えて、精神保健領域における予防に力を入れている。

　精神保健領域における予防として、児童精神科医であった**キャプラン**は、精神保健領域における予防を一次予防、二次予防、三次予防と3つの次元から定義している。

（1）一次予防

　疾病／障害の予防・健康維持増進を目的として、潜在的に問題を引き起こす可能性のあるすべての人びとを対象に状況を改善する介入である。突然の災害や事故に巻き込まれることでの過度のストレス状態となり、2次障害としてうつ病発症のリスクや心的外傷後ストレス障害の発生などは生活上、誰にでも起こりうる可能性があるため、精神保健分野における予防はとても困難であることがいえる。

　講演会の実施や啓発活動によりメンタルヘルスへの関心や知識の定着、ストレスマネジメント方法等を学ぶことや地域住民がコミュニケーションを取ることのできる交流の場の開拓により他者との良好なつながりを保持することなどが例として挙げられる。このような取組みにより、生活上のストレス等による疾病を発生させない、もしくは悪化を防ぐことが重要である。

（2）二次予防

　早期発見・早期治療を目的として、障害や問題の初期兆候が見られる人びとを対象に問題が深刻化する前に関わり、問題を最小限に抑えることを目指す介入である。

　職場におけるストレスチェック制度を用いたスクリーニングや初期のカウンセリングなどが挙げられる。スクリーニングを通して、初期の段階での治療を開始することができ、精神的な不調を相談する際の社会資源の提供により精神疾患の未治療期間の短縮につながる。

（3）三次予防

　再発防止・リハビリテーションを目的として、問題を抱える人を対象に、問題の重篤化や長期化、それらから生じる障害の軽減に重点を置く、そして問題の再発や複雑化の予防を目指す介入である。

　心理教育、包括型地域生活支援プログラム（ACT）、訪問看護、職業訓練、社会生活技能訓練（SST）などが挙げられる。休職後の職場復帰・再発予防段階での取組みを通して、休職中や職場への復帰する際の支援と再

障害調整生命年（DALY）
Disability Adjusted Life Years

キャプラン
Caplan, Gerald
1917-2008

障害や問題の初期兆候
うつ病を例に述べると、精神的な初期兆候として、意欲の低下や抑うつ気分などが挙げられ、身体的な初期兆候として、不眠、食欲不振、疲労感などが特徴として挙げられる。

包括型地域生活支援プログラム（ACT）
Assertive Community Treatment

社会生活技能訓練（SST）
Social Skills Training
なお、一般社団法人SST普及協会では「社会生活スキルトレーニング」と訳すことを提唱している。

発の予防が行われている。このような適切な治療や支援を受けることで病状が悪化して再入院をせずに社会復帰している人びとは増加してきている。

　これらの分類は、明確に区分できるものではなく、重複した分類も見られる。

B. 精神保健と公衆衛生

[1] 公衆衛生の概念

ウィンスロウ
Winslow, C. E. A.
1877-1957

　ウィンスロウ（1920）は、**公衆衛生**の定義として、「組織化された地域社会の努力を通じて（through organized community efforts）、疾病を予防し、寿命を延長し、身体的および精神的健康と能率の増進を図る科学であり技術である（1949 年改訂）」[1]としている。

　臨床医学が患者を対象とするのに対し、公衆衛生では、健康な人間を含めた集団を対象とし、社会全体の健康水準の向上を目標とする。病気の早期診断・早期治療や予防のための衛生教育だけでなく、生活水準を保障する社会機構をも含む分野であり、18 世紀から 19 世紀のヨーロッパで本格的に発展してきた。

　公衆衛生は、人びとの生活や行政サービス、社会・経済情勢などと密接につながっており、公衆衛生活動の目標の達成には組織的な政策・施策の立案とその実行が不可欠となる。現在の日本において、少子高齢化の進行や生活習慣病の増加から、新型コロナウイルス感染症の感染拡大で顕在化された医療提供体制の問題に至るまで、多分野にわたる課題が生じており、国民の健康の保持・増進における公衆衛生の役割は非常に大きいといえる。

　具体的な取組みとして、母子保健、伝染病予防、生活習慣病対策、精神保健、食品衛生、住居衛生、上下水道、屎尿塵芥処理、公害対策、労働衛生などが挙げられる。

[2] 公衆衛生上の精神保健に関する取組み―健康日本 21

　健康日本 21（第 2 次）の取組みが 2013（平成 25）年度に開始され、10 年後の 2022（令和 4）年度の達成を目指して行われた。

　健康日本 21 は個人の生活習慣の改善、個人を取り巻く社会環境の改善を通じて、子どもから高齢者まですべての国民がともに支え合いながら希望や生きがいをもち、ライフステージに応じて、健やかで心豊かに生活できる活力ある社会を実現することを目標にしている。

　基本的な方向性として、次の 5 つの目標項目が掲げられている。
①「健康寿命の延伸と健康格差の縮小」
②「主要な生活習慣病の発症予防と重症化予防の徹底」

③「社会生活を営むために必要な機能の維持・向上」

④「健康を支え、守るための社会環境の整備」

⑤「栄養・食生活、身体活動・運動、休養、飲酒、喫煙及び歯・口腔の健康に関する生活習慣及び社会環境の改善」

また、「社会生活を営むために必要な機能の維持・向上」の項目に、こころの健康として、①**自殺者の減少**、②**メンタルヘルスに関する措置を受けられる職場の割合の増加**が目標として挙げられている。

[3] こころの健康・休養に関する現状と目標

（1）こころの健康[2]

自殺死亡者数は2021（令和3）年では年間2万1,007人であり、10〜39歳の死因の1位を占めている。自殺者の約7割が男性であり、最も多いのは50歳代である。また、自殺者の約4割が勤労者である。さらに、自殺死亡率で見ると、10歳代は他の世代と比べてピークからの減少幅が小さく、ほぼ横ばいで推移しているのが日本の特徴である。10〜29歳の自殺の原因・動機として、「進路に関する悩み」「親子関係の不和」などの学校問題や家庭問題が挙げられている。さらに、「うつ病」「統合失調症」などの精神疾患に関する健康問題の割合も高く、若年者を含め、自殺者減少のためには、こころの健康問題への対策が重要となる。

自殺死亡者数の減少（人口10万人あたり）
自殺総合対策大綱の見直しの状況を踏まえて設定し、13.0以下とすることを目標にしている。

メンタルヘルスに関する措置を受けられる職場の割合の増加
2020（令和2）年までに100％とすることを目標としている。

（2）休養

週労働時間60時間以上の雇用者の割合は減少傾向である。しかし、過重労働を原因とした脳・心臓疾患、精神障害の労災認定件数は高水準である。休養面として、睡眠不足、睡眠障害はうつ病などの精神疾患に関係するほか、肥満、高血圧、糖尿病などを悪化させる要因となる。

公衆衛生の分野においては、集団の健康指標を数値化し、問題点の認識と解決のための対策行動を計画して実施されている。また、統計を用いて取組みの評価がなされている。

週労働時間60時間以上の雇用者の割合
2020年までに5.0％以下とすることを目標としている。

睡眠による休養を十分にとれていない者の割合
2022年までに15％以下とすることを目標としている。

注）

(1) Winslow, C.-E. A. "The untilled fields of public health." *Science. 51（1306）*, 1920, pp.23–33.

(2) 警察庁ウェブサイト「令和3年中における自殺の状況（令和4年3月15日）」および厚生労働省ウェブサイト「令和4年版自殺対策白書」.

▌理解を深めるための参考文献

●医療情報科学研究所編『公衆衛生がみえる 2022–2023』メディックメディア，2022.
精神保健に携わる者全般に対して、「公衆衛生」について統計資料とともにわかりやすくまとめられている。

2. アルコール関連問題に対する対策

A. 個人の問題から社会の問題へ

[1] 多量飲酒者とアルコール関連問題の実態

多量飲酒者
過去30日間で一度に純アルコール量60g以上の飲酒を行った者。

　日本全体のアルコール消費量は減少傾向にあるが、**多量飲酒者**の割合は、2010（平成22）年以降現在まで男女とも改善せず、「最も飲酒が多い20%の人々が全てのアルコール消費量の70%近くを消費している（**OECD**報告：2015）」と指摘される。**生活習慣病**のリスクを高める飲酒は、女性の割合が優位に増加し、**アルコール性胎児症候群**などのリスクから、女性の飲酒対策が喫緊の課題である。また、多量飲酒ががん等の**疾病**や自殺のリスクを高めることも疫学調査で明らかである。そのほか、飲酒運転、配偶者からの暴力、虐待、生活・経済的困難を含む**アルコール関連問題**による死亡者は毎年3万5,000人、社会的損失は約4兆円と推計される。さらに、アルコール依存症の疑いのある者303万人のうちアルコール依存症の生涯経験者は54万人と推計される。しかし、アルコール依存症の専門治療を受けた患者数は外来・入院をあわせてもわずか13万人ほどにとどまる。いわゆる「治療（トリートメント）ギャップ」と呼ばれるこの現象は、日本におけるアルコール関連問題対策の重要課題の1つとなっている。

アルコール性胎児症候群（FAS）
fetal alcohol syndrome
妊娠中の母親が習慣的に飲酒することで胎児がアルコールの影響を受け、精神発達遅滞や先天異常の原因の1つとなっている。こどもに小さな目（短い眼瞼裂）、薄い上唇などの特徴的な顔つきや成長の障害、中枢神経系の障害が見られる。

多量飲酒に起因する疾病
たとえば、アルコール性肝硬変の死亡数は肝疾患全体の死亡数の8割を占め、激増している。

[2] 社会の問題の対策として誕生したアルコール健康障害対策基本法

　多量飲酒者やアルコール関連問題の実態を明らかにし、国の責務を明示したのは、2013（平成25）年に「**アルコール健康障害対策基本法**」（平成25年法律第109号。以下、アル法）が制定されてからである。これまで、アルコール関連問題に苦しむ人は、**拘禁・規制**の対象であり、世間は「自業自得」「自己責任」等の烙印（スティグマ）を押してきた。その結果、本人のみならず家族も深刻なアルコール関連問題に巻き込まれ、専門治療や相談先を知らず支援の狭間に落ち込む社会的排除の対象とされた。アル法の制定は、アルコール関連問題を個人の問題から社会の問題へ、「拘禁・規制」から「予防・治療・支援」へとパラダイム（固定観念）が転換する契機となったといえよう。

　アル法は、任意活動団体「**アルコール関連問題基本法推進ネットワーク（アル法ネット）**」を中心に、市民運動とソーシャル・アクションによって

アルコール関連問題基本法推進ネットワーク（アル法ネット）
アルコール関連問題の治療や支援に関わる学会、職能団体（ソーシャルワーカーも含む）、自助グループ団体、国会議員、市民団体などが連携し、法律の立案から制定後の現在においても法律のさらなる推進のために積極的に活動している。事務局は、特定非営利活動法人ASK（アスク）にある（http://alhonet.jp）。

結実した当事者主体の立法であり、理念法である⁽¹⁾。アル法 1 条には、不適切な飲酒が本人、家族へ重大な社会問題を生じさせる危険性が明記されている。また、国、地方公共団体、酒類業界、国民等の責務によって、アルコール健康障害の発生、進行および再発の防止と支援の充実を図るとする目的を掲げている。

図 6-2-1　アルコール健康障害対策推進基本計画の 10 の基本施策

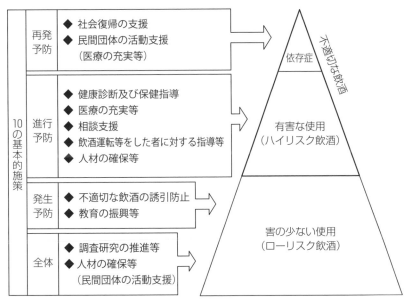

出典）特定非営利活動法人 ASK ウェブサイト「アルコール健康障害対策基本法」より一部修正.

この目的を達成するための**アルコール健康障害対策推進基本計画**（以下、推進基本計画）では、**図 6-2-1** に示す通り、ローリスク飲酒からハイリスク飲酒、依存症までを対象に、発生（1 次予防）・進行（2 次予防）・再発（3 次予防）、全体に関わる調査研究、人材確保等と包括的な 10 の施策が明示されている。この計画を基に、全都道府県が**都道府県推進基本計画**を策定し、地域の実態と特性を踏まえた取組みを進めている。さらに、アル法制定は、総合的な依存症対策（アルコール依存症、ギャンブル等依存症、薬物依存症）⁽³⁾の整備にも寄与している。

B. アルコール関連問題に関わるソーシャルワークと推進基本計画

[1] ミクロ・メゾ・マクロの苦しみの構造と取り組むべき施策

アルコール関連問題の苦しみの構造は、ソーシャルワークの視点で挙げる

1 条（アル法）
「この法律は、酒類が国民の生活に豊かさと潤いを与えるものであるとともに、酒類に関する伝統と文化が国民の生活に深く浸透している一方で、不適切な飲酒はアルコール健康障害の原因となり、アルコール健康障害は、本人の健康の問題であるのみならず、その家族への深刻な影響や重大な社会問題を生じさせる危険性が高いことに鑑み、アルコール健康障害対策に関し、基本理念を定め、及び国、地方公共団体等の責務を明らかにするとともに、アルコール健康障害対策の基本となる事項を定めること等により、アルコール健康障害対策を総合的かつ計画的に推進して、アルコール健康障害の発生、進行及び再発の防止を図り、あわせてアルコール健康障害を有する者等に対する支援の充実を図り、もって国民の健康を保護するとともに、安心して暮らすことのできる社会の実現に寄与することを目的とする」。

アルコール健康障害対策推進基本計画
アル法 12 条 1 項に基づき、アルコール健康障害対策の総合的かつ計画的な推進を図るために策定されるものであり、政府が講ずるアルコール健康障害対策の最も基本的な計画として位置づけられる。推進基本計画は 2022（令和 4）年 3 月に改定され（第 2 期）、2021（令和 3）年度から 2025 年度までのおおむね 5 年間を対象としている⁽²⁾。

図 6-2-2　アルコール関連問題の苦しみの構造とソーシャルワーク支援

	苦しみの構造	アルコール関連問題の苦しみの具体例	必要な支援例	支援方法の例
マクロ	成長に影響を与える巨大な自然環境、物理的・社会的・文化的・経済的・政治的構造（技術、言語、住居、法律、慣習、規制、社会現象など）から生ずる苦しみ	●偏見・差別（「自業自得」「自己責任」「めんどうくさい」など） ●治療・支援に関する社会保障など対策の在り方 ●依存症対策の地域格差 ●治療ギャップ	●治療者・支援者の意識改革 ●法制度の策定、改定 ●啓発 ●発生予防	●ソーシャル・アクション ●職能団体・学会等による研修 ●専門職養成カリキュラムの見直し ●診療報酬等の見直し ●教育現場での予防教育の実施 ●感染症に伴う、治療や支援の確保 ●自殺対策 ●モデル事業
メゾ	ミクロ環境の機能に影響を与える学校の友人、会社の友人、同僚、近隣の住人との人間関係から生ずる苦しみ	●仕事の効率低下 ●職域にある偏見・差別 ●失職 ●近隣からの孤立（孤立死） ●信頼関係の喪失 ●自助グループや専門医療機関、相談、社会復帰施設などへのアクセスの課題（地理的条件や数など）	●社会復帰支援 ●就労支援 ●地域包括支援	●コミュニティ・ソーシャルワーク ●リワーク ●オンラインの活用による支援（オンライン自助グループ、オンライン相談など）
ミクロ	個人に内在する肉体的、精神症状的苦しみと、個人がある一定の期間、日常生活の中で、個人のプライバシーのような身近な直接接触していてかつ交互作用するレベル（個人や家族の経験など）に生ずる苦しみ	●肝臓病、がんなどアルコール臓器障害（一般医療機関での内科入退院救急搬送の繰り返し） ●認知症、離脱症状、うつなどの精神障害 ●暴力、虐待、ネグレクト ●家族関係の悪化（離別、離婚） ●ヤングケアラー ●いじめ、不登校 ●生活困窮、借金 ●自殺未遂	●アウトリーチ ●危機介入 ●教育支援 ●生活困窮支援 ●ケアラー（ヤングを含む）支援 ●介護にかかわる支援	●ケースワーク ●グループワーク ●受療支援 ●動機づけを高める面接 ●飲酒に関する教育プログラム ●家族相談 ●家族教室（CRAFT） ●SBIRTS（エスバーツ） ●ケアマネージメント ●ハームリダクション（減酒） ●マトリックスモデル（SMARPP）

（左側に「包括的なソーシャルワーク実践」と縦書きの表示、マクロ・メゾ・ミクロの上下矢印）

出典）筆者作成.

と、ミクロ・メゾ・マクロの苦しみ（**図6-2-2**）にわたっている。これらは、ソーシャルワークの今日的な実践課題を包含し包括的支援を必要とする。

[2] 家族の相談支援体制の整備

　アルコール関連問題の苦しみによって相談希求が高くなるのは、本人よりも家族であることが多い。**家族相談**は、アルコール関連問題の解決の契機となる可能性もあり欠かせない支援である。たとえば、子どもの不登校の相談であってもその背景には親のアルコール関連問題が隠れていたり、医療費の支払い困難の背景にはアルコール臓器障害による失職があったりする。したがって、依存症専門相談拠点の窓口にとどまらず、どのような相談窓口であろうとも家族の苦しみを受け止め、アルコール関連問題をアセスメントし適切な支援やサービスを提供する相談体制の整備が必要である。そのためには、相談を生業とする1人でも多くのソーシャルワーカーが、多様な社会福祉の現場において「**アル眼鏡**」をかけ、早期発見・支援ができるようになることが期待される。

家族相談
アルコール関連問題専門の家族相談を実施する窓口は、保健所、精神保健福祉センター、家族会（自助グループ）、民間の依存症専門相談室、医療機関内に常駐するソーシャルワーカーなどがある。

アル眼鏡
アルコール関連問題が見える眼鏡の意味。一般社団法人 日本アルコール関連問題ソーシャルワーカー協会が2016（平成28）年度から実施している「ソーシャルワーカーのためのアルコール依存症回復支援基礎講座」において、研修の目的を受講者にわかりやすく伝えるために造った言葉である。

[3] ハームリダクションの考えに基づく SBIRTS、減酒治療

「治療ギャップ」を解消するためのアルコール関連問題の早期発見・早期介入に、**ハームリダクション**の考え方が導入され、SBIRTS（エスバーツ）や**減酒治療**という新たな治療・支援が始まっている。

推進基本計画第2期でも、内科・救急等の一般医療、一般精神科医療機関、専門医療機関、相談拠点、自助グループ等の関係機関の連携体制の構築として SBIRTS が推奨されている。また、減酒治療は、かつては治療や支援の対象とみなされなかった多量飲酒者を軽症の**アルコール使用障害**と診断し、飲酒量を減らす新たな治療法である。これまで専門治療につながらなかった大多数のアルコール関連問題をもつ人びとに対し、治療への抵抗を減らし一般医療機関（身体科、一般精神科）で可能な介入を行い軽症群はそのまま一般医療機関でサポートする際の有効な治療法[5]の1つとして注目されている。

[4] 切れ目のない連携支援体制の定着に向けて

切れ目のない支援体制の構築に向け、国の10割補助により、全国で「**地域内連携**」と「**総合病院内連携**」で構成される連携モデル事業が始まっている。アルコール関連問題に苦しむ人びとを誰一人として排除しない連携支援体制の定着につながることが期待される。

注）

ネット検索によるデータ取得日は，2022年5月20日.

(1) 稗田里香「アディクションに関する政策の動向と課題―マクロ・ソーシャルワークの視点から」ソーシャルワーク研究所編『ソーシャルワーク研究』第46巻2号，相川書房，2020，pp.17-24.

(2) 厚生労働省ウェブサイト「第2期アルコール健康障害対策推進基本計画（令和3年3月）」.

(3) 厚生労働省　社会・援護局障害保健福祉部精神・障害保健課依存症対策推進室「依存症対策について（令和2年2月14日）」依存症対策全国センターウェブサイト，都道府県等依存症専門医療機関・相談員等合同全国会資料，2020，p.9.

(4) 松本俊彦ほか『ハームリダクションとは何か―薬物問題に対する，あるひとつの社会的選択』中外医学社，2017，p. iii.

(5) 成瀬暢也『アルコール依存症治療革命』中外医学社，2017，p.11.

■理解を深めるための参考文献
●稗田里香『アルコール依存症者のリカバリーを支援するソーシャルワーク理論生成研究――一般医療機関での実践を目指して』みらい，2017.
一般医療機関に潜在するアルコール関連問題の苦しみの構造を可視化し、ソーシャルワーク実践方法の理論化を試みた。「治療ギャップ」を解消するソーシャルワーク実践の参考になる本。

ハームリダクション
harm reduction
問題を抱える人を孤立させずに、「その問題について話し合える関係」を維持しながら少しでも健康被害や危険の少ない解決策を探っていく方法論[4]。
➡ p.164
第6章3節 B. [4] 参照。

SBIRTS
Screening（スクリーニング）、Brief Intervention（簡易介入）、Referral to Treatment（専門治療への紹介）、Self-help group（自助グループへの紹介）の頭文字を合わせた呼称である。

減酒治療
減酒治療とは、主体的に減酒の目標を決め、飲酒記録でフォローアップしたり、飲酒欲求を抑える節酒補助薬（ナルメフェン）を用いたりする。薬だけでなく、精神療法的アプローチ（集団精神療法や自助グループの参加など）と併用することがポイントである。

アルコール使用障害
これまでは、ICD-10（国際疾病分類第10版）によって「アルコール依存症」と診断し、これを治療の中核群と位置づけてきたが、DSM-5（『精神障害の診断・統計マニュアル』第5版）によって、「アルコール使用障害」と診断し、その中の軽症群を治療の中核群とした。

地域内連携
保健所単位の地域内で内科病院、診療所、相談窓口からの紹介により依存症専門病院が自助グループや社会復帰施設などと連携しながら支援する。

総合病院内連携
総合病院内での精神科リエゾンチームなどとの院内連携で早期発見・早期介入する。

アルコール関連問題に関する予防と対策—現場からの声

特定非営利活動法人 ASK（アスク） 代表 今成知美

ASK は、1983（昭和58）年にアルコール依存症家族の呼びかけで発足。草創期から「発生・進行・再発」の3つの予防を目標に掲げてきた。まず取り組んだのは電話相談と、依存症の正しい知識を広めるための出版事業。次に、予防教育と酒類への社会規制である。

なぜなら、20歳までの飲酒を禁じる法律はあったものの、当時は全国の酒販店に20万台以上の酒類自販機があり、かわいいペンギンのアニメがビールのCMに使われ、「イッキ飲み」が大流行りだったからだ。

時代は高度成長期、経済が最優先だった。消費者団体と連携して厚い壁に立ち向かっていた時、東京で開催されたWHOの会議で酒類自販機の禁止勧告が出された。海外の委員が日本の現状に驚いたのだ。事態は大きく動き、自販機は撤廃へ。保健体育の授業にもアルコール・薬物・タバコが組み込まれた。

お酒は嗜好品と言われる。けれど、お酒に含まれるエチルアルコールは薬物で、中枢神経への抑制作用（＝酔い）、依存性、発がん性、臓器毒性、神経毒性、胎児毒性などをもつ。

その後も大学生の急性アルコール中毒死が相次ぎ、ご遺族と啓発を続ける中で、「アルコール・ハラスメント（アルハラ）」という言葉が生まれ、酔いつぶして放置した側の法的責任が問われるようになった。幼児が犠牲になった飲酒運転から厳罰化が進み、アルコール依存症との関連から、違反者に受診を義務づける条例を制定する自治体も現れた。酒類

業界も自主基準に取り組み、妊娠中の飲酒のリスクを容器やCMに表示するようになった。

そして2010年、WHOが「アルコールの有害な使用を低減するための世界戦略」を採択。これを受け、アルコール関連問題に取り組む学会、断酒会やASK、ソーシャルワーカーなどの団体が連携して「アル法ネット」を結成。2013（平成25）年12月、議員立法による「アルコール健康障害対策基本法」成立に至った。基本法の目的にも「発生・進行・再発」の3つの予防が謳われている。その後、関係者会議が招集され、国の基本計画ができ、全都道府県で推進計画が策定された。

「情報を発信し、連携し、ないものは創る」というASKの活動は今、アルコールだけでなく、薬物・ギャンブル・ゲームなどにも広がっている。特に力を入れているのが、「依存症予防教育アドバイザー養成事業」である。依存症とその回復をよく知る当事者・家族と支援者が、予防のツールを持ち、偏見を是正して回復を応援する社会をつくる活動だ。コロナ禍の緊急事態宣言で自助グループが開けなくなった時、当事者・家族の立場のアドバイザーが連携して、「依存症オンラインルーム」を開設した。オンラインなら社会資源がない地域からも参加でき、子育て中でも参加しやすいので、コロナ禍後も活用できる。さまざまなルームがあり、支援者や学生の見学が可能なルームもあるので、ASKのウェブサイト（www.ask.or.jp）をぜひ覗いてみてほしい。

3. 薬物依存対策

A. 薬物乱用の実態と対策

[1] 薬物乱用の実態

　日本の薬物乱用は、第二次世界大戦後にヒロポン（覚醒剤）が大流行した第一次覚醒剤乱用期に始まり、1995（平成7）年から1998（平成10）年頃が第三次覚醒剤乱用期のピークとされ、中・高校生の薬物乱用の急増が指摘された。その後、覚醒剤事犯検挙人員数は第三次覚醒剤乱用期ピーク時の2万人弱からおおむね半減している。

　一方で近年の傾向として、大麻事犯者の増加が挙げられ、特にその過半数が青少年であることが特徴として挙げられる。また覚醒剤事犯者の再犯者率が上昇していることも大きな課題となっている。このような違法薬物に対し、市販薬や処方薬など「捕まらない薬物」の乱用が指摘されている。

[2] 薬物問題対策

　このような薬物乱用に対する取組みとして、1998（平成10）年に**薬物乱用防止五か年戦略**が策定され、以降2018（平成30）年の第五次薬物乱用防止五か年戦略まで策定されている。近年の事例として第四次薬物乱用防止五か年戦略の期間中に深刻な社会問題となった危険ドラッグに対し、取り締まり強化により終息したことなどが挙げられる。一方で、現在でも多くの課題が山積しており、その背景の一因として、匿名性の高いインターネットを利用した薬物売買の潜在化・巧妙化の進行が指摘されている[1]。

[3] 学校における薬物乱用防止教室

　第五次薬物乱用防止五か年戦略の「目標1：薬物乱用未然防止」の1つとして、学校における**薬物乱用防止教室**および啓発の充実が挙げられている。近年、青少年の薬物乱用が懸念されているが、違法薬物の生涯経験率（これまで1回以上違法薬物使用を経験した者の割合）は0.3％であり、諸外国と比較するとその割合は非常に低く[2]、「薬物乱用未然防止」の諸施策の成果であるともされる。

　薬物乱用防止教室は、「児童生徒が薬物乱用の危険性・有害性について正しい知識を持ち、薬物乱用を拒絶する規範意識を向上させことができ

薬物乱用防止教室
その基本的な対象となるのは薬物乱用経験のない児童生徒であり、薬物乱用を始めないための健康教育や、喫煙・飲酒・薬物乱用に誘われた際の断り方などのライフスキル教育などが含まれる。

る」[1]ことを目的とした一次予防が中心となっている。

一方で、中学生を対象とした調査研究によると、違法薬物使用の経験のある子どもには学校生活での孤立や家族とのコミュニケーション不足をうかがわせる共通項があることが指摘されている[2]。このような薬物関連問題を抱える児童生徒への支援もあわせて重要な視点となる。

[4] 薬物の乱用と依存

薬物乱用とは、薬物を社会的規範から逸脱した目的や方法で使用することであり、覚醒剤や大麻などの違法薬物を使用することは1回でも乱用となる。また、医師などの指示による用量・用法を守らない薬物使用も乱用である。**薬物依存**とは、薬物乱用を繰り返した結果、薬物使用のコントロールを失った状態であり、精神依存と身体依存が含まれるとされる。精神依存とは、薬物の効果が切れてくるとまた薬物を使用したいという強い「渇望」が生じる状態であり、自分自身で薬物使用をコントロールすることができなくなる。身体依存とは、薬物の効果が切れてくると離脱症状が現れる身体的な依存状態のことである。

このような薬物乱用から薬物依存への進行の過程において、身体疾患などの身体的影響、仕事や学校、家庭などの社会生活へ影響、失職や借金など経済的影響が生じ、周囲から強く批判・非難を受けるが、自分の意志のみでは特定の薬物をやめられない状態が依存症の状態である。

B. 薬物依存症の治療・支援

[1] 薬物依存症の治療

依存症の治療は、心理社会的治療と薬物療法に大別され、前者が主とされる。心理社会的治療は、①治療関係づくり、②治療の動機づけ、③精神症状に対する薬物療法、④解毒（中毒性精神病の治療を含む）、⑤疾病教育・情報提供、⑥行動修正プログラム、⑦セルフヘルプグループ・回復支援施設へのつなぎ、⑧生活上の問題の整理と解決援助、⑨家族支援・家族教育からなる[4]。

ここでは、⑥行動修正プログラムとして近年普及している、**SMARPP**[5]を挙げる。専門治療機関が非常に乏しい状況にあった薬物依存症治療において、SMARPPは**認知行動療法**的志向をもつワークブックを用いており、薬物依存の臨床経験に乏しい支援者が新たに支援プログラムを開始するための大きな動機づけとなったとされる。

また、薬物依存症の基本的理解として**自己治療仮説**[6]という考え方があ

薬物依存
飲酒者がすべてアルコール依存症になるわけではないように、薬物使用者がすべて薬物依存症になるわけではない。依存症の危険因子として、性別、民族性、精神疾患の既往などの生物学的因子、仲間からのプレッシャーや虐待、親の薬物使用などの環境因子などが挙げられ、複数の因子を有することで依存症の危険性が高まるとされる[3]。

SMARPP
Serigaya Methamphetamine Relapse Prevention Program
「スマープ」と読む。アメリカ西海岸を中心に広く実施されている覚せい剤などの中枢刺激薬依存を主な対象とする統合的外来治療プログラムである Matrix Model を参考として開発された。

自己治療仮説
self-medication hypothesis
薬物依存症の人は何らかの心理的苦痛（PTSDやうつ病などによる苦痛に満ちた感情体験）をもっており、これらの苦痛を軽減したり、変化させるための自己治療として薬物を使用していることを指摘している。
➡ p.27
第1章5節 A. 参照。

る。生きづらさの杖として薬物使用をしていた依存症の人に対し、単に薬物のない生活を目指すのではなく、その人の生きづらさと、それらへの対処を一緒に考えていくことが重要となる。

[2] セルフヘルプグループにおける支援

薬物依存症の治療において「⑦セルフヘルプグループ・回復支援施設へのつなぎ」と挙げられているように、依存症治療・支援の発展においてセルフヘルプグループは重要な位置づけとなっている。治療者―患者という伝統的かつ一方向的な支援モデルに「**当事者主体**」という新たな視点をもたらしたとされる。

依存症領域におけるセルフヘルプグループとしては、断酒会が1953（昭和28）年に断酒友の会として発足したことに端を発し、1975（昭和50）年には**アルコホーリクス・アノニマス（AA）**が、1981（昭和56）年には薬物依存症を対象とする**ナルコティクス・アノニマス（NA）**が日本で誕生した。AA を源流とするグループはアノニマスグループとも言われ、独自の組織理念としての12の伝統と、方法論としての12ステップが用いられており、その手法が現在まで守り続けられていることが大きな特徴となる。

[3] 依存症回復支援施設における支援

過去数十年間専門治療機関が乏しい状況にあった薬物依存症治療において、その役割を一手に担ってきたのが依存症回復支援施設**ダルク**である。

1985（昭和60）年の設立以来、現在では関連施設を含めると80余施設が展開されているダルクのプログラムは各施設の独自性に委ねられているが、その共有する根幹は NA に依拠しており、依存症から回復した回復者スタッフが中心となり運営する回復支援施設である。ダルクの成果について「ダルク利用者の追っかけ調査」の結果によれば、1年半後の利用者（確認の取れた退所者含む）の完全断薬率は約7割[8]とされており、高い数値が示されている。一方で、回復者スタッフを中心とした支援ゆえの困難も指摘されており、ダルクを取り巻く社会の変化について、「今後のダルクは挑戦期に入る」[9]と表現されている。その挑戦とは、多くのダルクが障害者総合支援法の枠組みの下に運営されるようになり、経営的な安定を得ると同時に、セルフヘルプグループを基盤とした支援の独自性をいかに維持することができるのかという課題であるとされる。

[4] 支援の新たな視座

日本をはじめ世界各国では、これまで薬物使用に対する処罰を重視する

アルコホーリクス・アノニマス（AA）
Alcholics Anonymous

ナルコティクス・アノニマス（NA）
Narcotics Anonymous

アノニマスグループ
アノニマスグループと支援者の関係として、「専門職とセルフヘルプ・グループの間にははっきりとした距離感」[7]があると指摘されており、支援者はアノニマスグループとの連携を基本としながらも相互に自律的関係が求められている。

ダルク（DARC）
Drug Addiction Reha-bilitation Center

ハームリダクション
harm reduction
国際ハームリダクション協会によると、「ハームリダクションとは、必ずしも薬物使用を減らすことなく、合法／非合法の精神作用性のある薬物の使用による健康・社会・経済への悪影響を減らすことを目的とした政策・プログラム・その実践を意味する」とされる。

ハームリダクション・プログラム
エビデンスレベルの高い代表的なハームリダクション実践として以下が挙げられている[11]。
• 薬物使用非犯罪化・合法化
• 注射器交換プログラム
• オピオイド置換治療法
• 若者向けの教育
• HIV 抗レトロウィルス薬の予防的内服 など

厳罰主義の政策をとってきたが、1980 年代以降欧米諸国を中心に世界各国で厳罰による薬物禁止政策は緩やかに衰退し、ハームリダクションの理念に基づいた政策や活動が実践されるようになっている[10]。

　現在の日本では、薬物使用の非処罰化などの政策や国際的に展開されるハームリダクション・プログラムは実施されていない現状にあり、その背景には、世界各国と比較し薬物使用者数が非常に少なく、注射器共有による HIV や C 型肝炎ウィルス感染も少ないこと、また、医療や支援実践においても歴史的に断薬以外の選択肢が検討されてこなかったことなどが影響しているとされる[11]。

注)

ネット検索によるデータの取得日は，いずれも 2022 年 5 月 15 日.
(1) 厚生労働省ウェブサイト「第五次薬物乱用防止五か年戦略」.
(2) 嶋根卓也「薬物乱用防止教育とスティグマ—『ダメ。ゼッタイ。』からの脱却は可能か」松本俊彦編『アディクション・スタディーズ—薬物依存症を捉えなおす 13 章』日本評論社，2020，pp.204-205.
(3) National Institution of Drug Abuse ウェブサイト「Understanding Drug Use and Addiction」.
(4) 成瀬暢也「治療・回復支援総論」宮田久嗣・高田孝二・池田和隆・廣中直行編『アディクションサイエンス—依存・嗜癖の科学』朝倉書店，2020，p.194.
(5) 松本俊彦・今村扶美・近藤あゆみ監修『SMARPP-24 薬物使用障害治療プログラム（改訂版）』金剛出版，2022.
(6) カンツィアン，J. E. ＆アルバニーズ，M. J. 著／松本俊彦訳『人はなぜ依存症になるのか—自己治療としてのアディクション』星和書店，2013.
(7) 久保紘章「セルフヘルプ・グループとは何か」久保紘章・石川到覚編『セルフヘルプ・グループの理論と展開—わが国の実践をふまえて』中央法規出版，1998，p.11.
(8) 嶋根卓也「民間支援団体利用者のコホート調査と支援の課題に関する研究」国立精神・神経医療研究センター精神保健研究所薬物依存研究部ウェブサイト，2018，pp.107-118.
(9) ダルク編『ダルク　回復する依存症者たち—その実践と多様な回復支援』明石書店，2018，p.103.
(10) 古藤吾郎「断薬と厳罰にこだわらない第三の道—ハームリダクション」信田さよ子編『実践アディクションアプローチ』金剛出版，2019.
(11) 高野歩ほか「ハームリダクションの理念と実践」日本アルコール・薬物医学会編『日本アルコール・薬物医学会雑誌』第 53 巻 5 号，2018，pp.151-170.

▌理解を深めるための参考文献
● ダルク編『ダルク　回復する依存症者たち—その実践と多様な回復支援』明石書店，2018.
　薬物依存症の経験をもち、スタッフとして依存症回復支援施設ダルクを運営する回復者スタッフが「回復」「実践」「連携」について著している。

LGBTQ と薬物依存

医療法人社団アパリ アパリクリニック 精神保健福祉士 白石玲子

私は東京都新宿区にあるクリニックのデイケアで、依存症からの回復を目指す LGBTQ の方が参加されるグループを担当している。このグループは、当院の LGBTQ の当事者スタッフが、セクシャリティを隠さず分ち合える場所として始めた。参加メンバーの特徴として多く挙げられることは、①ゲイ男性、②薬物依存症、③薬物はセックスドラッグとしての使用経験があること、④ HIV 感染症をもつことである。

メンバーには生活のうえで様々な困りごとがある。薬物に関する問題は他のセクシャリティの人たちと同様だが、セクシャリティや HIV 感染症を巡る事情の捉え方は人それぞれで、世代、地域、生活環境などで異なることが多い。困りごとの例をいくつか挙げると

「家族や職場、周りの人に彼女は？とか結婚は？と聞かれると煩わしい」

「パートナーや友人と一緒に住む家を借りる際に『男性だけだと衛生的ではない』など、理解がない言葉が返ってくることがあった」

「家族から自分の障がいやセクシュアリティを地域で言わないでほしいと言われた」

「HIV 感染症を病院で伝えると受診や治療ができないと言われてしまうことがあった」

など、セクシャリティだけによることもあれば、依存症や HIV 感染症といった様々な事情にまつわる困りごとを経験している。

社会的にまだまだ理解されていないいくつかの事情を抱える人たちは、自分の事情を伝えてよいのか、伝える場合はどの程度伝えるか、誰に伝えるか、いつ伝えるかについて、常に判断や選択を迫られる。抱える事情が多いため、その機会は多く訪れる。家族や友人、恋人・パートナー、職場での対人関係など、これまでの関係が長い人や今後も関係を続けていきたいと思う人ほど伝える際に悩んでしまう。また、伝えることによって人間関係が途切れてしまうのではないかという恐怖から、継続的かつ親密な付き合いをすることに対して煩わしく感じることもある。伝え方に悩むくらいなら聞かれる前に自ら言ってしまおうと捨て身な気分になって、オープンに話をし、今度は、「話してよかったのか？」という疑問を抱えることもある。また、意を決して打ち明けたにも関わらず、相手からの心無い言葉を受け、傷つく経験を繰り返すうちに、人とのコミュニケーションを諦めてしまうことがある。新たな困りごとが生じても他者に話すことができず、そのうち問題が複雑になったり、大きくなってしまったりすることがある。

デイケアでは、多くの共通する事情をもつ人と出会い、事情を伝えてよいかどうかという選択に迫られることから解放され、安心してそれらを話し、共有し、考えていくことができる。その中で彼らが、依存症の問題と向き合い、それぞれの事情を抱えながらも、社会とのつながり方をどうしていきたいか、社会とどう関わっていくかを考える場にしていけるとよいと思っている。

4. ギャンブル等依存症対策

IR 整備法
正式名称は「特定複合観光施設区域整備法」。IR（Integrated Resort）は「統合型リゾート」と訳される。

ギャンブル等依存症対策基本法
平成 30 年法律第 74 号。2019 年 10 月に施行された。国民の健全な生活の確保を図るとともに、国民が安心して暮らすことのできる社会の実現に寄与することを目的とする。基本理念は、①ギャンブル等依存症の発症・進行・再発の各段階に応じた防止・回復のための対策を適切に講ずるとともに、本人・家族が日常生活・社会生活を円滑に営むことができるように支援、②多重債務・貧困・虐待・自殺・犯罪等の問題に関する施策との有機的な連携が図られるよう、必要な配慮がなされることである。

ギャンブル等依存症対策推進基本計画
2019 年 4 月 19 日に基本法に基づき策定された。政府が講ずるギャンブル等依存症対策の最も基本的な計画として位置づけられる。基本的な考え方は、① PDCA サイクルによる計画的な不断の取組みの推進、②多機関の連携・協力による総合的な取組みの推進、③重層的かつ多段階的な取組みの推進、である。基本計画は少なくとも 3 年ごとに検討が加えられ、必要があると認めるときには変更しなければならない。

ギャンブル等依存症問題啓発週間
5 月 14 日から 20 日までの期間。国および地方公共団体は、啓発週間に積極的に広報活動などの事業を行っていくよう努めるとともに、関係事業者においても、積極的に啓

2018（平成 30）年 7 月にいわゆる **IR 整備法**が国会で可決・成立、公布され、同年 10 月に**ギャンブル等依存症対策基本法**（以下、基本法）が施行された。そしてその翌年の 2019（平成 31）年 4 月に**ギャンブル等依存症対策推進基本計画**（以下、基本計画）が閣議決定された。基本法 10 条では国民の間に広くギャンブル等依存症問題に関する関心と理解を深めるために、5 月 14 日から 20 日までを**ギャンブル等依存症問題啓発週間**として定めている[1]。

A. ギャンブル等依存症

［1］日本におけるギャンブルとは

ギャンブルとは、結果が決まっていない事柄に対してお金や物を賭ける行為であり、「さらに大きな価値のあるものを得たいという希望のもと、価値のあるものを危険にさらすこと」[2]と定義される。日本でギャンブルといえば公営ギャンブルを指し、国や地方公共団体が経営・管理している。公営ギャンブルとその管轄は、**表6-4-1**のようになっている。

表6-4-1 公営ギャンブルとその管轄

	根拠法	監督官庁
競馬	競馬法	農林水産省
競艇	モーターボート競走法	国土交通省
競輪	自転車競技法	経済産業省
オートレース	小型自動車競走法	経済産業省
宝くじ	当せん金付証票法	総務省
スポーツ振興くじ	スポーツ振興投票の実施等に関する法律	文部科学省

［2］ギャンブル等依存症とは

日本において、依存の対象となった種類で最も多いのはパチンコ・パチスロである[3]。パチンコ・パチスロは遊技とされているものの、社会生活に問題が生じるほどのめり込みを生じさせている実態があり、ギャンブルや遊技といった様態を問わずに対策や治療を行う必要性から「ギャンブル

等」依存症とされた。ギャンブル等依存症は、基本法2条により「ギャンブル等（公営競技、ぱちんこ屋に係る遊技その他の射幸行為）にのめり込むことにより日常生活又は社会生活に支障が生じている状態」と定義されている。ギャンブル等依存症の特徴的な症状は①ギャンブルにのめり込む、②興奮を求めて掛け金が増えていく、③ギャンブルを減らそう、やめようとしてもうまくいかない、④ギャンブルをしないと落ち着かない、⑤日常生活や社会生活に重大な問題が生じても止められない、エスカレートする、⑥ギャンブルのことで嘘をついたり借金をしたりする、である。

これまで診断名は「病的賭博」が用いられていたが、アメリカ精神医学会作成の**DSM-5**[(2)]では「**ギャンブル障害**」とされ、物質関連障害および嗜癖性障害群の中の非物質関連障害群に位置づけられた。これは、ギャンブル行動が乱用薬物によって活性されるのと類似の報酬系を活性化させ、物質使用障害によって生じる行動上の症状と同等に見える症状を生じさせるという証拠を反映しているためである。また、WHO が 2022 年に発効する**ICD-11**ではギャンブル症＜障害＞が用いられる見込みである。

［3］ギャンブル等依存症の有病率

ギャンブル等依存症に関する疫学調査の 2017（平成 29）年の報告では、生涯においてギャンブル障害が疑われる者（生涯経験）は 320 万人（3.6％、男性 6.7％、女性 0.6％）、過去 1 年間では 70 万人（0.8％、男性 1.5％、女性 0.1％）と推計している[(4)]。また、2021（令和 3）年の報告では、過去 1 年間でギャンブル等依存症が疑われる者の割合を成人の 2.2％（男性 3.7％、女性 0.7％）と推計している[(5)]。これらは調査方法が異なり過去の調査との比較は困難なものの、有病率は依然として男性に高い傾向にある。

［4］ギャンブル等依存症のメカニズム

ギャンブル等依存症の行動については、**学習理論、認知理論、生物学的理論、疾病モデル**の4つの理論やモデルを用いて説明されている[(6)]。

学習理論は、刺激欲求の強い個人が抑うつ的で困難な状況、日常のストレスが高い状況、退屈な状況等にあるときにたまたまギャンブル行動が加わると、恍惚感や高揚感といった内的報酬が生じて、**オペラント条件付け**が発動するというものである。また、認知理論は、問題のあるギャンブラーは、本来ランダムに起こる出来事の結果をコントロールできるという錯覚、その事象が数回の試行の後に起こらなければ次の試行で起こる可能性が上がるという誤信、自分には運があるという信念、あるいは勝率を上げるための技術や能力をもっているという技術志向をもつ、というものであ

発週間の趣旨にふさわしい活動を実施するよう努めるものとしている。

DSM-5
Diagnostic & Statistical Manual of Mental Disorders, 5th edition
➡ p.113
第5章2節側注参照。

ギャンブル障害
DSM-5 では基本的特徴を、本人、家族、および／または職務の遂行を破綻する、持続的で反復的な不適応ギャンブル行為であり、耐性、離脱、強迫的使用、悪い結果等に関する9つの項目のうち、同じ 12 ヵ月間のいずれかの時点を起点に4つまたはそれ以上を示すものと定義している。基準 A に含まれる掛け金を増やす、ギャンブルの中断や中止により落ち着かなくなる、ギャンブルに心を奪われる等のうち、軽度ギャンブル障害の者は通常、ギャンブルに心を奪われることで失った金の深追いに関連したものを示すが、重度のギャンブル障害の者はギャンブルで失った金を出してくれるように他者に頼むようになるとしている。

ICD-11
International Classification of Diseases 11th Revision
➡ p.113
第5章2節側注参照。

オペラント条件付け
行動した結果、自分にとって好ましい変化が生じると感じられると、その行動をする頻度が増えて行動が維持されやすいという「正の強化」をもたらす。一方、行動した結果、自分にとって好ましくない変化が生じると、その行動をしなくなるという「負の強化」がもたらされるというもの。

アディクション（嗜癖）
本人・家族の生活をおびやかしているにもかかわらず止めることのできない、不健康にのめり込んだ・はまった・とらわれた習慣であり、物質、行動・過程、関係の３つに分類される。これらには、楽しく自分の助けになっている時期があるものの、使用し続けているうちに苦しくなり、止めよう、減らそうとするけれども上手くいかず、どうにもならなくなった自分を見ないようにするべく使用し続けさらにひどくなっていくという特徴がある。

ギャマノン
Gam-Anon
ギャンブル等依存症者の家族や友人のための自助グループ。

GA
Gamblers Anonymous
ギャンブル等依存症者本人のための自助グループ。

る。さらに、生物学的理論では過剰なギャンブルを脳活動の機能不全と結びつけており、それらの機能不全は潜在的に遺伝的な素因があるというもの、疾病モデルは他の**アディクション（嗜癖）**でも用いられている考え方である。支援を行う際にはこれらの理論とモデルを単独で用いてギャンブル等依存症を捉えるのは適切ではなく、統合的モデルとして用いることが有用である。

［5］問題が深刻化していくプロセス

　ギャンブル等で生じる金銭問題は表面化しにくく、当事者が借金を隠し切れない状態となって初めて家族や近しい人が事実を知ることになる。借金は家族にとって「恥」や「恐れ」と認識されるために、家族が返済する役割を担ってしまう。借金がなくなると当事者は「スッキリ」した状態で再びギャンブル等に臨み、なくなったはずの借金が膨らんでゆき、どうにもならなくなるというサイクルを繰り返すのである。このサイクルの中で、家族が先に自助グループ（ギャマノン）等につながり借金への対応を止めると当事者は追い込まれ、治療や施設、自助グループ（GA）等にたどり着くこととなる。支援者はこのサイクルを念頭に対応することが重要である。

　ギャンブル等への行為や金銭問題を抱える契機となる時期には特徴がある。開始年齢は高校卒業後の時期である。この時期は大学等に入学して一人暮らしを始めたり、アルバイトで収入を得たり、授業スケジュールの組み立てが自由になるといった生活の変化が生じ、ギャンブル等を行いやすい環境となる。さらに、好奇心やビギナーズラックも重なるとギャンブル等に時間を費やしていく。

　つぎ込む金額に変化が生じるのは社会人になったときである。社会人になるとこれまでより多くの収入を得ることになり、つぎ込む金額が大きくなる。他方、自分のペースでギャンブル等に金銭を費やせなくなり、借金が生じやすくなるのは、結婚あるいは子どもの誕生の時期である。収入を家庭に入れる、貯蓄に回す等が必要になると使用できる金銭の範囲が狭まり、以前と同様にギャンブル等を行おうとすると不足する。コントロールを失った状態となっている場合は消費者金融から借り入れをしたり、時には勤務先の金銭を横領する等の犯罪行為に結びつくこともある。このような特徴を考慮し、基本計画では新大学生や新社会人等へのギャンブル等依存症に関する正しい知識の普及のための働きかけの実施が組み込まれた。

B. ギャンブル等依存症における諸問題

　ギャンブル等依存症対策を講ずるに当たっては、多重債務、貧困、虐待、自殺、犯罪等の問題に密接に関連することに鑑み、関連して生ずるこれらの問題の根本的な解決のための施策との有機的な連携を図ることも、基本法の基本理念の1つとされている。

［1］多重債務

　のめり込みにより次々に賭け金をつぎ込むようになり、複数の借入先から賭け金を確保することで多重債務を抱える。このような場合でも利息の返済により消費者金融等からの借り入れを継続することができるために、本人は自身の貯金のような認識でいることが多い。そのため、利息の返済が可能な限りギャンブル等に伴う債務問題という事実が認識されにくい[7]。

　PIO-NET に登録された借金の問題に関連する消費生活相談のうち、ギャンブル等に関連すると思われる件数と、財務局等および地方公共団体に寄せられた多重債務に関する相談のうち、相談者の借金をしたきっかけがギャンブル等であると判明した件数を**表6-4-2**に示す[8]。

表6-4-2　消費者庁、金融庁へのギャンブル等に関連した相談件数

相談内容	相談先	2019年度	2020年度	2021年度 （9月30日まで）
ギャンブル等関連の消費生活相談		609件（2.6%）	465件（2.5%）	224件（2.7%）
きっかけがギャンブル等の多重債務相談	財務局等	316件（5.9%）	397件（7.8%）	
	地方公共団体	787件（3.2%）	760件（3.2%）	

出典）内閣官房ギャンブル等依存症対策推進本部局「ギャンブル等依存症対策推進基本計画　令和3年度（上半期）までの進捗状況及び評価について（令和3年12月）」首相官邸ウェブサイト，2021をもとに筆者作成.

PIO-NET
Practical Living Information Online Network System
「パイオネット」と読む。正式名称は「全国消費生活情報ネットワーク・システム」。地方公共団体が設置している相談窓口（消費生活センター）で消費生活相談員が消費者（相談者）から受けた苦情相談の記録を収集して、消費者行政に役立てることを目的として構築されたシステム。情報の内容は、苦情相談の記録を整理した要約となっている。

［2］貧困

　のめり込みにより家賃、公共料金、食費といった生活費も賭け金に回し、使い込んでしまうために生活困窮に陥る。また、家族はギャンブルにより生じた借金を肩代わりすることも多く、家計が逼迫する。公的機関にギャンブルに伴う問題を相談した家族のうち、63.9%が借金の肩代わりをした経験があり、51.4%は当事者の浪費や借金により経済的困難が生じていた[5]。このように、ギャンブル等による経済的逼迫は当事者のみならず、家族も生活困窮に追い込むのである。

虐待・ネグレクト
「児童虐待防止法（児童
虐待の防止等に関する法
律）」（平成12年法律第
82号）の2条3項にお
いて、児童を長時間放置
することは虐待とされる。
全日本遊技事業協同組合
連合会は、2017（平成
29）年からの5年間にパ
チンコ店駐車場で車内放
置された児童の事故を未
然に防いだ件数を340件
（447人）と報告してお
り、社会問題となってい
る熱中症による死亡事故
等、車内放置事故への対
策が強化されている。

[3] 虐待・ネグレクト

ギャンブル等にのめり込むと、賭け金を確保するために家族など大切な人に嘘をつき、周囲の人びとを裏切る。また、「卵焼きが焦げている」「余計なことを言われた」のように、日常生活で生じる些細な出来事もギャンブル等を行う理由にしてしまう。家族は当事者から、42.3％が脅しや言葉の暴力、34.3％が浪費や借金による経済的困難、23.2％がパートナー・親への暴力、21.4％が子どもへの身体的暴力・必要な教育を受けさせないこと、を受けた経験があり、家庭内での問題や虐待に発展することがある。

[4] 自殺

のめり込みによる金銭問題、あるいは家族や友人、会社の同僚等との不和等は精神的にも重圧となる。ギャンブル等の問題を持つ当事者の25.8％は重度の抑うつや不安等を抱えており、70.7％は希死念慮の経験、14.8％は自殺企図の経験があることが示されている[5]。このように、のめり込みにより自殺につながる可能性があることを念頭に置くことが必要である。

[5] 犯罪等の関連問題に関する施策との連携

闇カジノの摘発等のニュースを目にする機会があるように、日本では公営ギャンブル以外のギャンブルは違法である。賭け麻雀や賭けゴルフ、賭けスポーツ、裏カジノやオンラインカジノ等は賭博罪に処され、これは刑法185条〜187条で規定された犯罪類型の1つである。

2003（平成15）年より保護観察による類型別処遇にギャンブル等依存類型が追加され、統計が示されるようになった。**表6-4-3**に示すように、2003年は仮釈放者と保護観察者を合わせてギャンブル等依存症者は600人程であったものの、2018（平成30）年以降はその対象が1,000人を超えている[9][10][11]。

これまで述べたように、ギャンブル等に関連した問題は犯罪にもつながり、一機関のみの対応では十分な支援を行うことは困難である。そのため、

表6-4-3　保護観察対象者のギャンブル等依存症者数

区分		2003年	2018年	2019年	2020年
仮釈放者		358（4.5%）	638（13.5%）	550（12.2%）	522（12.3%）
保護観察	全部執行猶予者	174（1.1%）		411（5.2%）	398（5.4%）
	一部執行猶予者		509（5.1%）	42（2.0%）	45（1.7%）

出典）法務省ウェブサイト「犯罪白書（令和元年版〜令和3年版）」をもとに筆者作成.

基本法 20 条の「連携協力体制の整備」では「国及び地方公共団体は、第14 条から前条までの施策の効果的な実施を図るため、第 16 条の医療機関その他の医療機関、精神保健福祉センター、保健所、消費生活センター、日本司法支援センターその他の関係機関、民間団体等の間における連携協力体制の整備を図るために必要な施策を講ずるものとする」としている。これを受けて基本計画では、当事者やその家族等が早期に必要な治療や支援を受けられるよう、包括的な連携協力体制を構築するためにギャンブル等依存症対策連携会議の開催を求めている。

ギャンブル等依存症対策
連携会議
基本法および基本計画に基づき、都道府県等において、地域の関係機関が参画する包括的な連携協力体制を構築するために開催することが求められている。この構成員は治療支援、相談支援、社会復帰支援、予防教育、ギャンブル等依存症問題関連機関、民間支援団体、関係事業者等とされ、地域の実情に応じて幅広い関係機関を参加させることが可能であるとされている。

注）

ネット検索によるデータの取得日は、いずれも 2022 年 4 月 14 日.

(1) 首相官邸ウェブサイト「ギャンブル等依存症対策推進基本計画（平成 31 年 4 月 19 日閣議決定）」.

(2) American Psychiatric Association 著／日本精神神経学会監修／髙橋三郎・大野裕監訳／染矢俊幸ほか訳『DSM-5 精神疾患の診断・統計マニュアル』医学書院，2014, pp.578–582.

(3) 新井清美・森田展彰・大谷保和・田中紀子「ギャンブル障害の深刻化に影響する要因の検討」日本アルコール・薬物医学会編『日本アルコール・薬物医学会雑誌』51 巻 3 号，2016, pp.153–172.

(4) 松下幸生「ギャンブル障害の疫学調査、生物学的評価、医療・福祉・社会的支援のありかたについての研究　成果報告」国立研究開発法人日本医療研究開発機構の委託研究，2018.

(5) 松下幸生・新田千枝・遠山朋海「令和 2 年度　依存症に関する調査研究事業『ギャンブル障害およびギャンブル関連問題の実態調査』報告書（令和 3 年 8 月）」依存症対策全国センターウェブサイト，2021.

(6) 中谷陽二ほか編『現代社会とメンタルヘルス―包摂と排除』星和書店，2021, pp.184–193.

(7) 新井清美・森田展彰・田中紀子・佐藤拓「病的ギャンブリングの認識における変化のプロセス―ギャンブル問題が深刻化する過程に焦点を当てて」家族機能研究所編『アディクションと家族―日本嗜癖行動学会誌』31 巻 2 号，2016, pp.150–158.

(8) 内閣官房ギャンブル等依存症対策推進本部局「ギャンブル等依存症対策推進基本計画　令和 3 年度（上半期）までの進捗状況及び評価について（令和 3 年 12 月）」首相官邸ウェブサイト，2021.

(9) 法務省ウェブサイト「令和元年版犯罪白書―平成の刑事政策」.

(10) 法務省ウェブサイト「令和 2 年版犯罪白書―薬物犯罪」.

(11) 法務省ウェブサイト「令和 3 年版犯罪白書―詐欺事犯者の実態と処遇」.

▌理解を深めるための参考文献

● 中谷陽二ほか編『現代社会とメンタルヘルス―包摂と排除』星和書店，2021.
ひきこもりやオタク、性犯罪被害、薬物やギャンブルなどの依存症、DV や児童虐待、高齢犯罪者や外国人犯罪者など、現代社会の周縁にある現象について、現場の発想を起点とした視点からの理解と解決の糸口が得られる本。

若者を直撃するギャンブル依存症の現状

公益社団法人 ギャンブル依存症問題を考える会　代表　田中紀子

ここ数年のギャンブル依存症問題をめぐる社会状況は、フェーズが全く変わってしまい20代・30代の若者が高額な借金から犯罪行為、そして自死という深刻な状況に追い込まれており、危機感を募らせている。

まず、今も昔もギャンブル依存症問題で最もはまっているギャンブルと言えば、ぱちんこだが、2018（平成30）年頃から、オンラインで投票できる公営競技や、海外のオンラインカジノ、FXやバイナリーオプションといった投機など、ネットギャンブルの相談も急激に増加した。その傾向はコロナ禍の巣ごもり需要でますます拍車がかかり、特に公営競技は7割以上がネット投票となり軒並み増収増益を記録し、競艇においては2021（令和3）年度に過去最高収益となった。

この背景には、第1に公営競技による大規模な宣伝攻勢がある。たとえば公表されている「令和2事業年度決算報告書」（日本中央競馬会）によれば、参加促進費という費目の広告宣伝費は240億円もの巨額経費となっている。実際競馬の広告は大きなレースがあれば、ネット、新聞、公共交通機関に大々的に広告が流れている。第2に、公営競技のネット購入を促進させているのはアプリ開発業者だが、これに日本の大手IT・通信事業者が続々参入し、こちらも宣伝攻勢をかけている。その上業務提携する銀行が30社以上あり、これらの銀行のネットバンクに申し込むと、公営競技専用口座の開設へと誘導する宣伝が流れる。アプリ業者、銀行のいずれも、新規登録でポイントや現金プレゼントの撒き餌を行う。このように「公営競技＋アプリ業者＋銀行」の三つ巴の宣伝広告に若者たちが次々と取り込まれていく。そして、ついにはスマホ決済サービスを行う会社が、公営競技の投票券購入の後払い決済システムまで始めた。

実際2019（令和元）～2021（令和3）年までに当会の対面相談会に訪れた家族へのアンケート調査によれば、大学以上進学者で中退に及んだ人はおよそ3割に上っており、若者の未来が奪われていることがうかがえる。

なぜいつの間にか日本のギャンブル界は「何でもあり」の状況になってしまったのだろうか？原因の1つは、元々ある「競馬法」などが、現代のようなネット社会を想定していないことにある。細かい規制などなされないうちに、いつの間にか既得権者が拡大してしまった。こうなると規制をかけることは非常に難しくなる。またギャンブル依存症問題は、競馬（農林水産省）、競艇（国土交通省）、競輪・オートレース（経済産業省）と、管轄省庁が分かれ、利権も細分化し、働きかける部署が多岐にわたり非常に複雑である。

これらの諸問題を、国や社会に問題提起し、業者への規制、啓発や予防教育の充実を図るためには、支援者同士の問題の共有と連携の強化が喫緊の課題であると感じている。

5. うつ病と自殺防止対策

A. うつ病

[1] 気分障害

　うつ病は、**気分障害**の1つである。気分障害は**感情障害**とも呼ばれる。うつ病では、気分が落ち込んでいる、何をしても楽しめないといった精神症状とともに、眠れない、食欲がない、疲れやすいといった**身体症状**が現れることがある。そして、日常生活に大きな支障が生じることもある[1]。

　気分障害には、うつ病のほかに、うつ病との鑑別が必要な**双極性障害**（躁うつ病）などがある。うつ病ではうつ状態だけが見られるが、双極性障害はうつ状態と**躁状態**（軽躁状態）を繰り返す病気である。うつ病と双極性障害とでは治療法が大きく異なる[1]ので、精神保健福祉士等はその点を留意して関わる必要がある。軽躁状態の把握を目的に、「いつもより活動的で調子がよいと感じているか」「よりたくさんアイデアが浮かんだか」など行動・思考面での活発化に焦点を当て[2]、本人のみならず家族や周囲の人に尋ねることもある。

　うつ病と双極性障害の外来患者数は、平成14（2002）年には68.5万人であったのが、平成29（2017）年には124.5万人に増加している[3][4]。

[2] 発見

　うつ病は医師により診断される。たとえば、**DSM-5**における9つの診断基準項目のうち、①**抑うつ気分**または、②**興味または喜びの喪失**、のいずれかを含めた5項目以上があてはまり、対人関係や職業その他の重要な領域での障害をきたしていることなどによって判断される[5]。

　精神保健福祉士等は、うつ病の症状として特徴的な①抑うつ気分あるいは②興味または喜びの喪失が一定以上長く持続している人で、睡眠（**不眠／過眠**）、食欲や体重（増加／減少）、精神運動性（**焦燥／制止**）、思考力・集中力、**無価値観・罪責感**、死や死ぬことについての反復思考、エネルギーレベルの低さなどについて、気がかりな人を発見し、気にかけて関わっていく。なお、**児童・思春期**の人の場合、①抑うつ気分の代わりに「**易怒的な気分**」、②体重の減少の代わりに、「期待される体重増加が見られないこと」を気にかけることが大切とされている[2]。

うつ病の罹患率
日本では、100人に約6人が生涯のうちにうつ病を経験しているという調査結果がある。また、女性の方が男性よりも1.6倍くらい多いことが知られている[1]

自記式うつ病尺度
国も厚生労働省のウェブサイトの「心の健康」に「うつ病対策」を掲げ、自記式の「簡易抑うつ症状尺度（QIDS-J）」を紹介している[6]。

DSM-5
アメリカ精神医学会の『精神疾患の診断・統計マニュアル（Diagnostic and Statistical Manual of Mental Disorders）』の第5版のことである。DSMは「精神疾患の診断基準・診断分類」と訳され、日本語版も『DSM-5精神疾患の診断・統計マニュアル』として日本精神神経学会が監訳し、出版されている。

支持的精神療法
治療者・患者関係の構築
を前提とした精神療法。

認知療法・認知行動療法
ある状況を経験して生じ
る感情と行動は、その状
況をどう捉えるか（認知
の仕方）によって影響を
受けることに着目する。
その上で、感情や行動に
影響を及ぼしている極端
な考え（歪んだ認知）が
何かを特定し、それが現
実的かどうかを検討し、
より現実的で幅広い捉え
方（適応的な認知）がで
きるように修正していく
ことで、不快な感情の軽
減と、適切な対処行動の
促進を図る。体系化され
た精神療法として治療効
果のエビデンスが立証さ
れている。

対人関係療法
社会的役割とうつ病の発
症や症状との関係は双方
向的であることを前提
に、重要な他者との現在
の関係に焦点を当て、症
状と対人関係問題の関連
を理解し、対人関係問題
に対処する方法を見つけ
ることで症状に対処でき
るようになることを目指
す精神療法である。

自殺危険率
アメリカで検証された結
果によれば、一般人口に
比較した自殺危険率が、
うつ病の外来患者で約5
倍、自殺企図でない入院
患者で約10倍、自殺企
図による入院患者で約
20倍に上昇するとされ
ている[2]。

自殺リスクの評価
自殺リスクの評価で最も
注意すべき点は、自殺企
図が切迫しているか否か
である。自殺の計画を具
体的に考えている場合
は、特に切迫性が高いと
考えられ、非自発的入院
も含め本人の保護を考え
ることとなる[2]。

なお、**アルコール使用障害**（依存症等）は、うつ病や双極性障害と併存することが多く、自殺危険率の上昇をきたすので注意が必要である[2]。

[3] 治療

うつ病は、一般に軽度（軽症）、中等度（中等症）、重度（重症）に分けられ、重症度によって治療内容も異なる。まずは**支持的精神療法**を基本にした対応と、それに付加する**心理教育**が行われる[2]。

そのうえで、治療の基本は医薬品による治療（**薬物療法**）と専門家との対話を通して進める**精神療法**である。また、散歩などの軽い有酸素運動（**運動療法**）はうつ症状を軽減させる[1]。

薬物療法において主に使われる治療薬は**抗うつ薬**である。抗うつ薬は、服用を開始してすぐに効果が現れるものではなく、継続して服用する必要がある[2]。

中等度以上のうつ病においては、しっかり休養をとることが大切とされる。精神的ストレスや身体的ストレスから離れた環境で過ごすことは、その後の再発予防にも重要とされている[1]。

支持的精神療法と心理教育以外に、**認知療法・認知行動療法、対人関係療法**などが精神療法として提供されることもある[2]。

入院は、**自傷他害**の危険性が切迫し、かつ、注意深い見守りを依頼できる家族の有無、身体状況、服薬遵守の状況、周囲の人との人間関係の破綻の恐れ、などを総合的に勘案して判断される[2]。

うつ病患者の**自殺危険率**は一般人口より高い。よって、治療においては常に**自殺リスク**を評価しながら、治療方針を立案する[2]。

自殺念慮がある人の一部は、絶望感や病的な悲嘆を抱える。多くの場合、うつ状態となり、さらに一部の人は自殺計画を立てる。よって、自殺予防を目的にうつ状態等の精査スクリーニングをすることに意味がある[7]。

[4] 支援

精神保健福祉士等は、うつ病の人が適切な精神医療・保健福祉サービスにつながり続けられるよう支援する。まず、初診の予約や初受診には、多大なエネルギーと時間が必要である。そのため、医療へのアクセス自体が大きなハードルとなることがある。そこで根気強い支援に意味がある[8]。

受診後も、うつ病が軽度（軽症）の場合、薬物療法が提供されないことがあることや、薬の服用を開始してすぐに効果が現れるものでもなく、数週間単位で服薬を続ける必要がある[2] ことなどの理解を促し支援する。

うつ病の急性期は「励まし」や「気晴らしの誘い」は逆効果になること

を家族や周囲の人にも理解してもらう。並行して、うつ病の人が周囲にサポートを求め、得られるよう、ともに働きかけをする[2]。

　生活の場、職場で関わることができる場合、食生活の改善、運動や身体を動かすこと等の支援をする。そして、脳（心）を休ませられているか、睡眠の確保[2]ができているか、服薬遵守ができているか等を注意深く観察し、主治医等と連携し、**ケース・マネジメント**なども行いつつ支援していく。

B. ゲートキーパー

[1] ゲートキーパー

　自殺予防の**ゲートキーパー**とは、自殺を考えている人に出会ったとき、そのサインに気づき、自殺を防ぐ働きかけをする人のことをいう[9]。自殺予防の場合、ゲートキーパーとなる人は、「生きる」「死ぬ」の狭間の地点において、その人が「生きる」側にとどまるよう働きかけをする。「話をきく」や「傾聴」だけでその役割を果たすことは難しいとされている。

[2] ゲートキーパーの役割

　ゲートキーパーは、①自殺に傾きかけている人の表すサインに気づき、②自分の考えや価値判断を押しつけないで話を聴き、③精神的痛みの理解を伝えるために共感し、④その人の状況を把握し、⑤自殺のリスクアセスメントを行い、⑥安全を確保し、⑦その人の抱えている課題に応じた人や機関につなげていく[9]。自殺に傾きかけている人には、他の機関を紹介するだけではなく、複数の人・機関で協働しつつ、面で支えていく。

[3] 自殺予防の対象

　自殺の要因はさまざまであっても、自殺する直前には大半の人に精神疾患が発現している。最近の研究では、多い順から、気分障害（うつ病や双極性障害）、**物質関連障害**（アルコール依存や薬物依存）、統合失調症、パーソナリティ障害が占めていた。このように、自殺予防対策において、うつ病ばかりが取り上げられがちであるが、自殺に傾く人全員がうつ病の状態にあるわけではない。ただし、うつ病以外の精神疾患でもうつ状態は見られる。うつ病エピソードやうつ状態は**自殺準備状態**の１つであり、自殺の心理的要因といえる。一方、個人の抱える生活課題も自殺準備状態を形成し得る。多くの事例に共通する自殺準備状態として特定の生活課題につながる**社会的要因**が見られる。社会福祉や司法・教育関係者による社会的要因へのアプローチ[7]も自殺リスクの低減につながる。

ケース・マネジメント
国内の研究では救急医療施設に自殺未遂のために搬送された患者に対する多職種協働によるアサーティブ・ケース・マネジメント介入[11]が、海外の研究では精神科を退院した患者に対するケースマネジメントなどが自殺対策として一定の効果があると報告されている[7]。

ゲートキーパー
gatekeeper
元来「ゲートキーパー」は「門番」の意味であり、自殺予防に限らず、ある地点を「通す」「通さない」の決定をする立場にある者のことを指す。自殺予防の場合、ゲートキーパーとなる人は、「生きる」「死ぬ」の狭間の地点において、その人が「生きる」側にとどまるよう働きかけをする。

［4］ゲートキーパーの養成

自殺総合対策大綱とゲートキーパーの養成
自殺対策基本法において、都道府県、市町村に自殺対策計画策定が義務づけられ、自殺総合対策大綱では地域レベルの実践的な取組への支援、自殺対策に関わる人材の確保、養成および資質の向上を図ることが重要とされた。その結果、都道府県や市町村レベルで、ゲートキーパーの養成がなされるようになってきている。

ゲートキーパーの養成は各地でさまざまな形で行われている。ゲートキーパー養成プログラムは、参加者が自殺の危機にある人を同定し、自殺のリスクレベルを決定し、危険にある人を必要な治療や支援につなげるために必要な、知識、態度とスキルを身につけることを目的とする(10)。自殺についての広報啓発研修は、ゲートキーパーの養成としては十分ではない。保健医療福祉等の専門家がゲートキーパーとして必要な知識とスキルを学べる研修を受け、ハイリスク者の早期発見と専門家への紹介を促進することは、自殺念慮の軽減や自殺計画の発生の抑止に有効とされる(7)。

注)
　　　ネット検索によるデータ取得日は，2022年5月12日および5月13日.
(1)　厚生労働省　みんなのメンタルヘルス総合サイト「うつ病」.
(2)　日本うつ病学会ウェブサイト（2016）「日本うつ病学会治療ガイドライン　Ⅱうつ病（DSM-5）／大うつ病性障害2016（2016年7月31日）」.
(3)　厚生労働省ウェブサイト「平成29年（2017）患者調査の概況」.
(4)　厚生労働省　精神障害にも対応した地域包括ケアシステムの構築支援ポータル「精神障害にも対応した地域包括ケアシステム構築のための手引き（2019年度版）」.
(5)　American Psychiatric Association著／日本精神神経学会監修／髙橋三郎・大野裕監訳／染矢俊幸ほか訳『DSM-5 精神疾患の診断・統計マニュアル』医学書院，2014.
(6)　厚生労働省ウェブサイト「心の健康対策」.
(7)　一般社団法人　日本うつ病センター（JDC）® ウェブサイト「ワンストップ支援における留意点—複雑・困難な背景を有する人々を支援するための手引き」2017，pp.12-22.
(8)　福島喜代子「自殺対応とソーシャルワーク—つなげる実践と専門性」ソーシャルワーク研究所編『ソーシャルワーク研究』38巻3号，相川書房，2012，pp.156-168.
(9)　福島喜代子『自殺危機にある人への初期介入の実際—自殺予防の「ゲートキーパー」のスキルと養成』明石書店，2013.
(10)　WHO ウェブサイト「WHO 自殺に関する報告書『自殺を予防する：世界の優先課題（2014年9月5日）』」.
(11)　河西千秋「診療報酬化された自殺予防医療—アサーティブ・ケース・マネージメント介入は自殺未遂者の自殺再企図・自傷行為を抑止する」医歯薬出版株式会社編『医学のあゆみ』279巻1号，2021，pp.12-17.

■ 理解を深めるための参考文献
● 福島喜代子『自殺危機にある人への初期介入の実際—自殺予防の「ゲートキーパー」のスキルと養成』明石書店，2013.
自殺予防のゲートキーパーに必要とされるスキルは何か。ゲートキーパーの養成にはどのような方法が求められるかについて根拠を元に解説された本。

6. 子育て支援と暴力、虐待予防

A. 虐待予防とは何か

　子ども虐待に対応するためには法律や概念が必要になる。ただ、ソーシャルワークを展開する中で、法律や概念に縛られ過ぎることで子どもたちのSOS、養育者のSOSを見落とすことにもなる。目の前の事案が虐待かどうかを判断することは私たちには求められていない。その事柄が子どもたちや養育者にどのような影響を与えるのか、そのリスクを考える。養育者が何らかの行為を行うか、あるいは必要な行為を行わないために子どもが精神的に、身体的に影響を受け、生活するうえで、支障をきたすことを虐待と捉える。虐待をしている意識がなく、結果、虐待という現象になっていることもある。親のみならず養育者など、子どもの生活に関わる人が子どもに対して何らかの負荷を加える際に、動機や悪意の有無は、虐待であるかの判断には必要ではない。あくまで、子ども自身が怖い思いをする、健康や安全が守られない、危機的な状況にあることを虐待と考える。

　もう一方で虐待は養育者からのSOSであることが多い。養育者が子どもを育てるために必要な知識や能力が不足していたり、生活やほかのことに手いっぱいでなかなか子育てに気を配れなかったりすることがある。その結果が虐待という事象にならないようにする。養育者のサインを見逃さない視点が重要になる。

　虐待は暴力により目に見える傷を負わせることがある。それ以上に子どもたちが抱える**トラウマ**は対人関係の障害やメンタルヘルスの課題を引き起こすことが知られている[1]。子どもは親に依存しなければ生きていくことができない。唯一無二の愛着の対象が親である。その親から虐待や支配を受けることで、混乱する。否定されることにより自己肯定感が低くなり他人に対して信頼を置くことができなくなる。こうした影響は子どもの育ちに大きく影響し、生き延びるために感情を鈍麻させたり、コミュニケーションの中に暴力や支配を取り込んでいくことがある。そして、生きづらさを抱えたまま、歪んだ人間関係を築くこととなる[2]。

　子どもの虐待対応で重要なことは虐待をさせない環境を普段から作り上げることである。養育者や子どもたちと話す中で、虐待までいかずとも、気になる養育環境が見えてくるかもしれない。その個々の困りごとに応じ

法律
この場合の「法律」とは、「児童福祉法」「児童虐待防止法（児童虐待の防止等に関する法律）」「母子保健法」の3法を指す。

概念
この場合の「概念」とは、「児童の権利に関する条約（子どもの権利条約）」を指す。

トラウマ
trauma
心理的な傷。

て、地域の関係機関に連絡を取り、深刻化する前から、子育てを支援する体制を作り上げる。そして、その機関が関わる理由や、何をゴールに支援を展開するのかを養育者自身も理解できるように仲介する。このようなかかわりがうまく機能しないから虐待は起きる。

地域の中には**要保護児童対策地域協議会**がある。この会においては虐待だけでなくさまざまな課題を持つ子どもたちやその家族をそのまま放置することで、課題が複雑化し、養育が困難な状況に陥る可能性を念頭に対応を検討していく。虐待をきっかけに支援が開始された場合、虐待を受けた子どもはさまざまな課題を抱え、その後も成長発達や心の問題を呈し、長期にわたりサポートが必要となる。虐待を見つけて、その場でうまく対応することがそもそもの目的ではなく、子どもが権利を侵害されることなく子どもらしく育つことができる環境を地域全体で保証することが支援の目的となる。支援自体は長く、子どもや家族が住む地域の中で展開される。地域の中で子育てを支えるチームが機能していることで、保護者や子どもからSOSを発信することが可能となり、虐待やマルトリートメントが潜在化せずに支援とつながる。この視点を関係者すべてが共有することが必要になる。

B. 精神保健の視点からの子育て支援

子育て支援とは、親が親として育つプロセスを支えることになる。子どもたちの抱える課題は子どもたち自身が引き起こしたものではなく、大人の課題が解決されることなく深刻化し、子育てに影響を与えたり、子どもの育ちに影を落とすのである。親の抱える課題を解消し、子育てに向き合うことが可能となるように支援することが重要となる。親子の愛着形成の過程を支えることが子育て支援の核となる。乳幼児期の親子間の愛着形成は、他者への信頼関係の基礎となり、子どもたちが生きていく上での大きな力となる。親の不安や悩みをすくい上げ、支援につなぐ。親の生きづらさが子どもの育ちに与える影響を最小限にとどめる。

少子高齢化が急速に進み、家族の形態が核家族化し、子育て世帯を取り巻く環境は大きく変化している。18歳以下の子どもがいる世帯は全世帯の21.7％となっており、子どものいる世帯の76％が夫婦と子どものみの核家族となっている(4)。自分が親となり子を持つまで乳幼児に触れる機会がなく、イメージを持てないまま親になることも増えている。知識がない中でSNS上にあふれる情報に振り回され、より混乱をきたすこともある。自分の時間がとりにくい子育て世代の親がアクセスしやすい相談の形、窓

口を考える必要がある。家族の構成の変化と同時に地域におけるつながりが希薄化し、子育てが社会全体で行うものという時流から子育て世帯、家庭にその責任の負担を求めるものに変化してきている。家庭に子育ての責任が負わされることにより、子育て世帯の親の負担が強まり、周囲からの協力が得られないままストレスが昂じれば、子育てのつまずきとなる。

また非正規雇用の割合が増える中で子育て世帯が経済的な負担を抱えながら養育を行い、その不安定さが子育てに影響を与えることもある。余裕がなくなれば子どもに向き合う時間も減り、自分本位なものとなってしまう。親の抱える問題にアクセスする際に、家族の状況やその影響までを含めてアセスメントすることが求められる。

1989年に国際連合で採択され、1994（平成6）年に日本が批准した「**児童の権利に関する条約**」については必ず目を通し、子どもの最善の利益の保障を念頭に支援を行う。子どもが安全に生活すること、健全な心身の発育発達の場を保障することが最優先される。同時に養育者から子育ての機会を奪ったり、モチベーションを保てなくなるようなかかわりとならないように注意する。養育者が自ら子育てに取り組むことができるように、それを阻害する課題の解決を支援することが専門職としての役割となる。養育者の親としての成長を妨げないようにする一方で、信頼関係が構築されていないと親の真の困りごとに近づくことができないことも知っておく必要がある。生活を知り、養育者の考えを聞き、リスクや予測を伝えつつ支援目標が共有できるようにする。子育て中の養育者は他の子どもと自分の子どもを比べて不安定になることがある。また不安を抱えても、相談することで叱責されるのではないかと、なかなか相談窓口に足を運ぶことができない。追い詰められ、他者との関係が閉ざされた家の中で視野狭窄となる。このような養育者の心理状況を理解すること、子どもの発育発達の過程を知ること、そのうえで支援を組み立てることが必要となる。

C. グループワークを子育て支援に活用する

子どもの養育に困難さを感じたり、虐待をしてしまうかもしれないと恐れたりする親を対象に子育て支援のグループは開催される。**親支援グループ**や思春期の子どもを持つグループなど対象者や目的ごとに形成される。子どもの育て方が上手にできる、よい母親になることを目指すのではなく子どもへの対応に苦しむ気持ちに、ほかの参加者から共感や応援をされることを通じて自分をコントロールできるようになること、視野狭窄を防ぐことができるようになるための支援を目的とし、参加者自身のセルフケア

親支援グループ
乳幼児期の親を対象とするグループ。

が基本となる。親役割に縛られすぎず、距離を取りつつも、家族の問題と向き合うことができるような気づきが持てるようにグループワークが行われる。

　親自身が、今そのままで大切にされる経験をする場であり、「批判しない」「聞いたことを外に持ち出さない」「話したくなければ座っているだけでいい」ことを共有する。多くの参加者は、苦しさや怒りを吐き出すことにより心理的なカタルシスが可能となり自己洞察ができるようになる。

　グループでは援助希求能力を持ちつつも、発信できない苦しさがあることや、語ることが変化を促す、ということを目の当たりにする。子育てに悩み苦しんでいる親としての共通性、対等性を感じることができる。相互受容の経験により、孤立感、孤独感が和らぎ他者への共感が生まれる。グループへの帰属意識ができるとグループへの依存ができるようになり自分の葛藤を持ちこたえられるように変化していく。物事の捉え方が変化することにより、自分と家族の関係にも影響が見られるようになる。

　個々の専門職との間での関係性から成立する個別面接と併用することは有効である。

　緊張感が和らぎ、自然なコミュニケーションの中で能動的に存在できるグループも、安心感を持ちつつ悩む自分と向き合う個別面接も、どちらも人と人のつながりから変容、成長を促すことにつながる。

注）
　　　ネット検索によるデータ取得日は，2022年5月20日.
(1)　杉山登志郎『子ども虐待という第四の発達障害』学研プラス，2007.
(2)　野坂祐子『トラウマインフォームドケア―"問題行動"を捉えなおす援助の視点』日本評論社，2019.
(3)　「第1章　要保護児童地域対策協議会とは」厚生労働省ウェブサイト，要保護児童対策地域協議会設置・運営指針，2007.
(4)　厚生労働省ウェブサイト「2019年 国民生活基礎調査の概況」.

▌理解を深めるための参考文献

●社会福祉法人子どもの虐待防止センター『MCG　子育てに悩む母親のためのグループ―これからグループを始める方へ』子どもの虐待防止センター，2008.
　子育てに悩む母親のグループがどのように運用され，支援に活用されているのかを学ぶことができる。
●加藤雅江「児童虐待とは」養護教諭実務研究会編『養護教諭―知っておきたい保健と教育のキーワード』第一法規出版，1996.
　子どもの虐待とは何であるのか、支援を行ううえで必要な基本的な事柄を抑えることができる。

7. 認知症・高齢者の精神障害に対する対策

A. 介護家族支援

[1] 高齢の要介護者等に対する家族介護の実態

介護を必要とする高齢者に対する公的な支援として、介護保険制度が挙げられる。介護保険制度の受給要件は第1号**被保険者**の場合、「要介護状態（寝たきり、認知症等で介護が必要な状態）」「要支援状態（日常生活に支援が必要な状態）」の認定を受けた者（以下、要介護者等）となっている。要介護者等について、介護が必要になった主な原因を見ると、「認知症」が18.1％と最も多く、次いで、「脳血管疾患（脳卒中）」が15.0％、「高齢による衰弱」が13.3％、「骨折・転倒」が13.0％となっている[1]。**在宅生活を送る要介護者等と同居する主な介護者**は、「配偶者」が23.8％、「子」が20.7％、「子の配偶者」が7.5％となっている。また、女性が65％を占めており、その73.8％が60歳以上となっている[1]。要介護者等に対する介護ではとりわけ女性が多く、また**介護者の高齢化**が問題となっている。さらに認知症高齢者の介護を、認知症を患った家族が行うという、いわゆる「**認認介護**」が増加していることも深刻な問題として存在する。

厚生労働省が2020（令和2）年度に実施した「**ヤングケアラーの実態に関する調査研究報告書**」の中で、ヤングケアラーと思われる子どもの有無について、調査に参加した中学校で46.6％、全日制高校で49.8％が「いる」と回答しており、子どもたちが認知症高齢者の家族介護の一端を担っていることが示唆される結果となっている。

[2] 認知症の人・家族への地域生活支援

（1）地域包括支援センター

2005（平成17）年に介護保険制度の改正が行われ、地域住民の保健医療の向上および福祉の増進を包括的に支援することを目的に、地域の中核的機関として2006（平成18）年に誕生した。設置主体は市町村である。保健師、社会福祉士、主任介護支援専門員等が配置されており、相談窓口を設置して認知症の当事者やその家族からの相談に対応している。

（2）認知症初期集中支援チーム

認知症の早期診断、早期対応に向けた支援体制を構築することを目的に

第1号被保険者
介護保険では「65歳以上の者」のことを指す。2018（平成30）年度末現在、要介護（要支援）認定者数は645万人で、うち65〜74歳は73万人、75歳以上は572万人である。

第2号被保険者
介護保険では「40歳から64歳までの医療保険加入者」のことを指し、受給要件は「要介護、要支援状態が、末期がん・関節リウマチ等の加齢に起因する疾病（特定疾病）による場合」に限定されている。2018（平成30）年度末現在、要介護（要支援）認定者数は13万人である。

在宅生活を送る要介護者等と同居する主な介護者の年齢
男性の場合は72.4％が60歳以上。

老老介護
65歳以上の要介護者等を65歳以上の高齢者が介護をしている状態

ヤングケアラー
young carer
本来大人が担うと想定されているような家事や家族の世話などを日常的に行っている18歳未満の子ども。

地域包括支援センターの設置主体
市町村から委託を受けた法人（在宅介護支援センターの運営法人、社会福祉法人、医療法人等）も設置することができる。

構成された多職種協働の支援チームである。認知症や認知症が疑われる人を抱える家族等からの訴えに対して、初期の段階から適切な医療や介護が受けられるよう、専門職が認知症の人およびその家族を訪問して、アセスメント、家族支援などの初期支援を包括的、集中的（おおむね6ヵ月）に行う。設置場所は地域包括支援センターのほか、病院・診療所、**認知症疾患医療センター**、市町村の本庁に配置され、メンバーは医療系専門職（保健師・看護師・作業療法士など）や福祉系専門職（精神保健福祉士・社会福祉士・介護福祉士など）と専門医で編成される。

認知症疾患医療センター
認知症の鑑別診断、BPSD（認知症の行動・心理症状）と身体合併症に対する急性期治療、専門医療相談等の実施、地域保健医療・介護関係者への研修会開催等の役割を担う。

(3) 認知症地域支援推進員

認知症の人が住み慣れた地域で安心して生活を継続していくために、医療と介護等の有機的な連携を図るネットワークを形成して医療機関・介護サービス事業所・地域の支援機関等をつなぎ、認知症の人への支援を効果的に行う調整役を担っている。市町村ごとに、地域包括支援センター、市町村、認知症疾患医療センター等に配置されている。

(4) 認知症サポーター

認知症サポーターになるためには
市町村や地域、職場、学校、住民講座等で開催される「認知症サポーター養成講座」を受講すると修了者の証としてオレンジリングが配布される。

認知症に対する正しい知識と理解を持ち、地域の中で生活する認知症の人やその家族を温かい目で見守り、できる範囲で手助けをする地域のサポーターである。認知症カフェ（オレンジカフェ）の企画や参加、見守り、傾聴等、地域のニーズや特性に応じたさまざまな活動を実施している。

B. 認知症施策推進総合戦略（新オレンジプラン）

[1] 認知症施策推進総合戦略（新オレンジプラン）策定の経緯

認知症の定義
介護保険法（認知症に関する施策の総合的な推進等）では、5条の2において認知症は「アルツハイマー病その他の神経変性疾患、脳血管疾患その他の疾患により日常生活に支障が生じる程度にまで認知機能が低下した状態として政令で定める状態」と定義されている。

日本において、高齢化は大きな社会問題となっており、国民の誰もが避けては通ることのできない課題として存在している。**認知症**とは、脳の病気や障害などさまざまな原因により、日常生活に支障が生じる程度にまで認知機能が低下した状態をいう[2]。高齢化の進展とともに認知症の人はさらに増加していくことになり、今後、いわゆる団塊の世代が後期高齢者になる2025年には約700万人、65歳以上の高齢者の約5人に1人が認知症になると予測されている。

国の対策として厚生労働省に「認知症施策検討プロジェクトチーム」が設置され、関係者へのヒアリング、過去10年間の施策の再検証を行い、「今後の認知症施策の方向性について」の報告書が取りまとめられた。この「認知症施策検討プロジェクトチーム」の報告書の内容や、さらに今後も増加していく認知症高齢者への対応を踏まえ、2012（平成24）年に各施策および2017（平成29）年度末を目標年度とする数値目標等について

策定した、「認知症施策推進 5 か年計画」（以下、オレンジプラン）が公表された。

　2015（平成 27）年に発表された**認知症施策推進総合戦略**（以下、**新オレンジプラン**）は、2012 年に発表された認知症に関する国の施策である「オレンジプラン」の改訂版であり、「認知症の人の意思が尊重され、できる限り住み慣れた地域のよい環境で自分らしく暮らし続けることができる社会の実現を目指す」ことをその基本的考え方としている。当初、「オレンジプラン」は 2017（平成 29）年度までの予定であった。しかし、2013 年 12 月にロンドンで「G8 認知症サミット」が開催され、各国が協力して認知症問題にともに取り組むための努力事項を定めた「宣言」および「共同声明」に日本も合意した。また、その後「新しい介護と予防モデル」をテーマとした後継イベント「認知症サミット日本後継イベント」において、内閣総理大臣により「我が国の認知症施策を加速するための新たな戦略の策定」「新たな戦略は、厚生労働省だけでなく、政府一丸となって生活全体を支えるよう取り組む」ことが宣言され、内閣総理大臣の指示の下、予定期間を前倒しにした形で、「オレンジプラン」を見直した新たな計画が策定されることになった。

［2］新オレンジプランの特徴—7 つの柱

　「新オレンジプラン」は、「オレンジプラン」をベースとし改変し、7 つの柱に沿った認知症施策について新たに策定されたものである。

　「新オレンジプラン」では以下の 7 つの柱のもとに、「認知症高齢者等にやさしい地域づくり」に向けたさまざまな施策を展開していくことになった（**表 6-7-1**）。

表 6-7-1　新オレンジプランの 7 つの柱

Ⅰ．認知症への理解を深めるための普及・啓発の推進
Ⅱ．認知症の容態に応じた適時・適切な医療・介護等の提供
Ⅲ．若年性認知症施策の強化
Ⅳ．認知症の人の介護者への支援
Ⅴ．認知症の人を含む高齢者にやさしい地域づくりの推進
Ⅵ．認知症の予防法、診断法、治療法、リハビリテーションモデル、介護モデル等の研究開発及びその成果の普及の推進
Ⅶ．認知症の人やその家族の視点の重視

　「オレンジプラン」との違いについては、これまで「オレンジプラン」は厚生労働省内で策定されていたが、「新オレンジプラン」は関係省庁が共同で策定しているのが特徴である。また、2017（平成 29）年には、

新オレンジプランの関係省庁
内閣官房、内閣府、警察庁、金融庁、消費者庁、総務省、法務省、文部科学省、農林水産省、経済産業省、国土交通省の 11 省庁。

2020（令和 2）年度末までの数値目標に更新や施策を効果的に実行するための改定が行われ、「認知症サポーター」の目標人数では、800 万人から 1,200 万人に引き上げられた。「新オレンジプラン」の対象期間は団塊の世代が後期高齢者になる 2025（令和 7）年までとなっている。

［3］認知症施策推進大綱

　政府は喫緊の課題であり、今後も増加が見込まれる認知症に対する施策をさらに強力に推進していくために、2018（平成 30）年に「認知症施策推進関係閣僚会議」を設置した。認知症の人や家族をはじめとしたさまざまな関係者からの意見聴取、有識者会議、政府内の検討組織である幹事会の議論を経て、認知症施策推進関係閣僚会議において、2019（令和元）年に「認知症施策推進大綱」が取りまとめられた。

共生

認知症施策推進大綱によ
ると認知症の人が、尊厳
と希望を持って認知症と
ともに生きる、また、認
知症があってもなくても
同じ社会でともに生き
る、という意味である。

　認知症は本人や家族、また身内の人がなることもあり、国民の誰にとっても身近なものとなっている。認知症施策推進大綱では、「認知症の発症を遅らせ、認知症になっても希望を持って日常生活を過ごせる社会を目指し、認知症の人や家族の視点を重視しながら、「共生」と「予防」を車の両輪として施策を推進していく」[3]ことを基本的考えとし、①普及啓発・本人発信支援、②予防、③医療・ケア・介護サービス・介護者への支援、④認知症バリアフリーの推進・若年性認知症の人への支援・社会参加支援、⑤研究開発・産業促進・国際展開の 5 つの柱に沿って施策に取り組むことになった。

予防

認知症施策推進大綱によ
ると「認知症にならな
い」という意味ではな
く、「認知症になるのを
遅らせる」「認知症にな
っても進行を緩やかにす
る」という意味である。

　認知症施策推進大綱の対象期間は、2025 年までとなっており、施策ごとに設けられている KPI ／目標の達成に向けて、施策の進捗を確認することになっている。

注）
　　　ネット検索によるデータの取得日は，2022 年 6 月 30 日.
(1)　内閣府ウェブサイト「令和 3 年度　高齢社会白書」p.31，p.34.
(2)　厚生労働統計協会編『国民の福祉と介護の動向（2021/2022）』厚生労働統計協会，2021，p.179.
(3)　認知症施策推進関係閣僚会議「認知症施策推進大綱（令和元年 6 月 18 日）」厚生労働省ウェブサイト，p.3.

▌理解を深めるための参考文献

●厚生労働省ウェブサイト「認知症施策推進総合戦略（新オレンジプラン）─認知症高齢者等にやさしい地域づくりに向けて」.
　認知症施策推進総合戦略（新オレンジプラン）の 7 つの柱に沿った、それぞれの基本的な考え方と具体的な施策の内容が示されている。国の施策と地域や現場の取組みの関連性について理解を深めることができる。

8. 発達障害—発達障害に対するアプローチ

A. 発達障害とは

　発達障害とは、脳の情報処理や制御に偏りが生じ、日常生活に困難をきたす状態のこととされる。生来の障害であるため、子どもの障害として児童精神科の領域と考えられていたが、発達障害の特性は生涯にわたって持続する[1]。知的障害を伴わずに、生きにくさを抱えながらも指導を受けることなく、大人になって初めて受診するケースも多い。

　発達障害には自閉スペクトラム症（以下、ASD）、注意欠如・多動症（以下、ADHD）、限局性学習症（以下、SLD）等がある。ASDはこれまで、自閉症、広汎性発達障害、アスペルガー症候群等と表記をされてきたが、2013年のアメリカ精神医学会（APA）の診断基準DSM-5以降、神経発達症群という中で新たな分類で自閉スペクトラム症（ASD）としてまとめて表現されるようになった。コミュニケーションおよび相互関係の障害、同一性へのこだわりや興味・関心の狭さ等がある。具体的には、人の気持ちを理解するのが苦手、興味のあることを一方的に話し続けてしまう、非言語的なサイン（表情・目線等）を読み取るのが困難、日課・習慣の変化や予定の変更に弱い等の特性として現れる。ADHDは不注意症状（物をなくすことや忘れ物が多い、人の話を一定時間集中して聞けない等）、衝動性症状（予測や考えなしに行動してしまう、相手の話を待てない等）、多動症状（じっとしていられない、動き回る、しゃべりすぎる等）が特性としてある。これらは知的障害を伴うことがある。SLDは全般的に知的の遅れがないにもかかわらず「読む」「書く」「計算する」等の特定の分野の学習だけが極端に困難である特性がある。いずれの障害でも現れる特性は個人差が大きく、重複することもある。聴覚・視覚・触覚などの感覚の過敏や鈍麻を伴うこともある。また、特性として苦手なことがある一方で、得意なこともあり、能力を発揮しているケースは多い。しかしそのアンバランスさが生活のしにくさに繋がっている場合が多い。

　2005（平成17）年に「**発達障害者支援法**」が施行され、社会的な認識が高まった。発達障害者支援法では、発達障害の定義が確立され、障害者に関するさまざまな法制度においても位置づけが明確化された。発達障害の早期発見、発達支援を行うことに関する国および地方公共団体の責務、

自閉スペクトラム症（ASD）
Autism Spectrum
Disorder

注意欠如・多動症（ADHD）
Attention-Deficit
Hyperactivity Disorder

限局性学習症（SLD）
Specific Learning
Disorder

発達障害者の自立および社会参加に資する支援が明記された。地域でこの施策の中心を担うのが「**発達障害者支援センター**」である。2016（平成28）年に発達障害者支援法の一部が改正され、発達障害を支援するのは社会の責任であることがより具体的に明記されたとともに、乳幼児期から高齢期まで切れ目のない支援が必要であることが明記された。また、同年には**障害者差別解消法**が施行された。これらの法整備に加え、マスメディアで取り上げたこと等によって幼少期・学童期だけではなく成人期の発達障害支援の必要性が認識され、さまざまな取組みが行われるようになった。

B. 大人の発達障害

　大人の発達障害がもつ困難は多岐にわたる。義務教育・高校までは用意された課程を守られた環境で受動的にこなすことができるが、高等教育への進学や就職をすることにより、主体性や協調性を強いられ、困難を抱えることも多い。昭和大学が行った発達障害をもつ当事者192名に実施した調査(2)では「難しいと感じていること」として、適切な対人関係を築くこと、経済的に自立すること、ストレス対処の順に多く挙げられ、その他には親亡き後の生活、フラッシュバック（不快な記憶の再体験・想起）、感情のコントロールなどが挙げられた。

　年齢を重ねることで本人や家族が自立を意識するため、就労も大きな課題となる。就職しても業務が特性に合っていなかった場合、失敗が増え、成功体験を積み重ねることができない。他者と上手にコミュニケーションを取ることができずに、上司や同僚に相談したり、アドバイスを受けたりすることができないケースも多い。

　また似た困りごとであっても、その原因や背景はさまざまである。たとえば、「季節や場所に合わせた衣服を着ることが出来ない」という困りごとの背景として、こだわりの強さにより変化を嫌う、感覚過敏によるもの、経験や学習の不足（単に知らない、選択が苦手など）によるものなどの可能性が考えられる。困りごとが何に起因するものなのか検討し、対処していくことが必要になる。

C. 発達障害に対するアプローチ

　発達障害に対する治療においては薬物療法等の生物学的な治療が開発途上であることから、心理・社会的な治療が重視される。

　本人や家族が発達障害の特性についての理解を深めることは、発達障害

発達障害支援センター
発達障害者への支援を総合的に行うことを目的とした専門的機関であり、都道府県・指定都市自ら、または、都道府県知事等が指定した社会福祉法人、特定非営利活動法人等が運営している。保健、医療、福祉、教育、労働などの関係機関と連携し、地域における総合的な支援ネットワークを構築しながら、発達障害者とその家族からのさまざまな相談に応じ、指導と助言を行っている。

障害者差別解消法
正式名称は「障害を理由とする差別の解消の推進に関する法律」。障害を理由とする差別を解消し、障害のある人から配慮を求める意思の表明があった場合に、事業者は社会的障壁を取り除くために合理的配慮を提供することが求められる。

の治療・支援を進めていくためには必須である。目指していくのは、生活する上で発達障害の特性によって、うまく適応できないことにより、感じている「生きづらさ」を軽減することである。

　発達障害は周囲から気づかれにくい障害である。そのため、発達特性による言動がその人の「問題行動」として捉えられることが多々生じ、本人の「やる気」や「努力」の不足、つまり本人の意思や頑張りで解決可能な問題と思われてしまう。本人としてもいくら頑張ったところで「まじめにやらない」「ミスばかりする」と責められ「自分はダメな人間だ」と思うようになり、自己肯定感を低下させるという悪循環に陥っていることが多い。この悪循環は**二次障害**等の情動や行動の問題を引き起こしやすく、さらに問題を複雑にしている。本人、家族、支援者は「本人の問題」という認識に囚われることなく、まずは、障害と本人を区別して捉えていくことが必要である。特性によって「障害によって困らされている本人」という視点をもち、生きづらさを軽減するために困りごとに対する対処を検討することが重要である。

D. 発達障害に対する集団療法と家族支援

　デイケア等で同じ特性をもった者同士で行う集団療法を用いた支援も有効である。昭和大学を中心に作成された ASD を対象とした**発達障害専門プログラム**は 2018（平成 30）年より診療報酬化され、実施する医療機関が増えつつある。プログラムは全 20 回から構成され、心理教育、認知行動療法、ASD の視覚優位性を利用した **CES** 等の技法を用いて行われる。内容はコミュニケーションに関する理解、ピアサポート、発達障害や社会資源に関する情報提供などである。

　ADHD 専門プログラムや発達障害をもつ学生プログラム等を実施している機関もある。デイケア等において似た特性をもつ同質の集団で過ごす経験は、生きづらさを抱えているのが自分だけではないことを実感できる機会になる。また、似た特性があるが故に他者を通して自分を知る経験にもなり、自己理解を促進させる効果も期待できる。

　また、家族内のコミュニケーションパターンや家族関係に注目し、本人の変化を促すことや家族の理解を高めるために、**家族支援**は非常に重要である。具体的な家族支援の方法としては、個別相談、家族教室への参加等が挙げられる。相談先としては発達障害支援センター、市区町村の福祉課、医療機関、当事者会（親の会、きょうだいの会）等がある。

二次障害
発達障害を指摘されずに成人に至るケースでは、生活上で失敗体験を重ねていることが多く、そのことで自己肯定感が著しく低下し、不登校、ひきこもり、暴力衝動や行動の問題を引き起こしやすいとされる。また、うつ病・強迫性障害等の二次障害につながるケースも多い。

CES
Communication
Enhancement Session
「セス」と読む。

E. まとめ―発達障害に対するアプローチ

　発達障害は、生まれつきの脳機能の発達の偏りによる障害とされる。特性として苦手なことがある一方で、得意なこともあり、能力を発揮しているケースは多い。しかしそのアンバランスさが生活のしにくさにつながる。

　また、発達障害は周囲から気づかれにくく、個人差が大きくその特性や困りごとはさまざまである。精神保健福祉士としては、「障害によって困らされている本人」という視点を持ち、発達障害特性や利用しやすい社会資源等の専門的な知識を持つこと、個別性に配慮し本人・家族に寄り添っていくことが必要とされる。

　発達障害者支援法の施行もあり、発達障害に対する認識と支援の必要性は広まった。発達障害をもつ本人が、安心できる場所や人の中で経験や学習をすることは、生きづらさを軽減するために欠かせない。実現できる支援の確立と普及が望まれる。

注)

　　　　ネット検索によるデータ取得日は，2022 年 6 月 30 日.

(1)　Kewley, G. D. *"Attention deficit hyperactivity disorder: Recognition, reality and resolution"*, David Fulton Publishers, London, 1999.

(2)　厚生労働科学研究成果データベース「発達障害診療専門拠点機関の機能の整備と安定的な運営ガイドラインの作成のための研究（平成 30 年度～令和元年度)」.

▋理解を深めるための参考文献

● 加藤進昌監修／横井英樹・五十嵐美紀ほか編『大人の自閉症スペクトラムのためのコミュニケーション・トレーニング・ワークブック』星和書店，2017.

　本節にある発達障害専門プログラムを紹介しており、当事者用ワークブック、支援者用のマニュアルがある。ワークを通し「相手はどんな気持ちになるか」を考え、社会性のある行動や他者視点をもった行動や対人関係のルールを学ぶことができる。

9. 社会的ひきこもりに対する対策と支援

「**社会的ひきこもり**」とは、特定の病気や障害ではなく、ひきこもっている「状態」を指す言葉である。状態であるため、原因や経過、そして医学的な診断がつく場合であっても、その診断名はさまざまである。

政策的には若者が主な対象とされ、中高年への支援は少ないのが現状である。

社会的ひきこもり
➡ p.50
第２章５節 A. 参照。

A. ひきこもり地域支援センター

ひきこもりの相談支援については、厚生労働省が「**ひきこもり支援推進事業**」[1]を行っており、事業の中心には「ひきこもり地域支援センター」が置かれている。ひきこもり地域支援センターは 2009（平成 21）年の

図 6-9-1　ひきこもり地域支援センター等設置運営事業の概要

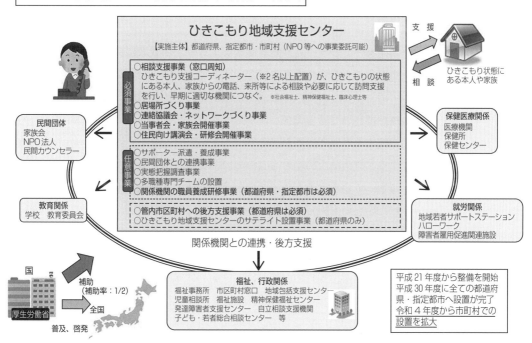

出典）厚生労働省ウェブサイト「ひきこもり支援推進事業」.

「ひきこもり地域支援センター等設置運営事業」によって設置が開始され、ひきこもりに特化した専門的な相談窓口として、各都道府県および指定都市で整備が進められた。2018（平成30）年4月までにすべての都道府県および指定都市（67自治体）で設置が完了している。2018年度からは、市町村においてひきこもり支援を充実させるため、居場所づくりや相談窓口の設置、情報発信等を行う「ひきこもりサポート事業」を実施している。

ひきこもり地域支援センターは図6-9-1のように、必須事業として①相談支援事業（窓口周知）、②居場所づくり事業、③連絡協議会・ネットワークづくり事業、④当事者会・家族会開催事業、⑤住民向け講演会・研修会開催事業があり、任意事業として①サポーター派遣・養成事業、②民間団体との連携事業、③実態把握調査事業、④多職種専門チームの設置、⑤関係機関の職員養成研修事業（都道府県・指定都市は必須）がある。

次に個々の事業について紹介しながら、ひきこもりの支援について述べたいが、ひきこもり地域支援センターの業務と限定せず、ひきこもりの相談を受ける相談機関という立ち位置からも説明したい。

B. 相談支援事業（窓口周知）と訪問

相談支援事業は、ひきこもりの状態にある本人、家族からの電話、来所による相談を受ける。ひきこもりに悩む本人や家族にとって、戸惑うことの1つに「どこでひきこもりの相談を受けてくれるのかがわからない」ことがある。ひきこもり地域支援センターが各地域に開設される以前は公的にひきこもりの相談を掲げているところはほとんどなかった。相談先としては、学校を卒業してしまえば学校ではなく、病気でもないようなので医療機関への受診もできなかった。精神科医療機関への相談もよほど言動が心配であれば考えるが、そうでない場合も多く、暴れないから警察でもなく、経済的な問題でもないので福祉事務所でもなかった。そして、ひきこもっている本人が積極的に相談を希望する場合は少なく、相談に動くのはたいてい家族だった。

ひきこもり地域支援センターは窓口周知の役割を担っている。ウェブサイトを開設してリンクを張り、ポスターやパンフレットを作成して関係各所に配布し、行政の広報紙にも定期的に案内を出したり、イベント開催を周知する。

相談とともに必要に応じて訪問支援も行う。訪問は慎重に行う。家族から「訪問して、ひきこもっている本人と話をしてほしい」と言われても、まず、ひきこもりに至るまでの経過をよく聴取し、家族のニーズやわかる

範囲でひきこもっている本人の希望を尋ねる。そして「相談機関に家族が相談に行った」ことを本人にオープンにしてもらうことが肝心である。本人に告げずに、いきなり相談機関から訪問するわけにはいかない。暴力を引き起こすおそれのある場合にはさらに慎重に検討をする。場合によっては、相談機関から本人に対して、手紙やメールを出すこともあるが、「ご家族が相談に来られた」ことに触れる必要がある。

　また、訪問に行っても、いきなり本人のこもっている部屋のドアを開けるようなことはしない。ドア越しに自己紹介をし、「ご相談があればお聞きします」と言うにとどめる。ドアの隙間から名刺やメモ・手紙を差し入れることもある。その後の展開はさまざまで、長期間反応がない場合もある。ひきこもっている人が家族に対して「余計なことをするな」と言ってくることもある。こうした経過は家族の継続相談の中で振り返り、今後の支援の進め方を一緒に考える材料となる。

　訪問を続けていくと、本人が部屋の中から応答をしてドア越しに会話をしたり、部屋から出てくることもある。本人が家族とともに、あるいは一人で相談機関にやってくることもある。

C. 居場所づくり

　本人との相談が開始されると、本人のニーズを聞いていくことになるが、次の段階として、**居場所づくり事業**の利用となることも多い。

　本人がひきこもりから回復する一歩としての居場所を求める場合に備えて、相談機関は自前で居場所づくり事業を行うか、すぐに紹介できる地域の居場所と連携を取っておくことが肝心であり、この場合には任意事業の民間団体との連携事業の側面もある。

　居場所の開催時間や規模はさまざまである。「ひきこもりの居場所に関する実態調査報告書」[2]によれば、ひきこもり地域支援センター75ヵ所のうち回答のあった57ヵ所（75％）が居場所を開設している。そのうち50％は自機関で運営し、25.3％は外部機関に運営を委託している。開催頻度は週1回（24％）と週5回（22％）が多い。参加人数は5人（中央値）が一般的な規模であるとしている。有効な活動としては、利用者同士の交流、レクリエーション、居場所外の人たちとの交流、運営者による相談活動などが挙げられている。

D. 連絡協議会・ネットワークづくり

[1] 福祉・行政機関

　ひきこもりの支援には関係機関の連携が必須である。福祉・行政機関はさまざまな住民サービスの窓口になっているため、ひきこもりの人やその家族との接点となる。特に、近年**8050問題**と言われる80歳代の親と50歳代のひきこもりの子どもの世帯が注目されているが、親が自分たちの介護サービスを受ける時に子どものひきこもりを気にしてサービスの導入に躊躇したり、高齢者のためのヘルパーがひきこもりの子どもについての相談を親から受けたりする例が多い。東京都は、行政機関や民生委員などを対象とした「ひきこもりに関する支援状況等調査」を実施し、高齢者の介護や医療などを担う地域包括支援センターの92.4%（回答数256件）が、担当地区に「ひきこもりの状態」の人がいることを把握しているという結果を公表している[3]。

　行政の連携機関としては、地域包括支援センターのような高齢者を対象とした機関だけではなく、福祉事務所や児童相談所も重要である。

8050問題
➡ p.52
第2章5節B.[2]参照。

[2] 就労関係

　居場所で社会に出る第一歩を踏み出した人の中には、就労に進んでいく人たちがいるので、就労支援の機関との連携も重要である。2006（平成18）年度から開設されている**地域若者サポートステーション**（サポステ）は、厚生労働省が事業主体となり（団体に委託し）、働くことに悩みを抱えている15〜49歳までの人を対象に、就労に向けた支援を行う機関であり、2021（令和3）年度では全国に177ヵ所が設置されている[4]。**ジョブカフェ**は2004（平成16）年度より都道府県が主体的に設置する、若者（15〜34歳）の就職支援をワンストップで行う施設であり、ハローワークに併設されているところも多い。35歳以上の人を対象としては、ジョブサロンがある[5]。

ジョブカフェ
正式名称は「若年者のためのワンストップサービスセンター」。

[3] 民間団体

　ひきこもり関連の民間団体の一部には、ひきこもっている人を暴力的に引き出し、高額の代金を要求する団体があり、訴訟も起こされている。民間団体がどのような活動をして、どのように連携体制を取っているのかを知ることは大切である。

　ひきこもりの家族会は各地域にさまざまな団体があるが、全国組織としては、特定非営利活動法人　KHJ全国ひきこもり家族会連合会（以下、KHJ）があり、調査研究・研修・出版等の活動を行っている。また、各地

域の家族会（支部）では、家族の学習会や月例会（講演会）・相談会・アウトリーチ（訪問）・居場所運営などを行っている[6]。

［4］ 保健医療機関

　すでに**第2章5節**で述べた通り、ひきこもりと精神疾患の関連は強いため、保健医療機関との連携は不可欠である。近年、ひきこもりの人たちを対象とした外来やデイケアが開設されるようになってきており、ひきこもりについての理解が深い保健医療機関が増加している。医療でひきこもりのすべてが解決するわけではないが、支援の効果的な方法として認識しておきたい。

［5］ 教育機関

　教育機関との連携も大切である。義務教育や高校生までの不登校については、**第3章1節**で述べられている。大学生のひきこもりについては、0.2 〜 1.0％という調査があり[7]、2020（令和2）年以降の新型コロナウイルス感染症の流行によって、ひきこもり願望がある大学生とオンライン授業を好む学生との間には相関が見られることがわかった、という研究もあるので、今後は大学との連携もさらに必要になると思われる[8]。

E. 当事者会・家族会開催事業

　当事者会・家族会開催事業が必須事業の中に入っているが、**当事者会**といった場合には、当事者中心で運営される自助グループなどが含まれ、ひきこもり地域支援センターなど関係機関で開催される場合にはその施設での支援プログラムとなる。当事者の自助グループにはさまざまな活動があり、オンラインの利用も活発である。ひきこもりアノニマス（HA）のように依存症の回復プログラムである12ステップを用いているグループもある[9]。支援プログラムとしては、精神科領域で用いられるSSTやWRAPが活用されており、そのほかにも、さまざまな活動がある。

　家族会は前述したKHJのほかにもそれぞれの地域で多様な家族会が活動している。家族向けのプログラムとしては、**CRAFT（クラフト）**がある。CRAFTは、米国で開発された、治療や支援に乗らないアルコール・薬物依存症者の家族に向けた支援プログラムである[10]が、日本ではひきこもり[11]や発達障害者向け[12]に応用されたプログラムが開発されて、実践と研究が行われている。

　ひきこもりに対するCRAFTでは**表6-9-1**のような働きかけを行う。

SST
Social Skills Training
「生活技能訓練」や「社会生活技能訓練」「社会生活スキルトレーニング」などと訳される。

WRAP（ラップ）
Wellness Recovery
Action Plan
「元気回復行動プラン」と訳される。

CRAFT（クラフト）
Community
Reinforcement And
Family Training

表 6-9-1　CRAFT のひきこもりに対する 7 つの働きかけ

1.　問題行動の理解
2.　暴力的行動の予防
3.　ポジティブなコミュニケーションスキルの獲得
4.　上手にほめて望ましい行動を増やす
5.　先回りをやめ、しっかりと向き合って望ましくない行動を減らす
6.　家族自身の生活を豊かにする
7.　相談機関の利用を上手に勧める

　さらに、「3. ポジティブなコミュニケーションスキルの獲得」では 8 つのポイントを挙げて、練習をしていく（**表 6-9-2**）。

表 6-9-2　ポジティブなコミュニケーションスキルの獲得

1.　短く
2.　肯定的に
3.　特定の行動に注意を向ける
4.　自分の感情の名前を明確にする（家族が自分の感情をよく知る）
5.　部分的に責任を受け入れる
6.　思いやりのある発言をする
7.　自制を促す
8.　援助を申し出る

　家族支援で大切な点は家族の足並みの一致である。特に父親の理解と協力は大きな影響を与える[13]が、中高年のひきこもりの場合、父親もちょうど定年退職の時期に当たることもあり、家族全体のライフステージへの配慮も必要である[14]。

F. 住民向け講演会・研修会開催事業

　ひきこもり地域支援センターでは住民向け講演会や研修会の開催も行う。ひきこもりに関する講演会ではひきこもりに詳しい専門家の話だけでなく、ひきこもり経験者やその家族の体験談を加えることが大切である。また、ファイナンシャルプランナーからの経済的視点も示唆に富んでいる。講演会に出席できる人数は限られているため、オンラインでの開催や講演会の記録を閲覧できるように整備することも今後は必要である。

G. サポーター派遣

　サポーター派遣・養成事業は任意事業であるが、ひきこもりの家庭訪問や関係施設への同行、支援プログラムへの参加補助など、サポーターの役割は大きい。特に、ひきこもりの支援は長期化するため、マンパワーの不

足に悩む支援機関には大きな助けとなる。社会福祉や心理学を学ぶ大学生や大学院生、関心ある市民が研修を経てサポーターとなるため、ひきこもりについての啓発の役割も果たすことになる。ひきこもり当事者や家族がサポーターになれば、経験が生かせる場ともなる。

以上がひきこもり地域支援センターの事業と絡めてのひきこもりへの対策と支援である。

H. ひきこもりの発生予防

ひきこもりの発生予防は難しい課題であるが、ひきこもりの兆候が表れた時点で長期化にならないために、相談窓口を明示し、ハードルを低くし、対面だけでなくメール相談など、本人や家族が気軽に相談できる体制づくりが大切である。また、簡単に利用できる居場所を増やすことも効果的である。

I. ゲーム障害（ゲーム依存）との関係

ゲーム障害（ゲーム依存）とは、「ゲームに没頭することへの優先順位が高まり、他の生活上の利益や日常の活動よりもゲームをすることが優先される」状態を指し、2022年より国際疾病分類第11版（ICD-11）に加

図6-9-2　ゲーム障害に伴うさまざまな問題の出現率（受診前6ヵ月のうち3ヵ月以上続いた割合）

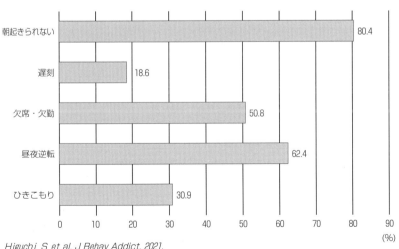

Higuchi S et al. J Behav Addict, 2021.

出典）樋口進「ゲーム・ネット依存の現状と今後の課題」公益財団法人 文字・活字文化推進機構ウェブサイト「リレー講演『学校教育のデジタル化・子どもの未来』開催（2021年3月29日）」，当日配布資料，p.15.

えられた疾患で、ひきこもりと悪循環を起こしやすい。**図6-9-2**のように
ゲーム障害の患者のうち、30.9％がひきこもりというデータもある[15]。今
後、この分野での治療・支援の実践や研究が進むことが望まれる。

注)

ネット検索によるデータ取得日は，2022年9月11日.

(1) 厚生労働省ウェブサイト「ひきこもり支援推進事業」.

(2) 特定非営利活動法人 KHJ 全国ひきこもり家族会連合会ウェブサイト「ひきこもりの居場所に関する実態調査報告書（設置状況／運営者／利用者／KHJ 支部会員）（令和2年（2020年）3月）」.

(3) 東京都ウェブサイト「ひきこもりに関する支援状況等調査結果（令和3年4月）」.

(4) 厚生労働省ウェブサイト「地域若者サポートステーション」.

(5) 厚生労働省ウェブサイト「ジョブカフェにおける支援」.

(6) 特定非営利活動法人 KHJ 全国ひきこもり家族会連合会ウェブサイト.

(7) 水田一郎ほか「大学生に見出される不登校・ひきこもりの実態把握と援助に関する研究」主任研究者 齊藤万比古『思春期のひきこもりをもたらす精神科疾患の実態把握と精神医学的治療・援助システムの構築に関する研究 平成21年度 総括・分担報告書（平成22年3月）』厚生労働省科学研究成果データベース，厚生労働科学研究費補助金 こころの健康科学研究事業，pp.103-117.

(8) 内田知宏・黒澤泰「コロナ禍に入学した大学一年生とオンライン授業1―心身状態とひきこもり願望」日本心理学会編『心理学研究』92巻5号，2021，pp.374-383.

(9) ひきこもりアノニマス（HA）ウェブサイト.

(10) Smith, J. E. & Mayers, R. J. *"Motivating substance abusers to enter treatment: Working with family members."*, Guilford Press, 2004.（スミス，J. E. & メイヤーズ，R. J. 著／境泉洋・原井宏明・杉山雅彦監訳『CRAFT 依存症患者への治療動機づけ―家族と治療者のためのプログラムとマニュアル』金剛出版，2012.）

(11) 境泉洋ほか『CRAFT ひきこもりの家族支援ワークブック―共に生きるために家族ができること（改訂第二版）』金剛出版，2021.

(12) 山本彩「自閉症スペクトラム障害特性を背景にもつ社会的ひきこもりへ―CRAFT（Community Reinforcement and Family Training）を参考に介入した2事例」日本行動療法研究会編『行動療法研究』40巻2号，2014，pp.115-125.

(13) 内藤守ほか「父親がひきこもりの問題に向き合うプロセス」新潟青陵学会編『新潟青陵学会誌』6巻3号，2014，pp.25-33.

(14) 竹中哲夫「ライフステージに対応したひきこもり支援―『ひきこもり状況』と支援課題」日本福祉大学社会福祉学部・日本福祉大学福祉社会開発研究所『日本福祉大学社会福祉論集』第120号，2009，pp.1-30.

(15) 樋口進「資料2 ゲーム障害について」厚生労働省ウェブサイト，第1回ゲーム依存症対策関係者連絡会議（2020年2月6日） 資料.

▍理解を深めるための参考文献

●近藤直司ほか『引きこもりの理解と援助』萌文社，1999.
　　ひきこもりについて、精神科的治療から保健所や精神保健福祉センターにおける相談
　援助まで、総合的に書かれているため、ひきこもりの支援についての全体を俯瞰でき
　る。

●境泉洋ほか『CRAFT ひきこもりの家族支援ワークブック―共に生きるために家族が
　できること（改訂第二版）』金剛出版，2021.
　　ひきこもりの家族支援をCRAFTのプログラムに沿ってわかりやすく解説しており、
　ひきこもり家族グループで実践的なワークブックとして用いることができる。

●ひきこもりアノニマスインターグループ編『ひきこもりで苦しんでいる人が人生を諦
　める前に一度は読んでみる本』ひきこもりアノニマスインターグループ，2017.
　　ひきこもりの経験者による、ひきこもっていた人からひきこもっている人へメッセー
　ジを運んでいるような、短くて読みやすい体験談である。

10. 災害時の精神保健に対する対策

A. 災害対策法制とその改正

　日本の災害対策法制は、災害の予防、発災後の応急期の対応および災害からの復旧・復興の各ステージを網羅的にカバーする**災害対策基本法**を中心に、時期や災害の類型に応じたそれぞれの個別法が対応している。

　2021（令和3）年5月20日に同法が改正され、災害が発生する前の段階から災害救助法が適用されるようになった（**図6-10-1**）。また、指定福祉避難所の指定およびその受入対象者の公示も可能となり、福祉避難所の確保・運営ガイドラインの見直しが行われた[1][2]。

　被災者の心理社会的支援には、このような関係法規への理解が必要不可欠である。特に福祉避難所といった障害者福祉分野に関わる項目においては常に押さえておきたい。

図6-10-1　災害対策基本法の改正と災害対策法制

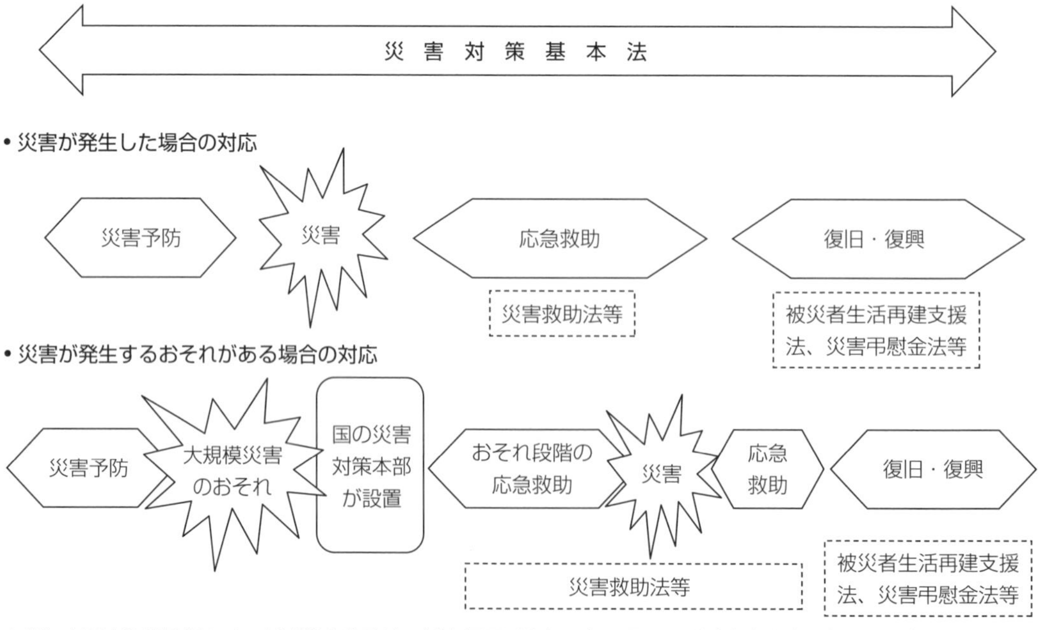

出典）内閣府防災情報のページ「災害救助法の制度概要（令和3年6月18日版）」を参考に筆者改変.

B. 大規模災害時に生じるメンタルヘルスの課題とこころのケア

　東日本大震災は**精神科診療体制に空前の影響を与えた**。震災による被害から病院機能の維持が困難となり、入院患者の転院と精神障害者の精神科医療へのアクセスの確保が、早急かつ迅速に求められた[3]。また、生活環境が十分に整備されたとはいえない避難所での**長期にわたる避難生活**によるストレスから、さまざまな心身の不調も引き起こされた。

　激甚災害では、精神保健医療機関の支援や精神障害者の医療の確保、新たにメンタルヘルスの課題を抱えた被災者のための医療・相談・ケア、被災地域全般のこころのケア活動といった精神保健に対する対策が、広範に求められる[4]。これはまた被災地の状況やフェーズによって必要とされる支援の内容も異なる。そのため、情報収集とアセスメント、組織的活動の必要性から**災害派遣精神医療チーム（DPAT）**が整備されるに至った。

　こころのケア活動も重要であるが、生活の安定が求められる震災直後は水や食料、ガソリンといった生活上の基本物資がまず必要とされる。そのような現実的なニーズを無視して、精神的・心理的側面に固執した支援をすることは、被災者の心情を逆なでして新たに心理的負担を生じることにもなりかねない[4]。

　では、支援者はどのような態度で被災者に接すればよいのか。このような場合には**サイコロジカル・ファーストエイド（PFA）**で述べられている、傷ついている人をこれ以上傷つけない「Do No Harm」の態度が重要である。

C. サイコロジカル・ファーストエイド（PFA）

[1] PFA の歴史と発展

　2001 年 9 月 11 日、アメリカ同時多発テロ事件の後、災害生存者のメンタルヘルスのための早期介入が広く注目を集めるようになった。軍と民間の両方の担当機関において、**非常事態ストレス・デブリーフィング（CISD）**が、警察や消防・救命救急担当者への初期対応として、2005 年まで、さまざまな形で広く行われていた。その他にも、連携を意識しないメンタルヘルスの担当者が恣意的に選択した個人もしくは集団を対象とした早期の治療が、非常に多種多様なアプローチの形で、災害の被害者に対して適用されていた[5]。

　しかし、CISD のような**心理的デブリーフィング**は、一部の人ではストレス症状を悪化させ、災害によるトラウマ後の心理的影響を防げないこと

精神科医療への影響
宮城県では、津波により24 名の患者が他界した。福島県では、相双地区に位置する 5 病院が、福島第一原子力発電所の事故により、入院患者710 名の避難を余儀なくされた。

長期にわたる避難生活
プライバシーの確保、生活環境の整備（トイレ、ゴミ、当番作業）、子どものストレスによる情緒不安定などの問題が発生した。

災害派遣精神医療チーム（DPAT）
Disaster Psychiatric Assistance Team
「ディーパット」と読む。

サイコロジカル・ファーストエイド（PFA）
Psychological First Aid

非常事態ストレス・デブリーフィング（CISD）
Critical Incident Stress Debriefing

心理的デブリーフィング
PFA は科学的根拠としてはまだ確立途上であるが、治療的デブリーフィングを使用したことで症状を悪化させ、PTSD の発症リスクを増やす可能性があることを示すエビデンスが蓄積されてきたことを受け、そのガイドラインが作成されている[4]。なお、治療的デブリーフィングは科学的根拠から支持されていないが、オペレーショナル（実施された活動報告）や事実や数字を見直すための情報デブリーフィングは支持されている。

が明らかになり、被害者を家族や社会的支援・その他の資源と結びつける介入を早期に行うことが、回復促進のために最も有効であることが示されるようになった。このような背景から、PFAが発展し、そのガイドラインが作成されるに至った[5]。

［2］PFAの定義と3つの原則

「心理的応急処置（サイコロジカル・ファーストエイド：PFA）フィールド・ガイド」では、PFAを以下のように定義している。

Sphere（2011）やIASC（2007）によれば、PFAとは、苦しんでいる人、助けが必要かもしれない人に、現地で活動するボランティアから専門職までのさまざまな支援者が行う、人道的、支持的な対応のことである。

また、PFAは専門家しかできない特別な面接技法などでもない。PFAはニーズに沿った手助けであり、行動原則にある「見る」「聞く」「つなぐ」は、災害支援に従事するさまざまな支援者がとるべき態度や姿勢を示すものである（**表6-10-1**）[6]。

Sphere
難民や被災者といった支援を受ける人びとが尊厳を持ち避難生活を送るために守られるべき最低基準がスフィア・ハンドブックによって定められている。

IASC
Inter-Agency Standing Committee
UNICEF、WFP、WHOなどの国内外の人道支援関連機関が参加する国際組織。日本語では「機関間常設委員会」と訳される。

表6-10-1　PFAの活動原則─見る、聞く、つなぐ

見る	・安全確認 ・明らかに急を要する基本的ニーズがある人の確認 ・深刻なストレス反応を示す人の確認
聞く	・支援が必要と思われる人びとに寄り添う ・必要なものや気がかりなことについてたずねる ・人びとに耳を傾け、気持ちを落ち着かせる手助けをする
つなぐ	・生きていく上での基本的なニーズが満たされ、サービスが受けられるよう手助けをする ・自分で問題に対処できるよう手助けする ・情報を提供する ・人びとを大切な人や社会的支援と結びつける

「見る」とは、危機の現場の安全確認と、重傷を負っている、危険が差し迫っているなどの急を要する基本的ニーズがある人の確認、ひどく動揺しているなどの深刻なストレス反応を示す人の確認を行うことを指す。

特に危機の現場の安全性については、自分自身や他者に危害を及ぼさないという観点からも重要であり、安全性が保障されない現場には決して入ってはいけない[6]。「聞く」とは、「相手から注意をそらさない目、相手の心配事に誠実に耳を傾ける耳、いたわりと敬意の心」をもって話を聴くことである。「つなぐ」とは、被災者を実際に役立つ支援につなぐことである。被害を受けた人びとが長期的に回復するためには、自分自身の能力を

発揮して問題に対処していくことが必要となる。PFA の支援はたいてい1回限りの介入であり、支援者が援助のために現場にいるのは短い期間になる。人びとの自立を支援し、その状況に対してその人自身がコントロールする力を取り戻せるように手助けをしなければならない[(6)]。

[3] PFA と要配慮者

　災害・紛争等緊急時には、精神障害者だけではなく、子ども、身体障害者、妊産婦、高齢者、外国人（マイノリティな文化・異なる言語圏）などといった特別な注意を必要とする可能性が高い要配慮者がいる[(6)]。

　特に、子どもは大人とは異なる反応や考えを示し、年齢別によって必要とする支援も異なる。長引く避難生活の影響も大きい。また、妊産婦や高齢者も、出産、介護といった特有のニーズを有しており、文化・言語圏の違いは、情報不足や、避難所生活への不適応を起こすことがある[(6)]。

　しかし、このようなリスクが高い人に対するこころのケアにおいても、PFA の原則に基づき、傷ついている人をこれ以上傷つけない「Do No Harm」の態度と、どんな人でも困難に対処する**レジリエンス**を持っていることを忘れてはいけない[(6)]。

レジリエンス
resilience
医学や災害の分野だけではなくさまざまな分野で幅広く用いられている。災害という状況においては、「困難な状況にあっても心理的な健康を維持し、ストレッサーに巧みに適応する能力」等の意味で使用される[(5)]。

注）

　ネット検索によるデータの取得日は、いずれも 2022 年 4 月 6 日.

(1) 内閣府防災情報のページ「災害救助法の制度概要（令和 3 年 6 月 18 日版）」.

(2) 内閣府防災情報のページ「福祉避難所の確保・運営ガイドライン　平成 28 年 4 月（令和 3 年 5 月改定）」.

(3) 東北大学災害科学国際研究所編『東日本大震災からのスタート―災害を考える 51 のアプローチ』東北大学出版会，2021，pp.147–150.

(4) 酒井明夫・丹羽真一・松岡洋夫監修／大塚耕太郎・加藤寛・金吉晴・松本和紀編『災害時のメンタルヘルス』医学書院，2016，pp.10–14，pp.26–29，p.30–35.

(5) スタッダード，フレデリック・J. Jr. ＆パーンディヤ，アナンド＆カッツ，クレイグ・L. 編／富田博秋・高橋祥友・丹羽真一監訳『災害時精神医学』星和書店，2015.

(6) 世界保健機関、戦争トラウマ財団、ワールド・ビジョン・インターナショナル. 心理的応急処置（サイコロジカル・ファーストエイド：PFA）フィールド・ガイド.（2011）世界保健機関：ジュネーブ.（訳：（独）国立精神・神経医療研究センター、ケア・宮城、公益財団法人プラン・ジャパン，2012）p.6, pp.12–13.

▌理解を深めるための参考文献

●東北大学災害科学国際研究所編『東日本大震災からのスタート―災害を考える 51 のアプローチ』東北大学出版会，2021.

　自然科学の情報をベースに震災・津波のメカニズムの理解ができる。今後の防災・減災のあり方についても提言されており、震災について総合的な理解を得ることに長けた 1 冊。

11. 援助職の精神保健

A. 対人援助専門職を取り巻く現状

[1] 対人援助専門職とは

　本節で述べる「対人援助専門職（以下、援助職）」とは、精神保健福祉士や社会福祉士はもちろんのこと、介護福祉士、医師、看護師、心理士、作業療法士、保育士など保健、医療、福祉等の領域において、さまざまな苦しみを抱える人びと（以下、クライエント）に対して援助・支援する専門職を指す。

　たとえば社会福祉士、精神保健福祉士、いわゆるソーシャルワーカーは、障害、高齢、子ども、地域等、多岐にわたる現場において、日々多くのクライエントと向き合い、関わり続けながら全力を尽くして援助実践を行っている。一方、クライエントとの援助プロセスを通して、時にこころが揺らぎ、傷つき、自信を失うこともある。援助職も人。抱えきれなくなった想いとともに、こころや身体のバランスを崩すことも少なくない。

　これまであまり触れられる機会のなかった援助職の精神保健ではあるが、ようやく着目され、研究されるようになってきた。援助職個人をはじめ、職場や組織においても、「援助職の精神保健」に関する正しい理解と適切な対応が求められる。

[2] 援助職の心身不調の実際

　厚生労働省「令和2年 雇用動向調査」[1]によると、産業別の入職者数のうち「医療・福祉」は111万7,500人。離職者は107万4,000人となっている。この数のすべてが必ずしも「援助職」に該当する訳ではない。しかしながら、「医療・福祉」分野は「宿泊業・飲食サービス業」「卸業・小売業」に次いで離職する割合が極めて高い領域であるという現実がある。

　ここで社会福祉士と精神保健福祉士に関する実態に目を向けてみよう。公益財団法人社会福祉振興・試験センターによると、2022（令和4）年3月末現在、社会福祉士は26万6,557人、精神保健福祉士は9万7,339人が登録している[2]。同センターが行った「社会福祉士・介護福祉士・精神保健福祉士就労状況調査（令和2年度）結果報告書」[2]によると、（かつて就労していたが）現在就労していない社会福祉士・精神保健福祉士が「福

社・介護・医療分野の職場を辞めた理由（辞めた最も大きな理由）」に関して問うている。その理由として、「心身の健康状態の不調」と回答した方は、社会福祉士15.5％、精神保健福祉士17.6％と、すべての選択肢のなかで最も高い割合を占めている。

これまで触れてきた調査結果からも明らかなように、援助を必要としている人に、仕事として関わり続ける援助職のこころや身体が不調をきたす場面や離職する割合は極めて高い。

感情労働に従事する援助職特有のストレスや燃え尽き症候群、共感疲労等は、近年注目され調査研究も進み、個人はもちろん組織や社会全体で取り組むべき課題となっている。次にこれら援助職特有の精神保健に目を向けてみよう。

感情労働
emotional labor

B. 援助職特有の精神保健

[1] 感情労働

「労働」、すなわち仕事は、以下の3つに区分することができる。研究やプランニング等、主に頭を使う「**頭脳労働**」。重い荷物を運んだり、動かしたりする、主として体を使う「**肉体労働**」。そして、人びとが抱える苦しみや悲しみ等の感情に関わる「**感情労働**」である。

「感情労働」について、**ホックシールド**は「公的に観察可能な表情と身体的表現を作るために行う感情の整理」[3]と定義している。また武井麻子は「職務として、表情や態度で適切な感情を演出することを求められる仕事」[4]としている。

援助職の仕事は、割合の差はありつつも頭脳労働、肉体労働、感情労働、いずれにも当てはまる。なかでも援助実践を通して、援助職が抱いた感情のコントロールが求められる「感情労働」の比重は極めて高い、といえるであろう。

頭脳労働
brain labor

肉体労働
physical labor

ホックシールド
Hochschild, A. R.
1940–

[2] 燃え尽き症候群（バーンアウト）

「燃え尽き症候群」は、1974年にアメリカの心理学者**フロイデンバーガー**の研究によって提唱された概念である。当時、精神科クリニックで意欲的に仕事をしていた医師が、精神的・身体的な症状を訴えるような現象から着目されるようになったと言われている。

2019（令和元）年に改定され、2022（令和4）年1月から適用となった**世界保健機関（WHO）**発行の「**疾病及び関連保健問題の国際統計分類（国際疾病分類）第11版（ICD–11）**」[5]によると、燃え尽き症候群は「健

燃え尽き症候群（バーンアウト）
burnout syndrome
➡ p.75
第3章2節B. 参照。

フロイデンバーガー
Freudemberger, Herbert J.
1926–1999

世界保健機関（WHO）
World Health Organization

疾病及び関連保健問題の国際統計分類（国際疾病分類）
International Statistical Classification of Diseases and Related Health Problems

203

康状態に影響を与える要因」の「雇用や失業に関連する問題」の1つとして記載され、「適切に管理されていない慢性的な職場ストレスから生じるもの」と定義した。さらに疾病とはせず、当事者が治療を求めることもある「職業上の現象」としている。

その特徴として①エネルギーが枯渇するか、または消耗したような感覚、②自分の仕事に対する精神的な忌避感の増加、仕事に関する否定的・冷笑的な感情、③職業的な能力の低下の3つが挙げられている。

具体的には、強い使命感や責任感、緊張感等をもって一生懸命に頑張り続けてきた、主にヒューマンサービスに携わる人が、過度にエネルギーを使いすぎ、身体的、精神的、社会的、時には**スピリチュアル**な面においても消耗し疲弊する状態を指す。その結果、身体的・精神的症状、自信や気力の喪失、意欲減退、興味感情の欠如等さまざまな症状が出現すると言われている。

スピリチュアル
spiritual

[3] 共感疲労

フィグリー
Figley, C. R.

共感疲労
compassion fatigue

フィグリーによって提唱されたと言われている「**共感疲労**」について、武井麻子は「傷ついた対象に対して、なんとかしなければならないと思うあまりに、援助職自身がどうしようもない無力感と罪悪感を抱き、傷ついていく」(4)と述べている。つまり、援助職に生じる疲労感を指す。ここで言う疲労感は、援助者が弱いから、この仕事に向いていないから生じてしまうのではない。これらの現状は、多くの経験を重ねていても、人を援助することに熱い想いを抱き実践していたとしても、さまざまな影響を受ける可能性がある。そのことを援助職自身も、組織も、ともにしっかりと理解し、適切な対応を行うことが求められる。

C. 今後の課題

[1] 援助職自身の課題

まず精神的なバランスを崩さないためにも、仕事とプライベートを区別しつつ、日頃から十分な休養・休息をすることが重要である。さらに、趣味やストレス解消の方法を持つなど**セルフケア**を認識し、実践すること。

セルフケア
self care

「セルフケア」について厚生労働省は、2006（平成18）年に「労働者の心の健康の保持増進のための指針」(6)を示した。事業者はメンタルヘルスケア推進に努めること、およびその原則的な実施方法として4つのケアを提起している。その中の「セルフケア」について①ストレスやメンタルヘルスに対する正しい理解、②ストレスへの気づき、③ストレスへの対処の

重要性を明確にした。援助職がセルフケアを実践し自分自身を大切にすることは、すなわちクライエントに対してもより質の高いサービス提供につながるのである。

さらに援助の仕事を通して、自分の限界を知り、超えないことともに、援助職自身の「受援力」を高めること。つまり援助職が支援を求め、受けることが大切である。

受援力
内閣府のパンフレットによると「支援を受ける力」とされる。

[2] 援助職が働く職場・組織の課題

職場や組織において、情緒的、技術的サポートを得られていると感じている人は、そうでない援助職より精神的なバランスを崩しにくいと言われている。そのためにも、援助職が仕事を通して生じた心身へのさまざまな反応は、職場や組織としても対応することが必要である。

たとえば担当するクライエントの数を、対応可能な範囲内に制限したり、1人で担当せずチームで担当することや、組織内でのコミュニケーション、つまり援助職が安心して相談できる関係構築も大切であろう。

そのためには、職場において研修や定期的なスーパービジョンの実施はもちろん、援助職相互に気にかけ、援助職が「援助された」という経験を得られるよう、サポートし合える姿勢や関係、セルフケアに関する教育、職場環境の体制等の整備が必要である。

スーパービジョン
supervision

注)
　ネット検索によるデータ取得日は，2022年5月20日取得.
(1) 厚生労働省ウェブサイト「令和2年 雇用動向調査結果の概要」.
(2) 公益財団法人 社会福祉振興・試験センターウェブサイト「都道府県別登録者数・最新版」および「令和2年度 社会福祉士・介護福祉士・精神保健福祉士就労状況調査結果」.
(3) ホックシールド，A. R. 著／石川准・室伏亜希訳『管理される心—感情が商品になるとき』世界思想社，2000，p.7.
(4) 武井麻子『ひと相手の仕事はなぜ疲れるのか—感情労働の時代』大和書房，2006，p.20，p.111.
(5) 世界保健機関（WHO）ウェブサイト「International Classification of Diseases 11th Revision」.
(6) 厚生労働省 こころの耳：働く人のメンタルヘルス・ポータルサイト「メンタルヘルス対策（心の健康確保対策）に関する施策の概要」.

┃ 理解を深めるための参考文献

● 吉岡隆編『援助職援助論—援助職が〈私〉を語るということ』明石書店，2009.
　10名の援助職が織りなす物語は、執筆者たちの現場実践とそれぞれの援助観を理解することができ、読者に落ち着きと勇気、そして明日からの力を与えてくれる1冊。

第7章 地域精神保健に関する偏見・差別等の課題

地域精神保健活動にはそれを構成する土台が地域にある。活動を定める法や施策、その上で継続した活動をするための人材、そして具体的な活動を阻むものとしての偏見・差別の問題がある。本章では精神保健福祉士が行う地域精神保健活動の土台を学び、それを阻む偏見・差別の問題を構造的に理解する。

1

地域保健法、母子保健法の制定に至る経緯と概要から、法制度の必要性や趣旨等を学ぶ。また、精神保健の諸問題に関連するさまざまな法規制定の背景と目的を理解する。

2

専門職を含めた多様な専門相談活動に関わる人材育成について理解するとともに、今後活躍を期待されるピアサポーターとの実践について学びを深める。

3

精神保健の課題にはさまざまなタイプの偏見がつきまとう。それは誰もが当事者になりうる現代、地域精神保健活動において受療や回復等の障壁となりうる。本節では現代にはびこる偏見を捉え、アプローチの方向を理解する。

1. 関係法規

　この項では主たる地域保健の施策として地域保健法と母子保健法についてその変遷と概要を挙げ、次に縦横に編まれた現代の精神保健の諸問題に関連する法規について挙げる。

A. 地域保健法

［1］ 地域保健法制定までの歩み

　日本の衛生行政制度は、1872（明治5）年、文部省に医務課が設置されたことに始まる。地方での衛生行政が警察行政に組み入れられる一方、各種の環境衛生に関する法規も整備された。その後、結核や精神障害に対する法規整備と健民健兵の思想から、1937（昭和12）年に（旧）保健所法が制定された。

　戦後、1947（昭和22）年に新しい保健所法が制定され、公衆衛生の第一線機関として飛躍的に拡充強化された。結核等の感染症対策で成果を上げた後、少子高齢化、生活習慣病などの疾病構造の変化や地域住民のニーズの多様化などから、生活者個人の視点を重視することが求められた。このため、1994（平成6）年には保健所法が改正され、その名称も**地域保健法**と改められた。

地域保健法
従来の保健所のあり方を定める法律であった保健所法を改訂し、地域保健法が制定された。地域保健法により地方分権の推進の方策として、住民に身近で頻度の高い母子保健や成人・老年保健事業などの実施主体は市町村とされ、保健所は専門的・広域的な役割を果たすこととされた。国や自治体の責務として、人材の確保、施設整備、人材確保支援計画などが定められている。主に①保健所に関すること、②市町村保健センターに関すること、③地域保健対策の推進に関する基本的な指針が示されている。

［2］ 地域保健法

　地域保健法は、住民に身近な保健サービスの実施主体を市町村に変更し、一元的に提供し生涯を通じた健康づくりの体制を整備する等の趣旨により制定された法律であり、1997（平成9）年から施行された。

　同法は、厚生労働大臣が「地域保健対策の推進に関する基本的な指針」（以下、基本指針）を制定することと規定されており、1994（平成6）年に基本指針が定められた。その後、阪神淡路大震災や介護保険制度の施行、東日本大震災、新型コロナウイルス感染症蔓延などに伴って4度の改正が行われた。

B. 母子保健法

[1] 母子保健の主な歴史

　1937（昭和 12）年の保健所法制定に伴い、保健所の事業として妊産婦と乳幼児の衛生に関する事項が規定された。

　戦後、母子保健の水準は飛躍的に向上したが、周産期死亡など母子の健康に関しては問題が残った。このため、1965（昭和 40）年に**母子保健法**が制定され、思春期を含めた母子の一貫した総合的な母子保健対策が推進された。2014（平成 26）年に閣議決定された「まち・ひと・しごと創生総合戦略」を受け、2015（平成 27）年度からは、妊娠期から子育て期までのニーズに対して総合的相談支援を提供する拠点（**子育て世代包括支援センター**）が整備された。

[2] 母子保健法に基づく母子保健施策

　母子保健法は、母性ならびに乳児および幼児の健康の保持および増進を図ることを目的に制定された。身近な母子保健サービスを行う市町村と、市町村間の連携調整や技術的助言等を行う保健所など、役割が整理された。

　母子保健法に規定されている主な事業は以下の 6 項目である。

(1) 保健指導（10 条）

　妊産婦、新生児、未熟児に対しては、医師や助産師、保健師などによる家庭訪問を行っている（11 条、17 条、19 条）。必要に応じて出産後 1 年未満の母子への「**産後ケア事業**」も 2021（令和 3）年から施行している。

(2) 健康診査（12 条、13 条）

　市町村は、健康診査として①妊婦健康診査、②産婦健康診査、③幼児健康診査（1 歳 6 か月児及び 3 歳児健康診査）をそれぞれ実施している。

(3) 妊娠の届出（15 条）および母子健康手帳（16 条）

　妊娠した者は妊娠の届け出をすることになっており（15 条）、届け出をした者に対して**母子健康手帳**が交付される（16 条）。

(4) 低出生体重児の届出（18 条）および養育医療（20 条）

　低出生体重児の届出（18 条）として、体重 2,500g 未満の乳児が出生したときは、その保護者に届出義務が発生する。また養育医療（20 条）として、市町村は、未熟児に対し、養育医療等の給付を行っている。

母子保健法
母性ならびに乳幼児の健康の保持・増進を図るために、保健指導・健康診査・医療その他の措置を講じ、国民保健の向上に寄与することを目的としている。母子保健対策を体系化している法律ともいえる。2016（平成 28）年の母子保健法改正により、妊産婦・乳幼児等の相談窓口の一本化や継続した支援体制の強化のために、2017（平成 29）年 4 月から母子健康センターを子育て世代包括支援センター（法律上の名称は母子健康包括支援センター）に改め、設置することが市町村の努力義務とされた。

産後ケア事業
分娩施設を退院した後から一定期間、対象者の居宅または病院、診療所、助産所など自治体が設置する場所で母親の身体回復や心理的安定を促進するとともに、母親自身がセルフケア能力を育み、育児を安心して行えるように支援する事業である。サービスの種類は、宿泊型、アウトリーチ型、デイサービス型の 3 種類の実施方法がある。

母子健康手帳
1942（昭和 17）年に、母子健康手帳の前身である妊産婦手帳規定が制定された。妊産婦手帳は、妊産婦の診察や保健指導等の結果を手帳に記載してもらうことにより、妊娠の定期診察を行い、流・死・早産防止等を図っていた。このように、世界最初の妊娠登録制度として、母子健康手帳は日本の母子衛生行政の基礎となった。

C. 精神保健の諸問題に関連する法規

現代の精神保健の課題への課題は医療・保健だけでなく、福祉・教育・企業・司法領域にわたる。各領域における課題への対応の指針として、施策や法規がある。包括的な活動を行う精神保健福祉士には、それぞれの法規の背景と目的の理解が求められる。

[1] 精神障害者等の地域生活支援に関する法規

精神保健福祉法（精神保健及び精神障害者福祉に関する法律）、障害者総合支援法（障害者の日常生活及び社会生活を総合的に支援するための法律）、障害者雇用促進法（障害者の雇用の促進等に関する法律）、障害者差別解消法（障害を理由とする差別の解消の推進に関する法律）、障害者虐待防止法（障害者虐待の防止、障害者の養護者に対する支援等に関する法律）、発達障害者支援法などがある。

[2] 人のライフステージに見られる課題に関する法規

学校保健安全法、児童虐待防止法（児童虐待の発生の防止等に関する法律）、子ども・若者育成支援推進法、健康増進法、労働安全衛生法、労働施策総合推進法、高齢者虐待防止法（高齢者虐待の防止、高齢者の養護者に対する支援等に関する法律）などがある。

[3] 現代の精神保健の課題に関連する法律

DV防止法（配偶者からの暴力の防止及び被害者の保護等に関する法律）、ストーカー規制法（ストーカー行為等の規制等に関する法律）、自殺対策基本法、心神喪失者等医療観察法（心神喪失等の状態で重大な他害行為を行った者の医療及び観察等に関する法律）、薬物法（薬物使用等の罪を犯した者に対する刑の一部の執行猶予に関する法律）、アルコール健康障害対策基本法、ギャンブル等依存症対策基本法、更生保護法、ホームレス自立支援法（ホームレスの自立の支援等に関する特別措置法）、生活困窮者自立支援法、生活保護法、災害対策基本法などがある。

▌理解を深めるための参考文献

● 厚生労働統計協会編 『国民の福祉と介護の動向（2021/2022）』一般財団法人 厚生労働統計協会，2021.
　公衆衛生に関する最新の統計データや政府資料等により、日本の衛生の状況や保健医療行政の動向が網羅されており、公衆衛生に携わるもの必携本である。

2. 精神保健に関わる人材育成

A. 多様な専門相談活動に関わる人材

　現代において精神保健に関わる人材育成は、精神保健福祉領域にとどまらずメンタルヘルスに関わる領域でも重要になっている。

　地域精神保健活動の担い手である保健所では、公衆衛生に関わる専門職として、保健師のほかに**精神保健福祉相談員**が配置されている。精神保健福祉相談員は、精神保健福祉法に規定される任用資格であり、主に精神保健福祉士が任用される。市町村でも障害者の精神保健福祉相談や訪問指導を行う。また障害者関連の相談だけでなく、高齢者関連の相談・子ども家庭の相談・女性相談／男性相談・配偶者暴力防止センター等における相談においても、メンタルヘルスの問題と関連した相談が行われ、関係機関と連携をすることから、社会福祉士とあわせて精神保健福祉士が配置されることが増えている。

　このような背景から行政の相談部署で働く職員が社会福祉士・精神保健福祉士を取得することが望まれている。こうした部署での相談は精神保健に関連した相談活動として認められ、相談経験を持つ職員は精神保健福祉士養成校で実習が免除される。

　企業内でも精神障害者が継続して就業するための相談支援を行うため、専門家を活用したり、従業員に精神保健福祉士等の養成課程を受講させて社内の専門人材の養成を行う場合、奨励金が支給されるようになっている。拡大しつつある精神保健福祉活動の担い手として精神保健福祉士が現場で求められ、大学教育だけでなく社会人を対象とする養成課程の役割が重要になっている。

B. 専門職団体の人材育成

　精神保健に関する専門職団体は、専門職としての資質の向上のために、さまざまな研修システムを持ち、会員を中心として継続した人材育成を行っている。精神保健福祉士の専門職団体としては**日本精神保健福祉士協会**がある。協会では生涯研修制度として基幹研修の他課題別研修にも取り組む。他にもアルコール問題・自殺予防・児童虐待などテーマごと、また学

校や職場のメンタルヘルス等職域ごとに関連団体や多様なメンタルヘルス関連団体が専門的な研修を開催し、人材育成を行っている。特に依存症や児童虐待についてはすべてのソーシャルワーカーに関わるとしてソーシャルワーカーの職能団体協働の育成が始まっている。

C. 精神保健福祉ボランティア

精神保健福祉領域のボランティアは、一般市民が参加する活動であり、当事者が地域で暮らすうえで、身近な理解者である。ボランティの活動は多岐にわたるが、非専門職が当たり前に関わることで、当事者は横並びの関係を経験し、ボランティアもまた体験を地域に伝達することで相互理解が広まっていく。

精神保健福祉ボランティアは精神保健福祉センターや保健所で講座が開かれ育成されていたが、近年は社会福祉協議会などでも開講され、活動も活発になっている。

D. ピアサポーター

ピアサポート
peer support

ピアサポートとは、同様の経験をもつ対等な仲間同士の支え合いをいう。

精神保健医療福祉領域におけるピアサポートは、「障害のある人生に直面し、同じ立場や課題を経験してきたことを活かして仲間として支えること」[1]であり、ピアサポートを活かし、さまざまな形で活動することが期待されている。**図7-2-1**は、その活動と役割を図にしたものである。

図7-2-1　ピアサポートの活動と役割

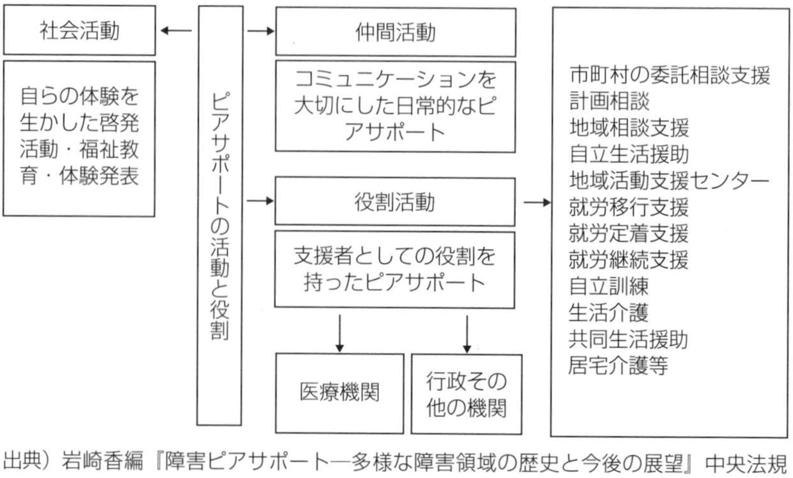

出典）岩崎香編『障害ピアサポート――多様な障害領域の歴史と今後の展望』中央法規出版，2019，p.228.

日本において精神医療福祉領域でピアサポートが広がるきっかけとなったのは、2000（平成12）年から大阪府で始まった「**社会的入院解消研究事業**」、さらに2003（平成15）年の国の「精神障害者退院促進支援事業」において、当事者である自立支援員が雇用されたことである[1]。

一方、2014（平成26）年の「良質かつ適切な精神障害者に対する医療の提供を確保するための指針（告示）」等においてピアサポートの促進、人材育成等が示されている。また、2017（平成29）年「**これからの精神保健医療福祉のあり方に関する検討会**」報告書において示された「精神障害にも対応した地域包括ケアシステム」には、ピアサポート活動が位置づけられ、令和3年度障害福祉サービス等報酬改定では、その専門性が評価された。

ピアサポートを活用した取組みは今後ますます広がりを見せるであろう。ピアサポーターの存在は、①当事者が**ロールモデル**として自身の可能性を見出す、②ユーザーとしての視点がサービスの質の改善や創出、③互いの**リカバリー**の促進、④支援者（専門職）の支援観の転換、⑤リカバリー志向の組織文化への変化、⑥社会変革としての**スティグマ**の軽減[2]といった、従来の取組みでは成し得なかった変革の可能性が期待される。一方、ピアサポーターとの協働を実現していくためには、ピアサポートの価値の共有、雇用環境の整備、人材育成の仕組みなど課題は多い[3]。今後精神保健福祉士として、互いの強みや専門性を活かし、誰もが存在価値を実感できる社会を、ピアサポーターとともに目指していくことも大きな使命となる。

注）

ネット検索によるデータ取得日は，2022年5月9日．

(1) 岩崎香編『障害ピアサポート―多様な障害領域の歴史と今後の展望』中央法規出版，2019，p.8，p.54．

(2) 相川章子『精神障がいピアサポーター―活動の実際と効果的な養成・育成プログラム』中央法規出版，2013，p.11，p.70．

(3) 社会福祉法人豊芯会「ピアサポートの活用を促進するための事業者向けガイドライン」平成30年度厚生労働省障害者総合福祉推進事業，2018，pp.67-69．

▌理解を深めるための参考文献

●岩崎香編『障害ピアサポート―多様な障害領域の歴史と今後の展望』中央法規出版，2019．

多様な障害領域からピアサポートの有効性と可能性、今後の展望についてさまざまな現場で活躍されている人の声に基づき構成されている。

社会的入院解消研究事業
大阪府において、「精神科病院における『社会的入院』は人権侵害であり、社会的入院は精神科病院の中にしか生活の場を確保してこなかった精神保健福祉施策のあり方に起因する」と指摘し、行政責任としてその解消に取り組むとして、2000年度から実施。

「これからの精神保健医療福祉のあり方に関する検討会」報告書
「地域生活中心」という理念を基軸とし、地域づくりを推進する観点から、精神障害者が、地域の一員として、安心して自分らしい暮らしができるよう、「精神障害にも対応した地域包括ケアシステム」の構築を目指すことを新たな理念として明確にした。

ロールモデル
「一歩先行く先輩」としての姿。

リカバリー
recovery
精神障害のある人が、自分の人生を肯定的に捉え、自分が求める生き方を主体的に追求すること。

スティグマ
stigma
個人の持つ特徴に対して、カテゴリー化された属性を張りつけられ、周囲から否定的な意味づけをされ、不当な扱いを受けること。烙印。

3. 精神保健における偏見

精神障害や精神疾患にまつわる偏見・差別は精神保健活動に障壁を生じさせる。誰もが当事者になりうる現代、偏見という課題の生じる背景や特徴を理解し、そこから立ち上る課題に向けて活動していくことは精神保健福祉士の役割である。

A. "アサイラム" としての精神科病院

精神障害者は、これまで多くの偏見にさらされてきた。諸外国においても、精神科医療は社会から排除された収容所「**アサイラム**」となり、病院自体が偏見にさらされてきた。20世紀中頃より欧米諸国では地域精神医療へ切り替え、アサイラムとしての病院を解体する方向へ進んだが、日本では逆に1960年代より精神病院建設に進み、地域の中に偏見の対象として存在し続けた。2000（平成12）年以降、日本では病院解体の方向ではなく、「精神病院」にまとう**スティグマ**を払うため、1つの診療科に過ぎないと強調して「精神科病院」と表記するようになった。また、受療しやすいように精神科外来では、心療内科を併設したり、広告上うつ外来・ストレスケア外来・もの忘れ外来など独特の名称を掲げる病院が多くある。

同様に精神科領域の疾病名も、偏見をなくす目的を踏まえ、たとえば精神分裂病は「統合失調症」へ表記が変更されている。アルコール依存症はさらに対象を広げて予防する大切さを踏まえ、疾病名ではないが「アルコール健康障害」という言い方が広がっている。

名前を変えるだけでなく、精神科病院が地域における**全制的施設**としてのスティグマから解放されるには、地域において安心して相談・受診できる場所として機能することが求められている。

B. 偏見とは何か

偏見とは定義自体が難しいが、ここでは単純に、ある集団の成員であるとの理由で持たれる、否定的態度、感情、行動であると定義する[2]。この偏見に基づく態度が差別である。ある集団とは、マイノリティ集団やある特徴でまとめられた集団を指す。こうした対象に向けられる、嫌がらせ、脅迫、

暴行等の犯罪行為を**ヘイトクライム**という。2016（平成28）年に起きた相模原障害者施設殺傷事件の背景には障害者へのヘイト思想の側面があるといわれている。差別は人間の尊厳を侵害する問題であるだけでなく、向けられた暴言によって、被害者にメンタルヘルスの問題を引き起こすこともある。

　偏見から何か問題を起こすのではないかと恐れて障害者の民間住宅への入所を渋られたり、施設建設への反対運動に至る動き（**施設コンフリクト**）も見られる。精神障害を抱えた人が当たり前に地域で暮らすことの前に偏見は直接立ち上る問題なのである。

C. 古典的偏見と現代的偏見

　偏見は人の属性の特徴や疾病・障害などへの過度に単純化した社会的認知から生まれる**ステレオタイプ**といった「古典的偏見」がある。社会心理学者ブラウンは偏見が集団間の差異や認知的バイアス（偏った思い込み）から生じていると指摘する[2]。精神障害者を集団化し、理解不能な人として社会の中で脅威とみなされるステレオタイプの偏見の生成は、これまで教育の中で精神疾患について触れられず、事件報道等において精神科通院歴などがあわせて報道されるなどの影響がバイアスを生じさせる側面があるのかもしれない。あるいは身近に経験した例をすべて精神病の特徴と捉え、個人的な思い込みを生み出しているかもしれない。

　現代では偏見の原因となる属性が、生活習慣やライフスタイル等個人の選択に基づく制御可能なものとして認知されることからくる偏見もある（制御可能型偏見）。たとえばひきこもりや貧困、ホームレス等の問題について、社会には否定的態度があり、**自己責任論**がはびこる。これらは生き方の選択ではなく、実際制御不可能な問題である。

　精神疾患は見えない疾患であるために、このタイプの偏見も受けやすい。依存症に対する「やめきれない意志の弱い人」という偏見は、本人家族にもあり、なかなか疾患に気がつかない。うつ疾患に対しても「気の持ちよう」とされたり、統合失調症の慢性症状である意欲の低下などについても怠けているように捉えられる。これらは身近な家族や援助職にも、知識がないとはびこることがあり、家族の対応や援助のあり方にも影響する。

D. 無意識の中にある偏見とマイクロアグレッション

　障害者差別解消法等の法律や施策が整い、人権意識が広まる現代では、自分は偏見などもっていないと自負している人も多いだろう。そうした中、

ヘイトクライム
hate crime
「憎悪犯罪」などと訳される。

自己責任論
自分の意志や行動の結果として危機状況に陥ったと捉え、自分で責任を負うべきだと考えること。

近年注目されているものに日常生活に潜む無意識の中にあるバイアスによる小さな攻撃（マイクロアグレッション）がある。それを受け続ける側の精神的健康に影響を及ぼすことも指摘されている[3]。ジェンダー、人種、障害者などに向けた無意識の中にあるバイアスは生活の中にふと表出されることが多く、対人関係の問題になりやすい。誰もが持つ可能性のあるバイアスは、自覚し、是正することが大切である。

E. セルフスティグマ

精神障害へのスティグマは社会的なものだけではない。精神疾患に関する誤った情報を自分自身に当てはめて自己を認識してしまう、当事者自身がもつセルフスティグマ（内面化されたスティグマ）もある[4]。セルフスティグマは、自尊感情や自己価値を下げ、恥感覚のために秘密にしたり、ひきこもり行動につながり、治療やリハビリテーション活動の継続を妨げる面がある。

F. 偏見へのアプローチ

人は偏見をどのように是正するのだろうか。たとえば、北海道浦河町にあるべてるの家では「偏見・差別大歓迎！」を理念に掲げ、あるのが当たり前を前提に対話を重ねていることで知られている。国立精神神経医療研究センターでは「疾患は回復可能」「誰もが地域生活を続けるために支援を受ける権利があること」「精神疾患は誰もが経験しうること」を学ぶ知識教育と当事者との交流がスティグマ軽減に有効だと表している[5]。

これまで述べてきたような多様な偏見があることを前提に、さまざまなレベルへのアプローチが求められる。

[1] メンタルヘルスリテラシーの形成

誰もが精神疾患になる可能性の高い時代であり、日本の学校教育においてもメンタルヘルスリテラシー教育が始まっている[6]。内容には精神疾患の症状に関する知識、援助を求めることの大切さ、精神疾患の偏見の是正についてで、ストレスへの対処やセルフケアに加え、早期発見・治療の大切さが含まれる。

また、治療機関等で当事者・家族に行われる心理教育は、再発予防や症状管理のためだけでなく、本題の本質を知ることで、セルフスティグマへ対応している面があると考える。

［2］啓発活動と回復擁護運動

　2004（平成16）年、国は精神疾患について正しい理解の促進を図ることを目的に「こころのバリアフリー宣言」という心の健康についての指針を出した。国、都道府県、市町村でも精神保健福祉普及啓発事業が行われている。また、メンタルヘルスに関する正しい知識を広めることを目的としたこころのサポーター養成事業が2022（令和4）年から始まっている。

　一方当事者による回復擁護運動として当事者たちが回復している姿をアピールする**リカバリーパレード**が依存症の回復者たちを中心に2010（平成22）年から年1回全国各地で開催されている。これは、依存症分野の研究者である**ホワイト**の「社会の偏見を取り除くのは回復者自身の責任である」という言葉にあるように、当事者が回復するという現実を自ら示し、回復しやすい環境を作っていくことを目指している。パレードにはソーシャルワーカーなどの関係者も多く支援・参加する。

ホワイト
White, William L.
1947–

注）

　ネット検索によるデータの取得日は，いずれも2022年5月7日．

(1) ゴッフマン，E. 著／石黒毅訳『アサイラム―施設被収容者の日常世界』誠信書房，1984.

(2) ブラウン，R. 著／橋口捷久・黒川正流編訳『偏見の社会心理学』北大路書房，1999，p.15，p.120.

(3) スー，D. W. 著／マイクロアグレッション研究会訳『日常生活に埋め込まれたマイクロアグレッション―人種、ジェンダー、性的指向：マイノリティに向けられる無意識の差別』明石書店，2020.

(4) Watson, A. C. & Corrigan, P. W. & Larson, J. E. & Shells, M. "Self-stigma in people with mental illness" *Schizophr Bulletin 33*（6），2007，pp.1321-1318.

(5) 国立精神・神経医療研究センター地域精神保健・法制度研究部ウェブサイト「スティグマについて」．

(6) 文部科学省ウェブサイト「高等学校学習指導要領（平成30年告示）解説　保健体育編・体育編（平成30年7月）」．

▌理解を深めるための参考文献

● 栗田季佳『見えない偏見の科学―心に潜む障害者への偏見を可視化する』京都大学学術出版会，2015.
潜在化する偏見に焦点を当て、その心のメカニズムまで深めて差別低減を考えられる。

ピアスタッフの活動と、抱える悩み・葛藤とその課題

駿府こころのクリニック ピアサポート専門員・精神保健福祉士　坂口香澄

近年、筆者のような精神疾患の当事者でありながら「ピアスタッフ」という立ち位置で支援者として活躍する人びとが増えてきている。筆者自身もこの病気の理解者に出会わなければ回復はなかったかもしれない。「どこにも私を理解してくれる人はいない」と病気の渦の中に埋もれていたように思える。つまり、人の存在とかかわりが回復に大きく左右するものである。

これまでの専門職とクライエント間においては「支援する側」「支援される側」の関係性であった。しかしピアスタッフはより近しい関係性の中で、お互いの苦労や悩み、喜びを共感し分かち合い、ピアスタッフ・クライエントの相互によい影響をもたらし合う新しい支援の形が生まれているのである。

ピアスタッフは、自身がこれまで悩み苦しみながらも病気と共に歩んできた経験をクライエントに差し出すことで支援にあたる。クライエントにとって、とても身近なリカバリーへのロールモデル「回復への希望」となるのである。実際に精神疾患におけるさまざまな苦悩を経験してきたピアスタッフからの言葉は、仮に他の専門職が全く同じ言葉をクライエントにかけた時よりもずっしりと、そして深くまでクライエントに響き渡り、その意味や意図がクライエントの中で吟味され落とし込まれるのである。

ピアスタッフは専門職とともに支援にあたる中でさまざまな悩みや葛藤を抱えている。

ピアスタッフのかかわりが重視される中、クライエントとのかかわりや他の専門職との協働のプロセス、また所属機関での立場において、「クライエントとの距離が近くなりすぎることで生じる支援の難しさ」「自分の思い描く「ピアスタッフ」像としてのかかわりや支援ができないこと」「自身のピアとしての経験を率直に表現することの難しさ」など、さまざまな悩みや葛藤を抱えているのである。本来ピアスタッフの大きな強みとなる「共感性」や「自身の病気と共に歩んできた経験」「専門職にはできないかかわり」が、支援にあたる際の大きな悩みや葛藤にもつながり、中にはピアスタッフとして働き続けることを断念する仲間も少なくない。

多くの専門職の中で、ピアスタッフの存在の大きさ・重要性が注目されてはいるが、その実際としてまだまだピアスタッフが生き生きと他の専門職たちと共に働き続けられる環境が整っているとは言い難い状況である。

クライエントへのよりよい支援を行う中で、筆者らピアスタッフの存在は今後さらに求められていくと感じるが、共に働く専門職とピアスタッフが相互にお互いの役割や存在を理解し合い、共に尊重し合いながら協働することが重要であり、それこそがピアスタッフを交えたこれからの新しい支援の形を構築していく上で、立場や専門職との関係を含め今後の課題ではないだろうかと考えるのである。

第8章 精神保健に関する専門職種と国、都道府県、市町村、団体等の役割および連携

連携にとって最も重要なことは、相互理解である。この章では、精神保健に関する専門職種としてかかわりの深い保健師等や、国、都道府県、市町村や諸団体等の役割について学ぶ。団体やグループの中には、今後ますます重要性が増す当事者活動、セルフヘルプグループや家族の活動が含まれている。

1

精神障害者に対する関係機関と役割についての変遷を学び、現在の精神保健福祉施策を担当する部署や国立精神保健研究所や障害者雇用の関連機関についての理解を深める。

2

精神保健に関係する法規について、特に精神保健福祉法の成立から現在までの経過や障害者総合支援法、精神保健に関係するいくつかの基本法などについて理解を深める。

3

地域精神保健に関わる行政機関の役割および連携のあり方について、理解を深める。

4

精神保健に関する専門職種に対する役割と連携のあり方について理解を深める。

5

精神保健活動における学会や啓発団体の目的や役割を学び、多種多様な団体の活動が行われていることを理解する。

6

地域の精神保健活動には欠かすことのできない当事者の活動の1つであるセルフヘルプグループおよび市民団体の活動の特徴や現状を学び、その働きを理解する。

1. 国の機関とその役割

A. 精神障害者に対する国の機関と役割の変遷

　日本における精神障害者は、明治期から1933（昭和8）年までは、内務省衛生局の管轄下にあった。同年にその機能を分離して厚生省が設立されたが、なお警察行政を担当する内務省警保局の管理下に多くの人たちが私宅監置の状況に置かれていた。

　精神障害者の私宅監置は1950（昭和25）年の精神衛生法によって廃止され、精神衛生法は1987（昭和62）年に精神保健法に、さらに1995（平成7）年には「**精神保健福祉法**」に改正された。

精神保健福祉法
正式名称は「精神保健及び精神障害者福祉に関する法律」。

　障害者施策については、国際連合が、1976年に5年後の1981年を国際障害者年と定め、各国の取組みを求めることになった。日本では、これを受けて、政府において当該年の関連施策推進のため、「国際障害者年推進本部」を総理府に設置すること等を定めた「国際障害者年の推進体制について」を1980（昭和55）年3月に閣議決定した。

　1981（昭和56）年4月、国際障害者年推進本部は改組され、内閣総理大臣を本部長とする「障害者対策推進本部」（1996〔平成8〕年に障害者施策推進本部と改称。以下、施策本部）が設置され、障害者施策を総合的かつ効果的に推進することとした。

　1970（昭和45）年に成立した心身障害者対策基本法は、1993（平成5）年に改正が行われ、法律の名称が「障害者基本法」に改められ、法律の目的として、障害者の自立と社会、経済、文化その他あらゆる分野の活動への参加の促進を規定し、障害者の「完全参加と平等」を目指すこととした。また、法律の対象となる障害を身体障害、知的障害または精神障害とした[1]。

　2001（平成13）年には、厚生省と労働省が統合され、厚生労働省となった。

　2004（平成16）年には、精神保健福祉施策の改革ビジョンの枠組みが提示され、「入院医療中心から地域生活中心へ」という基本的な方策が打ち出された。

　2009（平成21）年12月に、内閣に施策本部を引き継ぐものとして「障がい者制度改革推進本部」が設置され、その下で、障害当事者（障害者およびその家族）を中心に構成された「障がい者制度改革推進会議」（以下、

推進会議）が開催された。推進会議は、障害者政策委員会の発足に伴い、2012（平成24）年7月に廃止された。

2022（令和4）年4月現在、障害者政策委員会では第5期委員が赴任している[2]。

B. 精神保健福祉施策を担当する部署と役割

現在、日本の精神保健福祉施策を主に担当する部署は、**厚生労働省社会・援護局障害保健福祉部精神・障害保健課**である[3]。

精神・障害保健課が所属する**障害保健福祉部**は障害者総合支援法に基づき、すべての国民が、障害の有無によって分け隔てられることなく相互に人格と個性を尊重し合いながら共生する社会の実現を目指して、障害者が地域で生活するために必要な支援等を担っている。また、精神障害者に対する医療保健や障害者の社会参加の推進など、幅広い施策を所掌事務としている。

精神・障害保健課の所掌事務は①自立支援医療に関すること、②障害支援区分に関すること、③精神保健福祉法の施行に関すること、④公認心理師法の施行に関すること、である。

障害保健福祉部には**心の健康支援室**もあり、その所掌事務は①国民の精神的健康の増進に関すること、②うつ病対策に関すること、③精神保健福祉士法の施行に関することであり、精神保健福祉士法を担当している。

医療観察法医療体制整備推進室も障害保健福祉部に属し、心神喪失者等医療観察法に基づく医療体制整備等に関することを所掌事務としている。

障害児・発達障害者支援室も障害保健福祉部に属し、①発達障害者の支援に関すること、②障害児の支援に関することを所掌事務としている。

自殺対策については、**社会・援護局総務課**に**自殺対策推進室**がある。

ひきこもりについては、**社会・援護局地域福祉課**が担当している。

障害保健福祉部では、多数の検討会等（検討会、ワーキンググループ、懇談会とさまざまな名称が用いられている）を実施しており、その中には精神保健福祉に関する検討会等が含まれている。精神保健福祉士に直接関連したものとしては、「精神保健福祉士の養成の在り方等に関する検討会」「精神保健福祉士国家試験の在り方に関する検討会」がある。こうした検討会の議事録などの資料はインターネットで情報公開されており、厚生労働省のウェブサイトに掲載されている。また、申し込めば傍聴も可能である。

精神科医療については、「医政局において精神科医療とその他の医療に

所掌事務
ある事務が、国や地方公共団体などの特定の機関によって行われるべきものとして法令で定まっていることをいう。

ついて、密接かつ一体的に取り組む体制の構築を図ること」を目的として、**医政局地域医療計画課精神科医療等対策室**が設置されている[(4)]。その所掌事務は下記の通りである。

①医療計画に基づく精神医療に関すること。

②地域医療構想、病床機能報告制度、地域医療介護総合確保基金その他の関連する施策と精神医療との調整に関すること。

③地域医療支援センター、地域医療支援協議会における医師の確保のうち精神医療に関すること。

④在宅医療と入院精神障害者の地域移行との調整のうち在宅医療に関すること。

⑤災害時の医療体制と災害時の精神医療体制の連携に関すること。

⑥精神障害者が有する身体疾患の一般病床における治療体制の整備に関すること。

　内閣府は政策調整として企画・立案や総合調整を担う官庁であり、障害者施策を担当している。内閣府のウェブサイト[(5)]では「障害の有無にかかわらず、国民誰もが互いに人格と個性を尊重し支え合って共生する社会を目指し、障害者の自立と社会参加の支援等を推進します。内閣府は、障害者施策に関する企画・立案や総合調整を担う官庁として、施策全体の基本的な計画等を定めるとともに、関係省庁及び地方公共団体などと連携し様々な施策を実施しています」と記されている。

C. 精神保健研究所

　日本における精神保健の研究機関としては、国立研究開発法人国立精神・神経医療研究センター精神保健研究所（東京都小平市）があり、現在10の研究部・センターから構成されている[(6)]。

　精神保健研究所では、さまざまな精神保健に関する技術研修課程を設けており、条件により受講も可能であるので、ウェブサイトなどで情報を確認しておくとよい。

　自殺対策については、現在、厚生労働大臣指定法人一般社団法人 いのちを支える自殺対策推進センターが担っている。

D. 障害者の雇用

　「**障害者雇用促進法**」に基づき、独立行政法人　高齢・障害・求職者雇用支援機構によって、障害者職業総合センターが設置されており（千葉県

千葉市）、広域・地域障害者職業センターの運営、職業リハビリテーションに関する研究、技法の開発およびその成果の普及等を行っている[7]。

　各都道府県には、地域障害者職業センターが設置されており、障害者職業カウンセラーが配置され、公共職業安定所（ハローワーク）、障害者就業・生活支援センター、病院、特別支援学校等の関係機関との密接な連携の下、各都道府県における中核的な職業リハビリテーション機関として、地域に密着した職業リハビリテーションサービスを提供している。

2. 精神保健に関係する法規

A. 精神保健福祉法の成立まで

　日本の精神保健に関する法規で中心となるものは、「**精神保健福祉法**」である。

　精神保健福祉法の成立に直接つながる歴史は、1950（昭和25）年に成立した精神衛生法に始まる。1984（昭和59）年の宇都宮病院事件により、精神障害者の人権が守られていないことに対して国内外から大きな批判が巻き起こり、日本の精神医療のあり方や精神保健福祉施策が不十分であることが露呈し、精神衛生法を大きく見直す契機となった。そして、精神障害者の人権に配慮した適正な医療および保護の確保と精神障害者の社会復帰の促進を図る観点から、任意入院制度や精神医療審査会の創設等を内容とする精神衛生法の改正が行われ、法律の名称も精神衛生法から「精神保健法」へと改められた。

　1993（平成5）年、「障害者基本法」が成立した。その後、精神障害者が障害者基本法の対象として明確に位置づけられたこと等を踏まえ、1995（平成7）年、精神保健法は「精神保健福祉法」に改正された。この法律は自立と社会参加の促進のための援助という福祉の要素を盛り込み、従来の保健医療施策に加え、精神障害者の社会復帰等のための福祉施策の充実についても法律上の位置づけを強化した。

　精神保健福祉法は、1条において「この法律は、精神障害者の医療及び保護を行い、障害者の日常生活及び社会生活を総合的に支援するための法律（平成十七年法律第百二十三号）と相まってその社会復帰の促進及びその自立と社会経済活動への参加の促進のために必要な援助を行い、並びに

その発生の予防その他国民の精神的健康の保持及び増進に努めることによって、精神障害者の福祉の増進及び国民の精神保健の向上を図ることを目的とする」としている[8]。

B. その後の精神保健福祉法

その後、精神保健福祉法は、1999（平成11）年、2005（平成17）年、2013（平成25）年に改正が行われた。2013年の改正では、長年にわたって精神障害者の家族が負わされていた保護者の制度が撤廃され、医療保護入院の入院要件は家族等の同意となった。この改正では、医療保護入院者の退院後の生活環境に関する相談および指導を行う者（退院後生活環境相談員）の設置や退院促進のための体制整備などが義務づけられ、精神医療審査会に関する見直しもされ、「精神障害者の保健又は福祉に関し学識経験を有する者」が委員に規定されるなど、精神保健福祉士に関連する項目が含まれている点にも注目すべきである。

2016（平成28）年7月に発生した相模原障害者施設（やまゆり園）殺傷事件の後には、加害者に措置入院歴があったことから、厚生労働省は「退院後の支援」に不備があったと総括した。翌2017（平成29）年には、退院後に行政や医療、福祉関係者、警察による総合的な支援を義務づける精神保健福祉法の改正案が参議院で可決されたが、警察の関与や監視強化への批判は強く、衆議院の解散によって廃案になった。その後、厚生労働省は2018（平成30）年に警察の関与を除いたガイドラインを作成し、都道府県などに対策を促した[9]。

C. 障害者総合支援法

精神障害者は、1983（昭和58）年の精神保健法の成立によって、社会復帰施設の規定が初めて設けられ、社会復帰の促進が図られた。その後、精神障害者地域生活援助事業（グループホーム）なども追加されたが、法律的に障害者として位置づけられたのは、1993（平成5）年の障害者基本法によってである[10]。

障害者総合支援法の発端となったのは、2000（平成12）年の社会福祉基礎構造改革で、この改革において、一部の社会福祉事業を除き、これまでの行政側に決定権があった措置制度を改め、サービス利用者が自らの意志で利用するサービスを選択できる利用制度に方向転換をした。ノーマライゼーションの理念に基づいた2003（平成15）年の支援費制度が財政的

な問題で、応益負担を原則とした障害者自立支援法（2005〔平成17〕年）となったが、応益負担に対する批判も大きく、目的規定において「自立」という表現に代わり「基本的人権を享有する個人としての尊厳」と明記した障害者総合支援法が2013（平成25）年に成立した。

D. 精神保健に関係する基本法

精神保健に関係する法規の中には、いくつかの基本法がある。

基本法とは、特定の行政分野等における政策の基本方針を定める法律で、基本法は「親法」として優越的な地位をもち、他の法律や行政を指導・誘導する役割があり、その基本方針を受けて、その目的・内容等に適合するように行政諸施策が定められ、個別法にて遂行される。基本法は省庁横断的性格を持っており、また、基本法によって国は基本計画の策定が行われるので、そうした計画なども一緒に学ぶ必要がある[11]。

これら基本法の関係する範囲は広く、精神保健福祉の分野だけにとどまらないが、社会全体の課題のために、精神保健福祉も重要な一翼を担っている。

E. その他の精神保健に関連する法規

精神保健に関係する法規として重要なものには、2005（平成17）年より施行された**心神喪失者等医療観察法**がある[12]。この法律は、わが国で初めての司法精神医療に関する法律である。「心神喪失又は心神耗弱の状態（精神障害のために善悪の区別がつかないなど、刑事責任を問えない状態）で、重大な他害行為（殺人、放火、強盗、強制性交等、強制わいせつ、傷害）を行った人に対して、適切な医療を提供し、社会復帰を促進することを目的とした制度」である。

1997（平成9）年に公布された**精神保健福祉士法**は、「精神保健福祉士の資格を定めて、その業務の適正を図り、もって精神保健の向上及び精神障害者の福祉の増進に寄与することを目的とする」法律であり、その後の改正も含めて精神保健福祉士が知っておかなければならない[13]。

注）
ネット検索によるデータの取得日は，いずれも2022年7月1日.
(1) 内閣府ウェブサイト「平成26年版　障害者白書（概要）」.
(2) 内閣府ウェブサイト「障害者政策委員会」.
(3) e-GOV法令検索ウェブサイト「厚生労働省組織令」.

障害者総合支援法の理念
「法に基づく日常生活・社会生活の支援が、共生社会を実現するため、社会参加の機会の確保及び地域社会における共生、社会的障壁の除去に資するよう、総合的かつ計画的に行われることを法律の基本理念として新たに掲げる」。

支援の対象者（障害者総合支援法）
①身体障害者福祉法4条に規定する「身体障害者」、②知的障害者福祉法にいう「知的障害者」、③精神保健福祉法5条に規定する「精神障害者（発達障害者を含み、知的障害者を除く）」、さらに④難治性疾患克服研究事業の対象である「130疾患と関節リウマチの患者」である。

精神保健に関係する基本法
①障害者基本法（昭和45年5月21日法律第84号の心身障害者対策基本法を改正して1993〔平成5〕年に成立）、②自殺対策基本法（平成18年6月21日法律第85号）、③アルコール健康障害対策基本法（平成25年12月13日法律第109号）、④ギャンブル等依存症対策基本法（平成30年7月13日法律第74号）。

心神喪失者等医療観察法
正式名称は「心神喪失等の状態で重大な他害行為を行った者の医療及び観察等に関する法律」。

(4) 公益社団法人 日本精神病院協会ウェブサイト「厚生労働省医政局に『精神科医療等対策室』が設置される（2015年11月6日）」.

(5) 内閣府ウェブサイト「障害者施策」.

(6) 国立研究開発法人 国立精神・神経医療研究センターウェブサイト「精神保健研究所について」.

(7) 厚生労働省ウェブサイト「障害者雇用促進法の概要」.

(8) 厚生労働省 みんなのメンタルヘルス総合サイト「精神保健福祉法」.

(9) 厚生労働省ウェブサイト「措置入院の運用に関するガイドライン（平成30年3月）」.

(10) 厚生労働省ウェブサイト「障害者総合支援法が施行されました」.

(11) 参議院法制局ウェブサイト「法律の［窓］基本法」.

(12) 厚生労働省ウェブサイト「心神喪失者等医療観察法」.

(13) 厚生労働省ウェブサイト「精神保健福祉士法」.

▌理解を深めるための参考文献

● 精神保健福祉研究会監修『四訂 精神保健福祉法詳解』中央法規出版，2016.

精神保健福祉法の各条文について関係法令や通知を交えて解説するとともに、制度の歩みや歴史的資料なども収録した解説書である。

● 『障害者福祉ガイド―障害者総合支援法の解説 令和3年4月版（第2版）』社会保険研究所，2021.

障害者総合支援法と、障害者施策の基本を定める障害者基本法、障害者の福祉・所得保障・雇用促進のための関連法を網羅して解説している。

3. 行政機関の役割および連携

A. 都道府県および市町村の役割

　精神保健福祉業務における現在の都道府県および市町村の役割については、厚生労働省社会・援護局障害保健福祉部長通知「**保健所及び市町村における精神保健福祉業務運営要領**」（2000〔平成12〕年3月に発出。以下、要領）に基づいて定められている。要領は精神保健福祉業務をめぐる状況の変化に対応するために、2006（平成18）年および2012（平成24）年に改訂が行われている。以下、要領の内容を用いながら、都道府県および市町村その他の役割を説明する。

［1］保健所

　要領によれば、保健所は、「地域精神保健福祉業務（精神保健及び精神障害者福祉の業務をいう。以下同様）の中心的な行政機関として、精神保健福祉センター、福祉事務所、児童相談所、市町村、医療機関、障害福祉サービス事業所等の諸機関及び当事者団体、事業所、教育機関等を含めた地域社会との緊密な連絡協調のもとに、入院中心のケアから地域社会でのケアに福祉の理念を加えつつ、精神障害者の早期治療の促進並びに精神障害者の社会復帰及び自立と社会経済活動への参加の促進を図るとともに、地域住民の精神的健康の保持増進を図るための諸活動を行うものとする。」とその活動内容が記されている。また、設置主体は、都道府県、指定都市、中核市、特別区そして地域保健法施行令で規定された市、とされている。

　保健所は、1994（平成6）年に保健所法が改正され、**地域保健法**が制定されるまで、1965（昭和40）年の精神衛生法改正以来精神衛生活動の第一線機関として活躍してきた。保健所に所属する保健師や精神保健福祉士らが、地区担当制のもと、メンタルヘルスに課題を持つ住民に対して、個別支援やデイケアなど地域資源の開発を担ってきた歴史がある[1]。

　1994年の地域保健法の制定の目的は、都道府県と市町村の地域保健業務の役割分担の見直しであった。それまで、保健所が直接実施していた対人保健サービスは、市町村がその実施主体となった。精神保健福祉サービスも、地域保健法制定に伴い、市町村が身近なサービスを提供し、保健所

はより広域的、重層的、専門的にバックアップする体制が強化されること
となり、後方支援の役割が重視されるようになった。しかし、保健所は、
自分の意志で任意入院をすることができない状況にある患者に対して実施
される、**措置入院、医療保護入院**への相談や、手続き事務等の関与、都道
府県知事と政令指定都市市長の責任によって実施される移送制度への関与
や、**心神喪失者等医療観察法**における地域社会における処遇への関与など
の重要な精神保健業務を担っている。これらの業務は、精神障害者および
地域住民への人権への配慮に対する高い意識が必要な業務であり、精神障
害者の地域生活を促進するうえでは、都道府県保健所の果たす役割は非常
に大きいと考えられる。

[2] 市町村

市町村は、精神障害者の生活に密着した施策を定め、サービス提供を行っ
ている。市町村における精神保健福祉業務について、要領では、保健所の
協力と連携の下、精神保健業務の企画調整、普及啓発、相談指導、自立支
援法の障害福祉サービスの実施とその利用の調整、市町村障害福祉計画の
策定、社会資源の整備、精神障害者保健福祉手帳の申請受付と交付、入院
および自立支援医療費（精神通院医療）関係事務の実施、ケース記録の整
備と保持などについて、地域の実情に応じて行うよう努めるもの、と定め
られている。

2006（平成18）年には、**障害者総合支援法**が施行され、精神障害者に
対する施策は、知的・身体などほかの障害とともに包括的に市町村が主体
となって実施していくこととなった。市町村は、障害者全体の施策やサー
ビス体系に、精神障害者の地域生活、社会復帰そしてリカバリーを促進す
る施策を織り込み、質の高い精神障害者への直接サービスを提供していく
役割を担っている。

市町村における精神保健福祉業務とかかわりのある部署としては、障害
福祉課、生活福祉課、市町村保健センターなどが挙げられる。自治体によ
っては、精神保健業務を民間事業所等に委託しているところもある。

[3] 精神保健福祉センター

精神保健福祉センター（以下、センター）は、**精神保健福祉法**6条に基
づき、地域住民の精神的健康の向上および精神障害者の福祉の増進を図る
ための総合機関として、各都道府県と政令指定都市に設置されている。精
神保健福祉センター運営要領によれば、センターの主な業務は、精神保健
および精神障害者の福祉に関する知識の普及、調査研究、相談および指導

のうち複雑困難な事例への支援、精神医療審査会の事務など精神保健福祉に関する総合的技術センターとして位置づけられている。

　保健所や市町村に対して専門的な支援を担えるよう、センターには、精神科医、精神保健福祉士、臨床心理技術者、保健師、看護師、作業療法士など専門職が配置されている。

［4］その他

　市町村は、一般の市民を対象としたさまざまな相談窓口を有している。たとえば、**女性センター**や**男女共同参画センター**（自治体によって名称は異なってくる）では、パートナーからの暴力の相談を受けている。また、**子ども家庭支援センター**では、子育てのサービスの提供、育児相談などが行われている。こうした、窓口の相談内容は、背後に本人や家族のメンタルヘルスの課題が存在していることが多く、精神保健福祉士をはじめ、精神保健に長じている専門職が雇用されている。

B. 精神保健福祉における行政機関の課題

　日本の地域精神保健福祉は、住民への直接サービスを市町村が実施し、保健所、精神保健福祉センターなどを通して都道府県が、重層的に市町村の精神保健福祉業務を支える体系となっている。

　しかし、その運用面では課題も大きい。たとえば、市町村をバックアップする保健所は、1989（平成元）年には全国で約 850 ヵ所あったが、2022（令和 4）年には 468 ヵ所までその数を減らしている[2]。保健所の管轄は非常に広域化が進行しており、市町村の丁寧なバックアップや連携は困難となっている。限りのある地域精神保健福祉業務に関わる予算、人的資源を、どこに重点的に投入していくことが、住民の精神保健福祉の向上に最も寄与するのかについて十分に議論がなされていかなければならないであろう。

注）
(1)　外口玉子『人と場をつなぐケア―こころ病みつつ生きることへ』医学書院,
　　　2007.
(2)　全国保健所長会ウェブサイト「保健所設置数・推移」.

▌理解を深めるための参考文献
● **宮本ふみ『無名の語り―保健師が「家族」に出会う 12 の物語』医学書院, 2006.**
　著者の 16 年間にわたる保健師活動の中から生まれたそれぞれの家族との物語。とても丁寧な保健師活動が描かれており、職種や時代の枠を超えて、ケースワークとは何か、必要とされている支援者の姿勢とは何か、考えさせられる 1 冊である。

A. 精神保健福祉業務に関連する専門職種

　ここでは、自治体で、精神保健福祉業務を担当することが多い職種、保健師、精神保健相談員等の説明を行う。また、次項ではそういった職種と精神保健福祉士がどのように連携していくべきなのかを説明する。

[1] 保健師養成の背景—保助看法

保助看法
正式名称は「保健師助産師看護師法」。

　都道府県、市町村の公衆衛生業務を担う専門職として最も数多く配置されているのが**保健師**である。厚生労働省の「令和2年度地域保健・健康増進事業報告」によれば、2020（令和2）年度現在、全国で常勤の保健師は2万7,298人配置されている。

　保健師は、保助看法により国家資格として認められている職種である。保助看法では、保健指導に従事することを業とすると定義されている。都道府県では、保健所、精神保健福祉センター、市町村では、保健センター、子供家庭支援センター、障害福祉課など健康に関する相談業務を伴うさまざまな部署に配置されている。

　また、保健師は、母子、成人、高齢者といった住民のライフステージ全般にわたっての健康問題の支援に携わることが可能な職種であり、住民にもそのように認知されている。精神障害者の支援においては、サービスを受けることに対してのスティグマへの配慮が重要であるが、保健師のもつ特徴を生かして、精神保健以外からのアプローチをケースワークに活用している。

[2] 精神保健福祉相談員

　自治体の機関において、住民の精神保健福祉に関する相談を行う職種として配置されている。職種の要件は、基本的には精神保健福祉士の資格とされているが、自治体によっては、社会福祉主事任用資格や社会福祉士、保健師の資格でも認められており、たとえば、保健師が精神保健福祉相談員を兼ねている機関もある。

B. 地域の専門職種との連携

[1] 地域の専門職種との連携の意味

　地域で生活する精神障害者への支援は、医療や健康問題への支援だけでなく、その人の生活への支援が必須である。たとえば、病状の把握や服薬・通院の支援だけではなく、毎日の食事をどのように用意するのか、必要な生活費はどのように確保するのか、将来の職業をどのように選択していくのか、を本人と一緒に検討していかなければならない。

　保健師も、相談業務の中で、健康問題に加えて、生活や経済面の支援を実践してきている。しかし、精神保健福祉士は、その養成課程の中で、精神医療や健康問題への支援に加えて、生活を支えるソーシャルワークの視点を学んできている職種であり、保健師と連携して支援を行うことで、より対象者の生活のニーズに添った支援を展開することが可能である。

[2] 多職種との連携・地域ネットワークづくり

　地域精神保健福祉活動では、住民のあらゆるライフステージに長期に関わっていくため、単独の職種だけで、ケースへの支援や地域サービスの基盤づくりなどを完結することは不可能である。精神保健福祉士は、保健師をはじめとする地域のさまざまな機関や職種と連携していくことが求められる。

　多くの機関や職種と連携する際に、連携とは、単なる役割分担、役割の橋渡しではないことに留意していく必要がある。それぞれの機関は、主たる役割を担いつつ、お互いの役割が少しずつ重なっていくように、のりしろを持って支援をしていかなければならない。

　さらに、関係機関の連携では、個々のケースによって積み上げていくことと同時に、組織的にトップダウンでネットワークを構築していくことも重要である。保健所は、**地域精神保健福祉連絡協議会**および**地域精神保健福祉担当者連絡会議**等を、市町村は**自立支援協議会**等をはじめとした、地域の関係機関を招集し、ネットワークを形成する場を作ることが可能であり、こうした場を有効に活用して、有機的な地域のネットワークを構築していくことが求められている。

▌理解を深めるための参考文献
- ●中板育美『周産期からの子ども虐待予防・ケア―保健・医療・福祉の連携と支援体制』明石書店，2016.
　児童虐待の予防に永年注力してきた著者が、豊富な実例をもとに、虐待を予防するためにはどのように保健と医療と福祉が連携することが必要なのかわかりやすく述べている。著者の虐待予防に対する熱い想いも伝わってくる。

5. 学会や啓発団体

A. 学会とその役割

［1］学会とは

学会とは研究者が学術研究の成果を発表し、他の研究者と意見交換や議論を行い学問の発展に寄与することを目的とした集まりである。精神保健に関連する学会は医療・公衆衛生・保健・看護・福祉・教育・産業など多岐の分野に広がる。そして、それぞれの領域で専門分化する一方で近年は学際的な学会も数多く設立されている。また、現場の実践者が、個人の実践力や組織や地域の力を高めていくために日々の実践を研究し発表し合う場、さらに、研究者と実践者が共同で運営をする集まりなど多様な形態の学会も増えている。どの学会にしても自らの学問の発展や専門性の向上を目指し、人びとの健康増進や生活および生活の質（QOL）の向上に寄与している。

［2］学会の活動

国内でも多様な数多くの学会が活動しており、取り上げきれないが、ここでは全国的に活動する学会を2つ挙げる。

公益社団法人日本精神神経学会
The Japanese Society of Psychiatry and Neurology

（1）公益社団法人日本精神神経学会[1]

日本神経学会という名称で1902（明治35）年に精神医学の呉秀三と内科学の三浦謹之助の2名の医学者が主幹となり発会した。1935（昭和10）年には「日本精神神経学会」と改称され、「精神医学と神経学の研究を進め、会員相互間の研修を深めもってわが国における精神医学、神経学、精神医療の発展に寄与すること」を目的として活動をしている。会員は精神科医、精神保健従事者、医療従事者、当事者、当事者の支援者、精神医療・精神医学に関する活動を行う者であり、1万8,000名以上の会員が所属している（2021〔令和3〕年4月時点）。

日本精神障害者リハビリテーション学会
Japanese Association of Psychiatric Rehabilitation

（2）精神障害者リハビリテーション学会[2]

1981（平成5）年に設立され「精神障害者リハビリテーションの向上と会員相互の学術研究」を目的としている。職種横断的な団体で会員数は1,040名（2022〔令和4〕年4月時点）である。精神疾患をもっていてももっていなくても、ともに地域で生きていくことが当たり前な社会な実現

に貢献できるような学会にしていければという意味を込め「ともに創る、ともに暮らす」を学会のスローガンにしている。

　学会は基本、学会員のために存在するが、その存在は社会的なものである。専門性に基づく価値観や最新の専門知識やエビデンスを学び続けることは支援者の技量を高める。それは専門職として責務でもある。多くの学会での発表は会員に限られることが多いが、学会自体への参加は非会員でも参加ができる。また、研修会やセミナー、シンポジウムの開催や調査研究など活動の幅は広く、他職種・多領域と連携し協働していく上でもこうした学会への参加や活動に取り組むことが求められる。

B. 啓発団体の活動

　多種多様な団体や学会が、メンタルヘルス課題の予防に向けた取組みや精神障害者に対する社会の偏見を解消していく活動などを行っている。ここでは歴史ある団体の1つとして「**いのちの電話**」[3]を挙げる。

　「いのちの電話」の活動は、1953年にロンドンで開始された**自殺予防**のための電話相談に端を発している。日本では1971（昭和46）年に**ボランティア相談員**による電話相談が東京で開始された。1977（昭和52）年には、センターは全国にわずか5ヵ所であったが、この市民運動を全国に展開するために日本いのちの電話連盟が結成された。2020（令和2）年には、連盟加盟センターは50センター、約6,000名の相談員が活動し、2019（令和元）年の相談件数は62万367件にのぼる。2016（平成28）年からはメールでの相談事業も開始されている。また、センターの中には自死遺族支援を行っているところもある。

注）
　　　ネット検索によるデータの取得日は，いずれも2022年5月20日.
(1)　公益社団法人　日本精神神経学会ウェブサイト「学会概要」.
(2)　日本精神リハビリテーション学会ウェブサイト.
(3)　一般社団法人　日本いのちの電話連盟ウェブサイト.

▌理解を深めるための参考文献
●今川民雄『いのちの電話を支える─ボランティア実践の方法』日本評論社，2021.
「北海道いのちの電話」の活動に長年関わってこられた著者によるもので、活動の根幹にあるボランティアによる電話相談について丁寧に説明されており、いのちの電話について理解を深めることができる。

一般社団法人日本いのちの電話連盟（FIND）
Federation of Inochi No Denwa

ボランティア相談員
いのちの電話の相談員は、所定の手続きを経て、養成研修を修了し認定を受けて、無償ボランティアとして活動する。認定後も相談員を支えるシステムとして継続研修が行われる。

6. セルフヘルプグループと地域精神保健を課題とした市民団体

セルフヘルプグループ
self help group

A. セルフヘルプグループとは

[1] セルフヘルプグループの発展と拡がり

　セルフヘルプグループとは共通の悩みや困難を抱えた人びとが集まり、体験を分かち合うことを通して、自らの課題の対処に仲間とともに取り組む集まりである。セルフヘルプグループ（以下、SHG）はアルコールをやめたいと願う人びとの集まりである**AA（アルコホーリクス・アノニマス）**や精神障害の回復を目指す**リカバリー**がその始まりと言われ、アメリカでは 1970 年代以降、さまざまな SHG がつくられ、現在、精神保健上のあらゆる問題のグループや団体が存在している。一方で、その目的、対象者、組織運営、活動などにおいて多様な形態で拡大し発展してきており、何をもって SHG を指すのかは曖昧になっているのが現状である。

　ここでは、これまで**自助グループ**、**当事者会**などと言われていた「問題を共有する人々が集まり、情報交換や心理的なサポートを与えたり受けたりするグループ」を SHG と捉える。こうしたグループは、近年、**相互援助（支援）グループ**と呼ばれることも多い。本来、SHG は課題を抱える本人たち自身が運営していること、つまり本人が主体的に参加し仲間と力を合わせ活動を継続しているグループである。現在、ピアのもつ力が専門職にも認知され、**ピア活動**への専門職の関心やかかわりも高まっている。しかし、当事者が参加していても、病院や施設、行政などが主導するグループや、支援者が当事者とともに運営に関わるグループは**サポートグループ**と呼ばれており、SHG とは区別される。当事者の主体性が尊重され、共通の課題を抱える仲間（ピア）とのつながりや活動を中心に運営されるということは多くのグループで共有されることではあるが、SHG とは異なることを理解しておく必要がある[1]。

　また、近年はインターネットのオンライン上で活動する SHG も増え、より多様に人びとが SHG に参加できるようになってきている。対面であってもオンラインであっても、メンバーにとって安全、安心な場であることが SHG には求められる。

AA（アルコホーリクス・アノニマス）
Alcoholics Anonymous
「無名のアルコール依存症者たち」と訳される。1935 年にアメリカのオハイオ州アクロンでビルとボブの 2 人のアルコホーリクス（アルコール依存症者）の出会いから始まった。

リカバリー
Recovery
1937 年に精神科医のロー（Row, Abraham）と入院後に社会復帰し自分の状態を語り、精神疾患の偏見をなくそうとした患者たちによって設立された。現在の名称は「Recovery International」。

相互援助（支援）グループ
mutual help group
「mutual aid group」「mutual support group」とも表記される。

［2］ SHG の特徴

　SHG は、共通の悩みや課題があること、体験を分かち合うこと、自発的に参加する場であること、仲間と対等な関係であることなどが挙げられる。このような SHG の場での援助特性として挙げられるものに**ボークマン**（1976）の提唱した「**体験的知識**」[2]がある。これは、グループでの体験の分かち合いやグループの経験の中で蓄積され体系化された知識や技術で、専門職の知識や技術とは異なるものである。これらはメンバーの体験に基づく実際的・実用的なもので、専門的知識と同様にメンバーの問題への対処や構えに大いに役立つものとなる。

　また、**リースマン**（1965）は他者を援助することは、結果的に援助者がもっとも援助を受けているということを「**ヘルパーセラピー原則**」と述べた[3]。SHG では、メンバー同士が助け助けられるという相互関係が発生し、メンバーは援助の受け手だけではなく援助の与え手になる経験をする。自らが他者を助けることになるこのような働きは、その人自身をエンパワメントし、そして成長させることになる。

ボークマン
Borkman, Thomasina

リースマン
Riessman, Frank

［3］ 精神保健の SHG

　ピア活動の拡がり、また、メンタルヘルスの課題が社会問題として注目されることも増え、精神保健に関連する SHG も以前より多様に展開されるようになっている。精神障害、発達障害や知的障害、認知症、依存やアディクション、摂食障害、高次機能障害、ひきこもりや不登校、性的暴力の被害者、犯罪の被害者、セクシャルマイノリティ、難病、ヤングケアラーなどさまざまなグループがあり、それぞれの課題について多くは家族のグループも存在する。とはいえ、セルフヘルプの活動が活発な地域もあれば、まだまだそうした活動が限られているところもある。さらに、地域で小さなグループ活動を続けているところもあれば、グループの交流や情報交換を目的として全国的に連合組織が作られていたり、都道府県ごとに組織だって活動を行っているグループもあり形態も一様ではない。

（1）アディクション関連の SHG

　日本では AA をモデルに作られた**断酒会**が 1950 年代に発足し、1963（昭和 38）年には全国組織が結成された。現在は公益社団法人日本断酒連盟となり全都道府県において地域の断酒会が活動している。

　AA は 1975（昭和 50）年に東京都蒲田でミーティングが開始され全国各地でミーティングが開催されている。AA は回復の指針として **12 のステップ**、運営に関しては **12 の伝統**に基づき活動をしている。また、アディクション関連の SHG は、AA をモデルに作られたグループが多く、そ

患者会
入院患者の自治活動から始まったと言われているが地域では 1960 年代後半から保健所や精神衛生センターのデイケア、共同作業所や家族会などが母体となって作られた。

全国精神障害団体連合会
現在は「特定非営利活動法人全国精神障害者団体連合会」。

全国精神保健連合会（みんなネット）
2007（平成 19）年に全家連は解散したが、2006（平成 18）年に全国精神保健連合会が新たな組織として発足した。家族会の活動理念などは継承されている。

うしたグループは **12 ステップグループ**ともいわれ、薬物依存の **NA**、ギャンブル依存の **GA**、摂食障害の **OA**、窃盗癖の **KA**、性依存の **SA**、感情・情緒の問題の **EA** などが活動している。家族や友人のグループもアルコールのアラノン（AL-Anon）や家族の回復ステップ 12、薬物のナラノン（Nar-Anon）、ギャンブルのギャマノン（Gam-Anon）、性依存のエサノン（S-Anon）、また依存の種類を問わないファミリーズアノニマス（Families Anonymous）などがある。子どもの立場としては **ACA**、**ACODA** などが活動している。

(2) 精神障害者の SHG と家族会

1960 年代後半から地域では**患者会**が作られ、1976（昭和 51）年には全国の患者交流（全国交流集会）が始まった。その後、地域での SHG への志向も高まり、当事者の全国的組織として 1993（平成 5）年に**全国精神障害団体連合会（全精連）**が結成された。

家族会は、精神科病院や保健所単位で 1950 年代から設立され、1965（昭和 40）年には**全国精神障害者家族会連合会（全家連）**が結成され全国的な組織として家族の活動が始められた。現在は公益社団法人**全国精神保健連合会（みんなネット）**が全国組織として活動している。地域における家族会は集会や会報、学習会や研修会などを通して、家族自身の困難や悩みを分かち合い、正しい知識と対処方法を学び、情報交換などを行い支え合っている。また、地域の医療や制度の改善を求めたり、作業所やグループホームなどの設立や運営といった活動も行ってきた。

B. 市民団体や市民活動

精神保健の課題が社会問題となり、精神保健への理解が進む中で、当事者、家族、専門職の支援者、ボランティア、一般のいわゆる市民といった人びとが協働し、精神保健の課題に取り組む団体も増えている。これらの団体は、当事者活動やそのサポートも含め啓発活動や権利擁護、調査研究などを行い、それぞれの課題を通して誰にとっても生きやすい社会を目指しているといえる。ここでは 3 つの団体を見ていく。

(1) 公益社団法人認知症の人と家族の会[4]

1980（昭和 55）年に京都で結成される。認知症の人と家族、専門職、ボランティアなどが力を合わせ、励まし、助け合うことを通して「認知症になっても安心して暮らせる社会」を目指している。全国 47 都道府県に支部があり、つどい、会報発行、電話相談を 3 本柱の活動に据え、施策への提言も行っている。

(2) 特定非営利活動 ASK[5]

1983（昭和 58）年に任意の市民団体として活動を開始し、依存性薬物の問題を予防し、早期に発見して治療や支援につなげ、回復を応援する社会づくりを目指して活動している。当初の活動は、アルコール依存症者の問題に悩む家族を中心に行われてきたが、そこに医療・保健・福祉などの関係者や回復者らも加わり活動が発展してきた。長年の活動は 2013（平成 25）年のアルコール健康障害対策基本法成立においても市民団体として重要な役割を果たした。また、最近は、インターネット・ゲーム・ギャンブル依存などの予防も事業対象としている。

(3) 大阪精神医療人権センター[6]

1985（昭和 60）年に当事者・家族・医療福祉従事者・弁護士・市民により設立された。入院中の方の電話や面会相談、また府内の病院を訪問し、利用者への情報提供の実情、隔離室の療養環境、病棟の療養環境、入院者からの聞き取り等を行う**オンブズマン活動**を行い、精神医療および社会生活における精神障害者の人権を擁護する活動を行っている。

上記以外にも市民が中心となって活動する**精神保健ボランティア**、また地域の一市民としてリカバリーについて学んでいく**リカバリーカレッジ**といった取組みなども各地で行われている。

注）

ネット検索によるデータの取得日は，いずれも 2022 年 5 月 20 日.

(1) 「何をもって SHG を指すのかは曖昧になっているのが現状」と前述したように、サポートグループとセルフヘルプグループも支援者の見方によって区別されないこともある。

(2) Borkman, T. "Experiential knowledge: A new concept for analysis of self-help groups", *Social Service Review, 50 (3)*,1976, pp.445-456.

(3) Riessman, F. "The "helper" therapy principle", *Social work, 10 (2)*, 1965, pp.27-32.

(4) 公益社団法人 認知症の人と家族の会ウェブサイト.

(5) 特定非営利活動 ASK ウェブサイト.

(6) 認定 NPO 法人 大阪精神医療人権センターウェブサイト.

オンブズマン活動
大和川病院事件を契機に 1998（平成 10）年から病院の訪問活動がスタートし、2003（平成 15）年からは大阪府からの事業委託を受け、精神医療オンブズマン制度において、2009（平成 21）年からは大阪府精神科医療機関療養環境検討協議会が「療養環境サポーター」を委嘱する枠組みで活動が続けられている。

リカバリーカレッジ
recovery college
イギリスで始まった取組み。障害の有無に関係なく講義や対話を通してリカバリーについてともに学び合う場。
➡ p.241
第 9 章 1 節 A. [1] 側注参照。

┃理解を深めるための参考文献
●**久保紘章・石川到覚編『セルフヘルプ・グループの理論と展開—わが国の実践をふまえて』中央法規出版，1998.**
20 年以上前の出版本ではあるが、前半の理論とともに後半は執筆者の関わる SHG をさまざまな視点から取り上げ説明しており、セルフヘルプグループの理解が深まる。

第9章 諸外国の精神保健活動の現状および対策

世界の精神保健は、「当事者との協働による地域生活支援のさらなる充実」を目指している。本章では、精神保健福祉士が、「世界的な視野をもち」「当事者の確かなパートナー」として働くために必要な事項を学ぶことを目的としている。具体的には、重要な実践理論、主要諸国の精神保健対策の現状、国際機関の世界精神保健関連戦略の要点等を掘り下げる。

1

カンザス大学チームが提起した「世界的な実践理論」である「ストレングスモデル」の要点と意義を理解する。また、それらを発展させた「リカバリー論」や「コ・プロダクション論」の要点と可能性について学ぶ。

2

世界保健機関（WHO）の「精神保健ケアに関する基本10原則」「メンタルヘルスアクションプラン」「障害調整生命年（DALY）」等、経済協力開発機構（OECD）および世界精神連盟（WFMH）の精神保健戦略の要点等を確認する。

3

欧米および東南アジアの精神保健制度や事業の実情を確認する。同時に、それの国々の風土や歴史を反映させた「新たな実践モデル」の要点理解と身近な実践への応用の可能性を検証する。

1. 世界の精神保健の実情

A. 西欧諸国における精神保健の動向

[1] 地域生活支援のあらたな潮流と実践論

　精神障害者の地域生活支援の歴史は、1950年代のアメリカにおける「**公民権運動**」にさかのぼる。この運動は、精神障害者も含め、さまざまなマイノリティ（少数者）の権利獲得の契機となったのである。この運動を受け止め、1963年に第35代大統領のケネディが、**ケネディ教書**を提示した。それは、「精神障害者や知的障害者の人権擁護、脱施設化および地域生活支援を促すもの」であった。これを出発点に、世界中で「精神医療の改善や地域生活支援体制づくり」が始まったのである。

　それらの「精神保健改革の潮流」は、21世紀の今日、新たな潮目を迎えている。それは、「当事者自身の能力評価と社会進出」により比重を置くようになったことである。

　これまでの支援は、病気や障害を抱える当事者を「社会的弱者」とみなす支援であり、今日では、「**パターナリズム（父権的温情主義）**」と評されている。そういう中にあっても、当時、数少ない、未来志向型の実践モデルとして注目を集めたのは、カナダの「**バンクーバーモデル**」とイギリスの「**ケンブリッジ精神科リハビリテーションサービス（CPRS）**」[1]であった。それらの特徴は、いち早く、「当事者と支援者の協働」を取り入れたものであったからである。

　一方、日本を含む経済先進国の中で、いわゆる「新自由主義の政治哲学」が、さまざまな分野において、新たな課題を生み出してきた。新自由主義は、いわば、「社会生活のすべての面で無駄な出費を減らし、人的・社会的資源の合理的な活用を目指すもの」である。しかし、経済効率最優先の考えが、「必要な支援」をないがしろにする結果を招いている事例も少なくなく、それらの解決がなかなかに難題であった。

　そういう中で、次世代の実践論が、イギリスにおいて紡ぎ出された。それが「**コ・プロダクション（共同創造）**」である。これは、2008年にイギリス保健省から公示された政策文書である。それは、サッチャー政権の「**新自由主義**」の継承と社会構造改革を託されたブラウン政権の下、公民の協働により生まれた実践論である。

精神保健に関しては、細かな現状の洗い出しの後、当事者活動（レシンク－ケアラー支援、マインド－人権擁護等をはじめとする自助団体）、および、当事者ワーカーを担い手とする「ピアサポートやリカバリーカレッジ」などの実績が高く評価された。さらに、当事者ワーカーに支援事業を任せるだけではなく、日常の支援対策立案などを、専門職や行政担当者と「共同創造（コ・プロダクション）すること」が明記されたのである。

[2] リカバリー論と新たな支援モデルの展開

リカバリーは、希代の実践論である「**ストレングスモデル**」[2]を基点として進化したということができる。それは、「その人らしい自己実現、生き直し」などと訳される場合が多い。要は、「当事者のプライドと人生選択の自由に寄り添う実践論」「ごく当たり前の生活の実現に寄り添う理屈」であるということができよう。

何より、「**臨床リカバリー**」すなわち、精神病からの回復と安定した健康状態を取り戻すことだけでなく、「**パーソナル・リカバリー**」[3]が重要であることに目を向けたことが、「新たな時代の主導的理念」と言われる理由である。すなわち、当事者が病気からの回復にとどまらず、人生の主人公として、自分の夢や希望を実現しながら生きていくということ、「極くあたりまえのことを取り戻す」ということに多くの比重を置いていることである。

近年は、さらに深化している。すなわち、当事者が自ら望む生き方を実現するために、自ら医療や福祉支援、さらには生きやすい生活環境を選択し、その持続的な活用について、「その加減を自ら監督・調整する」というところにまで、当事者が担える社会環境が整い始めているのである。

これらは、たとえば、オランダの「**リソースグループ**」などでルーティン化されている。日本においても、同じ趣旨の実践が、群馬県や東京都において「**新たな生活臨床**」という名称で続けられている。

生活臨床は、1960年代から、群馬県佐波郡東村（現・伊勢崎市）において、地区担当保健師と大学病院の精神科医らが、「精神病罹患による生活破綻予防と社会適応支援」を目的として進めた事業である。特に、支援の視点（着眼点）がユニークであった。精神医学の診断や治療方策をベースとしながらも、たとえば、能動型か受動型か（生活類型）、混乱に陥りやすい弱点（生活特徴）、発病などに絡むライフイベント（生活上の出来事）、家族史上の情報などにも目を向け、「当事者と共に解決策を探究し、生活改善および発病予防につなげた」のである。当時は、一部の関係者から「過度な生活特性への着眼」に対する批判が出たこともあった。しかし、

レシンク（リシンク）
Rethink
精神障害者家族会を出発点とし、すべてのケアラー支援に取り組んでいる非営利法人。

マインド
Mind
1946年に創設された精神保健関連の人権擁護団体。180余の支部を持ち、裁判支援、居住支援、外来センター、自助グループ活動等を支援。

リカバリーカレッジ
recovery college
アメリカ（アリゾナ州）の障害者社会復帰プログラムを、イギリスで精神障害者支援に応用・発展させた「生活支援モデル」。実施の基本は、専門職と当事者の共同創造（コ・プロダクション）。日本を含む世界30数ヵ国で展開中。

リソースグループ
resource group
当事者が、自分の生活支援に必要な人的資源を自ら選びマネジメントする方法。オランダなどで発展。
➡ p.252
本章3節 A.[6] 参照。

近年、日本における「リカバリーモデル（コ・プロダクション）」の先駆例だとする評価が広がり始めている[3]。

B. 主要なリカバリー論提唱者の理論

次に主要なリカバリー提唱者の理論を挙げていきたい。

[1] ラップ（カンザス大学チーム）

ラップ
Rapp, Charles A.

ストレングスモデル(SM)
strength model

リカバリー論はアメリカ・カンザス大学社会福祉学部教授であるラップをリーダーに、実践チームの努力により生み出された「ストレングスモデル」[2]（以下、SM）の哲学をさらに深化させたものであると考えればよいであろう。

SMは、サービス利用者の「夢や希望」に重点を置き、リカバリー（生き直し）を目指すもので、自己評価を高め、意識化を図る支援である。特に、「個人の強み（願望、自力、経験知)」と「地域の強み」を活用し、「生き抜く力」を最大限に活用する実践モデルである。また、ストレングスの実践の中核は、危機を最小限にし、その状況によって失うものを少なくすることにより、当事者の望む人生をより早く危機から回復できるように援助することにある。

（1）実践的な着眼点

①生活空間：個人の勝手ができる生活空間が、生活の質を決定する。

②個人の「強み」を尊重し活かす〜願望（目標と夢がある）、自力（願望を達成するために、彼らの得意なことを用いる）。自信（目標に向かって次の段階移る自信を持っていること）、経験知（過去の経験を活かす〜無駄な経験は何もない）。

③環境の強みを尊重：目標を達成するために必要な社会資源を知っていること。

④少なくとも1人の人間（支援者）との意味ある関係を持っていること。

⑤コアとなるキー概念：目的意識、専門家としての距離、目的意識、相互性の尊重、親身になるということ、信頼すること、エンパワメント、ミラーリング、自己開示、伴走的関係、レジリエンス（復元力）等々。

ミラーリング
mirroring
心理カウンセリングの技法の1つ。クライエントに対し、クライエントの反応を肯定的に、鏡のように映し返すことにより、好意や意欲を引き出す[2]。

レジリエンス
resilience

（2）ストレングスモデルの6つの原則

①サービス利用者は回復し、自ら生活の質を高めることができる。

②支援の焦点は病理（ダメなところ）でなく個人の強み（願望、自力、経験知）を活かすことである。

③地域は資源のオアシスとして捉える。

④当事者は支援プロセスの監督者である。

⑤支援者と当事者の関係は、「信頼」が根本であり本質である。

⑥われわれの仕事の場所は地域である。

［2］アンソニー（精神科医）

　リカバリーとは、内なる偏見と自己選択のチャンスを取りもどすことである。障害や困難を抱えながらも、満足感や希望に満ち、人の役に立つ人生を生きるということである[(2)]。

［3］ディーガン（ピアサポートリーダー）

　リカバリーは人生の過程、生活の仕方、姿勢、日々の課題への取組みである。それは、完璧な直線的な過程ではない。必要なのは、障害に立ち向かうことであり、新たな価値ある一貫性の感覚、障害の中で、あるいはそれを超えた目的を回復させることである。「熱望（aspiration）していることは、意義ある地域で生活をし、仕事をし、人を愛すること」である。そのためには、自分の中の健康な部分を信じ、自分の意思で、障害や困難を越えていく感覚を再構築することである[(2)]。

［4］シェパード（元ケンブリッジ州立病院リハ・センター長）

　リカバリーの大前提は、人それぞれの違いを認めること（パーソナライゼーション）の共有、スタッフとユーザーが共に学ぶこと（サービス利用者との協働）、リカバリーカレッジの創設、リスクと安全性に配慮した事業運営、病気を超える人生の再構築を目指すことなどである。

（1）リカバリー支援のために留意すべきこと

　真新しいことではないという現実認識からのスタートに立つことができたこと。財政再建的インパクトを与えられたこと。経験豊かなマネージャーが関わることの重要性や小回りの利くコンサルチームの有効性に気づいたこと。

（2）応用に当たって専門職が留意すべきこと

　①場所も出発点も（国情によって）違うので、イギリスモデルをただ真似するのではなく、その支援（複数）が生活実態に沿い、役に立つかどうかを最優先的に考えること。②サービスの修正は可能であること。③そのためには、新たな勉強や専用のトレーニングが必要であること。④リーダーシップは必要。ただし、「上からでも下からでもなく」、「自分の専門性を持って、何に貢献できるかということ」を常に水平に熟慮することが重要であること。⑤危機回避マネジメントをしっかりやること。⑥もともと

アンソニー
Anthony, William A.
アメリカの精神科医で、精神科リハビリテーションにおける1990年代の中心的なリーダー。

ディーガン
Deegan, Patricia E.
10代で統合失調症を発症。その後ラップ（Rapp, Charles A.）らとのリカバリーの旅を続け、世界中に「希望のメッセージ」を伝えている。

シェパード
Shepherd, Geoffrey William
元ロンドン大学客員教授。

パワフルなドライバーはピアであることの再認識が重要。⑦リカバリー思考のサービスは、将来、必ずよい評価が得られると確信できること[4]。

C. リカバリーの希望の根拠となる証拠（研究結果）

ブラウン
Brown, Catana

アメリカの作業療法士である**ブラウン**[5]は、2012年に「リカバリーの希望の根拠となる実証的な7つの研究」を公表している。それは、アメリカ、イギリス、日本、スイスにおいて実施された、重症精神疾患と診断された患者502人を対象とし、22〜37年間にわたる「コホート研究（調査時点で、仮説として考えられる要因を持つ集団と持たない集団を追跡し、両群の有意率比較する、疫学的研究方法）」の成果である。

結論として、「その対象者の2/3は回復を示し、20年後、30年後でも完全な回復に進みました。リカバリーは数名の優秀な人たちの特権ではありません。リカバリーを可能にするために、スキルとサポートを築くための十分な機会が持てるよう、それぞれの人にアプローチすべきです。そうして、専門家は絶望という医原性の心の傷を防ぎ、リカバリーする本人と共に、リカバリーの変化の旅に取り組むことができるのです」[2]と述べている。

「ストレングスモデル」の第3章には、「**ストレングスモデル（SM）の科学的な根拠に基づく9つの研究結果**」も提示されている（**表9-1-1**）[2]。

表9-1-1　SMトレーニングを持続的に受けた当事者の結果

- ストレングスモデルのケースマネジメントを受けている群は入院減少。
- 自立度では、能力の明らかな有意差が認められる。
- 職業／教育では、SM訓練を受けている当事者の参加率が高い。
- 余暇時間では、有用な使い方をしている。
- 収入では、安定した確実な収入を得ている。
- 身体の健康度が高い。
- 症候学的には、気分、思考障害が少なく、安定している（当事者と家族の評価が一致している）。
- 家族の負担は対象群より少ない。

2. WHOなどの国際機関の活動

A. 世界保健機関（WHO）

　世界保健機関（WHO）は、1946年、ニューヨークで開催された「国際保健会議」で、「世界保健憲章（1948年発効）」に基づき設立された。その目標は、「すべての人々が可能な最高の健康水準に到達すること」である。2021年4月現在194ヵ国・地域と2準加盟地域で構成されている。

　「世界の精神保健の現状と課題」は、おおむね次の通りである。まず、精神保健問題は、世界の疾病全体の13％を占め、精神障害者数は4億5千万人以上で、コロナ禍の中、さらに多くの人びとが精神保健の問題を抱えていると推察される。また、「低・中所得国の3/4の人、高所得国でも半数」の人が適切なケアを受けていないと推察される。

　「アジア太平洋における精神保健に共通の問題」は、「重い経費負担・人的資源不足・適切なケアへのアクセス不足（治療・施設・地域生活支援）および偏見と差別である[(6)]。

［1］WHOが発信してきた主な世界精神保健戦略や事業

（1）アルコールの有害な使用を低減するための世界戦略決議

　これは、2010年のWHO総会で決定されたもので、その要旨は次の通りである。

　毎年「アルコールの有害な使用」により約250万人の命が奪われており、若者の割合が著しい。また、「アルコール関連問題」のために、個人や家族が大きな影響を受け、社会生活が損なわれている。さらに、アルコールの有害な使用が、がんや糖尿病などの「非感染性疾病（NCDs）」のリスク要因の1つに挙げられ、結核やエイズなどの疾病の一因にもなっているというエビデンスがでてきている。これらは、特に発展上国では大問題である。

　アルコールの有害な使用を低減し、実効的な対策を推進することは緊急の課題であり加盟国はあらゆるレベルにおいて持続するアルコール対策をとる決意が必要である[(7)]。

（2）精神保健ケアに関する法：基本10原則

　WHOは、1996年に「精神保健ケアに関する法：基本10原則」を提示

世界保健機関（WHO）
World Health
Organization

精神保健ケアに関する
法：基本10原則
Mental Health Care Law
-Ten Basic Principles

245

した。これは、世界の精神保健の柱となるもので、普遍性の高い「世界共通」の視点（価値）の共有を目指している（**表9-2-1**）[8]。

表9-2-1　基本10原則

次の10原則が、権利として認められる。
1. 自らの精神保健の推進と精神障害の予防
2. 基本的精神保健ケアへのアクセス
3. 国際的に承認された原則に則った精神保健診断
4. 精神保健ケアにおける最小規制（行動制限）の原則
5. 自己決定の尊重
6. 自己決定の過程を援助される権利（第三者機関の利用も）
7. 審査手続きの利用
8. 定期的審査のメカニズム（自由を拘束する入院などの場合）
9. 有資格の決定者（自己決定不能者のための代理行為）
10. 法の遵守（現行法の最大尊重）

メンタルヘルスアクションプラン（MHAP）
Mental health action plan

[2] メンタルヘルスアクションプラン（MHAP）　2013-2020年

これは、「精神健康（Mental Well-Being）が尊重・促進され、精神障害が予防され、罹患した人々が人権を最大限に行使し、リカバリーを促進するために、質が高く、文化に適合した保健医療ケアと社会ケアを適時に受けることのできる世界を達成するための行動計画」である。

「精神的に満たされた状態を保持・促進し、精神障害を予防し、ケアを提供し、リカバリーを促し、人権を促進し、精神障害を有する人々の死亡率、罹患率、障害を低減すること」を目標とし、下記の実践原則を定めた[9]。

(1) ユニバーサル・ヘルス・カバレッジ（網羅率）の保持

すべての人が、年齢その他の属性にかかわらず、貧困に陥らず、健康に必要な望ましい水準のサービスを受けられている割合の保持。

(2) 人権

メンタルヘルスの戦略・支援は、障害者権利条約と、他の国際・地域の人権規約に準拠するものでなければならない。

(3) 科学的根拠に基づく実践

治療、予防とサービス提供促進（プロモーション）の戦略と支援は、科学的根拠などに基づいたものでなければならない。

(4) その他

政策、計画とサービスは、「すべてのライフステージを考慮する」こと。また、包括的で調和の取れた対応には、「公民・多部門の協力」が必要である。さらに、「当事者が自ら力を発揮できること（エンパワメント）に十分配慮」した対策が取られるべきである。

［3］障害調整生命年（DALY）

　障害調整生命年（以下、DALY）とは、「障害の程度や障害期間を加え調整した生存年数のこと」である。1990年代にハーバード大学のマーレーらが開発した。1990年代半ばには、WHOなどが、「疾病や障害に対する負担に着目したこれまでの『平均寿命』とは異なる『生命（生存）指標』」として公表し、以後、世界的に活用されてきている。

　DALYは、「早死にすることによって失われた年数」と、「障害を有することによって失われた年数」を加えることで算出される。

　DILYは、1990年代から「障害の程度による格付け」に応用され、現在40近くの病気や障害に適用されているといわれている。

　DILYは、開発者や活用・推進する者からは次のように評価されている。すなわち、「各種疾患による生命の損失や障害を、死亡件数や患者数としてだけではなく、苦痛や障害の程度を考慮に入れていることに特徴があり合理的に決定することができる」ということである。一方、「社会的価値に関する倫理的な問題を含んでいること」や「地域性を無視している」という批判がある。しかし開発者たちは、「倫理的問題には絶えざる議論が必要である。また、地域性は考慮に入れており、年齢や性別、移動能力や障害の程度といった個別の要因も加味した指標である」と反論している。

　DILYが、健康に生きることと死亡の間に『障害をもちながら生きること』を設定しているということ」が争点となっている。DILYの前提に立つと、「障害をもちながら生きることは、健康と死の間に『グレーゾーン』のようなものを挟むこと」になる。しかし、国際障害者年以降、精神保健の現場では、「障害を持ちながら生きることを『ごくあたりまえの生活』の構成部分」と捉えている。ちなみに「WHO国際生活機能分類―障害機能分類（ICF）」では、「疾病や障害を含めた『健康状態』」と捉えている。こういう構造的な課題を解決するために、新たな指標づくり（ALS、PRS）が試行されている。

　さらに、対策の優先順位評価指標ではなく、「QALY（医療技術対策の費用対効果の指標＝質調整生存率)」がイギリスや日本などで試行されている。

　DILYは、これまでの健康指標に比べ、より現状を表すものとして評価されるメリットが認められるので、日本においても、従来の「平均余命や乳児死亡率指標重視」を改めて、「健康のファクト（実相）によりアプローチできる指標」の応用と深化に取り組むことが望まれる[10]。

障害調整生命年（DALY）
Disability-Adjusted Life Years

マーレー
Murray, Christopher J.

国際生活機能分類―障害機能分類（ICF）
International Classification of Functioning, Disability and Health

活動制限スコア（ALS）
activity limitation score

参加制約スコア（PRS）
participation restriction score

QALY
quality-adjusted life year

[4] メンタルヘルス・アトラス

WHO は 2021 年 10 月 8 日、2020 年版の「メンタルヘルス・アトラス（精神保健・世界地図—情況報告書)」を発行した。本報告は、政策、法、予算、人的資源、サービス利用状況などのデータを 171 ヵ国から収集し、発刊している。

2020 年度は、まず、新型コロナウイルス禍により、メンタルヘルスサービスが滞りがちであり、目標の多くが未達成見込みとなることが明らかになっている。また、2020 年には、WHO 加盟国のうちメンタルヘルスに関する政策や計画が、所定の人権規範に沿ったものとなったと報告した国は 51% であった。さらに、予防プログラム等に関する目標を達成した国は 52% であり、唯一達成されたのは自殺率の 10% 削減であった。

一方で、メンタルヘルスに関する政策、計画、法律の導入や、メンタルヘルスに関する主要指標の報告能力の向上等の面では、政府予算のうち、メンタルヘルスの割合は、2% 前後にとどまっている。さらに、必要な人材が確保できたのは 39%、必要な財源が提供されたと答えたのは 34% であった。

ほとんどの国では、人材育成や事業推進に進歩が見られるものの、「プライマリーヘルスケアにおける治療薬の供給や心理社会的ケア」はまだ少ない。また、WHO の長年にわたる働きかけにもかかわらず、「政府支出予算総額の 70% 以上が精神科病院に割り当てられ」ており、経済先進国では 35% である。多くの国で、精神科病院や施設での「入院治療に集中」する結果となっている。

ただ、精神病（双極性障害を含む）の治療が、国民健康保険や償還制度の対象に含まれている国の割合が、2020 年には 80% に増加している点は評価されるとしている[11]。

B. 経済協力開発機構（OECD）

OECD は、第二次世界大戦の惨禍を乗り越え、よりよい暮らしを再構築するために、1948 年に設立された「OEEC（欧州経済協力機構)」が前身である。その後、1961 年に国際経済協力機関として再出発した。OECD は、「実証に基づく国際基準」を設定し、政府、市民と協力して、社会・経済問題から「医療：精神保健問題」などの解決にも取り組んでいる。近年は「日本の精神保健に関する報告」も発信している。

「日本の精神保健に関する報告」によると OECD 加盟国では、「脱施設化」が主要傾向となっているが、日本では、「精神病床の多さと自殺率の

高さ」が突出している。ただ、近年変革の兆しが見られ、精神病床数は減少し始めている。一方、自殺率は要注意である（OECD平均：10万人当たり12.4人と比べて日本は20.9人）。また、「プライマリ・ケアは発展途上」にあるので、地域医療を担うすべての「医療提供者の能力向上」や、イギリス、ノルウェーなどで行われている「心理療法を中心とした治療プログラムの作成及び診療報酬制度の適用」などを考慮すべきである。「早期退院を促すための精神保健福祉士の配置と診療報酬の加算」が加えられた事は評価できる[12]、としている。

C. 世界精神保健連盟（WFMH）

アメリカの**クリフォード・ビアーズ**は、1908年に闘病記である『**わが魂に会うまで（A mind that found itself）**』[13]を出版し、精神科病院内外の暴力や差別などを指弾した。その後、1910年に精神衛生全国委員会、1919年に国際精神衛生委員会（ICMH）を設立。その後ICMHは、1947年に**世界精神衛生連盟（WFMH）**に改組し、「すべての人々の精神健康促進」を目標に掲げ、現在に至っている。

世界精神保健連盟
（WFMH）
World Federation for
Mental Health

クリフォード・ビアーズ
Beers, Clifford
Whittingham
1876-1943
精神衛生運動創始者。
1908年にマイヤー等の
支援を得て、コネチカット州精神衛生協会を設立。

D. 公益社団法人 日本精神保健福祉連盟の取組み

日本精神保健福祉連盟は、1953（昭和28）年に8団体が参加し創立。1970（昭和45）年に正式に社団法人として認可。2012（平成24）年に「公益社団法人」となった（現在、11団体で構成）。主事業は、「**精神保健福祉全国大会**」や「**精神障害者スポーツ振興**」で、2008（平成20）年の大会から「三障害合同」が実現した。その後は、「**精神障害者国際シンポジウム・スポーツ国際交流**」等に力を入れている[14]。

E. 日本の障害者福祉のための国際協力

（1）障害者権利条約

障害者の権利および尊厳の保護促進等を目的とする本条約は、2006（平成18）年に採択された。2021（令和3）年現在、日本も含めその締約国数は182である。

（2）アジア太平洋障害者の十年

アジア太平洋地域内の障害者施策の水準向上を目指すために、「国連障害者の十年」に続き、1992（平成4）年に中国と共に「**アジア太平洋障害**

障害者権利条約
日本政府の公定訳では
「障害者の権利に関する
条約」とされている。

者の十年」を提唱し、その後、2002（平成 14）年にさらに 10 年延長された。

(3) 国際協力等の推進

　日本は、これまでの障害者施策経験を、有償および無償で発展途上国の施策に役立てている。「有償協力」では、施設のバリアフリー化事業、「無償協力」では、リハビリ施設整備等を実施した。さらに、技術協力の分野では、「**独立行政法人国際協力機構（JICA）**」を通じて研修や専門職の派遣等を行っている⁽¹⁵⁾。

独立行政法人国際協力機構（JICA）
Japanese International Cooperation Agency
「ジャイカ」と読む。

3. 諸外国の精神保健医療の実情

A. 西欧先進国の精神保健

[1] アメリカの精神保健

　アメリカは多民族国家であり、欧州からの移民による開拓時代から、民主主義社会形成のための、さまざまなせめぎ合いを重ねた。やがて、その成果を紡ぎ、世界の社会・政治のリーダーとなり、今日に至っている。精神保健に関連する歴史的出来事としては、1950 年代から 1960 年代半ばにかけて、アメリカ社会を揺さぶり続けた「**公民権運動**」がある。いわゆる、黒人への差別撤廃と法の下の平等、市民としての自由と権利を求める社会運動である。この運動の成果は、「**ケネディ教書**」に結実し、やがて、すべてのマイノリティ（少数者）の「社会的権利獲得運動」へと波及していったのである。

　一方、開拓時代から保持してきた「自助の精神」は、民間活動を育み、長い年月の後、精神保健領域において、世界モデルとなる多様な民間活動が展開されるところとなった。

　具体的には、1960 年代に、「壁のない病棟」と評された「**包括型のコミュニティケアプログラム（PACT）**」が開始された。また、1948 年にニューヨークの片隅に設立された社会復帰施設が、1977 年以降「**ニューヨーク・ファウンテンハウスモデル**」と呼ばれる「**精神保健の世界モデル**」となった。特に、職員とメンバーの対等なパートナーシップが内外から高く評価された。さらに、1990 年には、「**ビレッジ ISA**」が設立された。後に、これも地域生活支援と精神障害リハビリテーションおよび自助活動を重視

包括型のコミュニティケアプログラム（PACT）
Program of Assertive Community Treatment

ニューヨーク・ファウンテンハウスモデル
New York Fountain House

ビレッジ ISA
Village Integrated Services Agency
ロサンゼルス郡精神保健協会（Mental Health America of Los Angeles）が運営する総合的・統合的サービスを提供する機関。

した取組みが高く評価され「**精神保健の世界モデル**」の仲間入りを果たしたのである。

[2] イギリスの精神保健

イギリスの近代精神保健史は、ヴィクトリア時代の「アサイラム（精神障害者等の収容型施療院）」から始まり、第二次世界大戦以降は、長く、「福祉国家モデル」として「公助の伝統」を守り抜いた。

その後は、経済状況の停滞の中ではあるが、ジョーンズの「**治療共同体（TC）**」、ヴィエラの「**治療患者クラブ**」、クラークらの「**社会療法**」[16]等が「精神保健の世界モデル」であり続けた。また、1962年には「精神病者のための病院計画―10か年計画」が打ち出され、1968年には、「シーボーム報告」に基づく「**地域でのケア（Care in the Community）**」が宣言されたのである。

30年余の後、新自由主義の潮流の中、2000年代にサッチャー政権による社会構造改革が断行され、その後も歴代の首相の下、「公助と民活」のせめぎあいが繰り返された[17]。

近年の実践的動向としては、2008年の保健省の政策文書である「**コ・プロダクション（共同創造）**」[18]と、次のような「**リカバリー・イノベーション事業**」[1]が整備されたことが注目される（**表9-3-1**）。

ジョーンズ
Jones, Maxell

治療共同体（TC）
Therapeutic Community

ヴィエラ
Viera, Joshua

クラーク
Clark, David H.

社会療法
Social Therapy

表9-3-1 リカバリー・イノベーション事業

- リカバリー組織改革機構（Im ROC）：公的サービス業務の質的改革事業。
- リカバリーカレッジ（RC）：デイケアに代わる地域生活支援の中心拠点。
- 新たな個別就労支援（IPS）
- ピアサポートワーカー（PSWR）
- レシンク（Rethink Mental Illness）：全国のケアラー支援の拠点。
- ヒューマンライブリー（Human Library）：闘病体験談・図書館を活用。
- 精神保健ネットワーク：公民セクターネットワーク。

個別就労支援プログラム
（IPS）
Individual Placement
and Support

ピアサポートワーカー
（PSWR）
Peer Support Worker

なお、イギリスのソーシャルワーカーは、1970年、**認定ソーシャルワーカー制度（ASW）**が適用されたが、2008年からは「**法定ASW業務**」を看護師と作業療法士も担当できること、さらに、「**精神科医の治療・退院の可否決定権限**」も、ASW（認定ソーシャルワーカー）、CP（臨床心理士）、NRS（看護師）、OT（作業療法士）も受け持つことになった。

[3] フランスの精神保健

フランスの精神保健史上の先駆者は、**ピネル**である。彼は、フランス革

ピネル
Pinel, Philippe
1745-1826

命期に鎖につながれていた精神障害者を解き放ち、「**人道的精神医学の創**
設者」となった。

1960 年代以降、精神科病院医療に代わる制度として登場したのは「**セ**
クトゥール制度」である。これは、精神病者が地域で生活しながら、治療
を受け続けることを目的とした公設システムである。基本原則は、「**ACT**
（訪問型の支援）」が中心で、①精神科の治療を必要な限り継続、②生活
圏の近くで治療すること、③予防から社会復帰まで一貫した治療を可能に
すること、④医療の等質化などを共有している。

［4］イタリアの精神保健

バザーリア
Basaglia, Franco
1924–1980
イタリアを代表する精神
科医。1978 年の公立精
神科病院の廃止を定めた
通称「バザーリア法」の
立役者。

イタリアにおける精神保健は、1960 年代に、バザーリアのリーダーシ
ップにより、「脱施設化と地域生活支援体制の刷新」が進んだ。その成果
は「**トリエステモデル（バザーリア改革）**」として今日に受け継がれてい
る。精神保健は現在、700 余ヵ所の地域精神保健センターを軸に「訪問チ
ームによる訪問型の支援」に委ねられている。

なお、1978 年制定の **180 号法（バザーリア法）** の要点は、①公立精神
科病院への新規入院と精神科病院新設の禁止、②治療的緊急性による強制
入院期間の限定と、総合病院精神病床での対応を認可。さらに、公立精神
科病院への再入院も禁止し、「地域保健体制による地域生活支援」を全国
統一の方法で整備することであった。しかし、なかなか改革が進まず、
2000 年末にようやく、「国内の精神科病院の完全閉鎖」を宣言するに至っ
た[19]。

［5］ドイツの精神保健

クレペリン
Kraepelin, Emil
1856–1926
メクレンブルク大公国
（現・ドイツ連邦共和
国）生まれの精神科医。
精神医療近代化の父。

19 世紀に活躍したドイツの精神科医**クレペリン**は、精神障害者への差
別的な対応を戒め「**近代精神医学の基礎**」を作り上げた。欧州はもとより、
日本にとっても、呉秀三などを育てた精神医療改革の歴史的恩人である。

近年のドイツの精神保健は、「脱施設化（ベッド削減）」と「コミュニテ
ィサポート（ACT）」により構成されている。精神科外来診療所は 16 万
人に 1 ヵ所。多職種チーム医療と ACT 支援が支援の要となっている。な
お、メルケル政権以降、社会構造改革が進み、人口の 10 ～ 15％に相当す
る富裕層は社会保険加入が制限されている。

［6］その他の欧州諸国の精神保健

リソースプログラム
（RP）
resource program

オランダも、ACT 型の精神保健福祉体制（公助）に支えられており、
新たに、「**自助プログラム（リソースプログラム）**」（以下、RP）による地

域生活支援の成果に注目が集まっている。RP は、医療の利用、服薬管理および在宅生活の方途、「特に誰と生活し続けることが生活継続や再発防止等に役に立つか」「困ったときには誰に相談すればよいか」という日常課題について、当事者自身が自分をサポートしてくれる個人やグループ、すなわち、「役に立つ、元気が出ると感じることのできる場所や人材を選び、それらの持続的な運営の監督者になる制度」で、「サポートグループ制度」と呼ばれている。

　具体的にはサポートグループメンバーは、クライアントが、ケアマネジャーなどのアドバイスを得ながら人選する。その際には、両親、親友、ケアマネジャー、専門医、看護師、時にはボーイフレンドやガールフレンドも対象となる。なお、2021 年に、そのような 17 の ACT チームと 170 人のサービス利用者にアンケート調査を行ったところ、75％の当事者から「RP により、リカバリーが確実に促進されている」という回答が得られたという。

　オーストラリアおよびニュージーランドは、イギリスモデルの精神保健福祉（ACT）がベースとなっている。その中でも、**ニュージーランドは**、地域保健区において、NGO 組織との連携などにより、高度の精神保健サービスが維持されている、なお、**オヘイガン**から受け継がれた「**コンシューマー（当事者）活動**」も隆盛である。なお、**オーストラリアでは**、「**ビクトリア州の地域生活支援**」が評価されている。

　また、**フィンランドの「オープンダイアローグ」は「開かれた対話」**と訳され、近年注目されている。それは、「発症初期の精神病者を対象とする、薬物療法に依存しない、コミュニティケアであり、家族療法、精神療法、グループセラピー、ケースワークといった多岐にわたる知見や奥義を統合した治療法であり、公費医療の対象である」[20]とされている。

オヘイガン
O' Hagan, Mary
ニュージーランド出身の元世界精神保健ユーザー連盟（WNUSP）会長。精神保健ユーザー運動リーダー。

B. アジア諸国の動向

[1] 中国の精神保健

　中国では、「**障害者保障法**」の制定（1990）により、1991 年から「全国精神病予防・治療・リハビリテーション政策"八・五"実施方案」が展開されてきた。その主な内容は、①精神疾患患者へのリハビリテーションサービスの提供、②貧困患者への医療救助、③人的資源の養成、④精神保健知識の普及および宣伝等である[21]。

　2019 年の中国衛生健康統計年鑑によると、全国の精神科病院数は 1,330 ヵ所である。そのうち公立精神科病院が 685 ヵ所、非公立精神科病院数が

645ヵ所、全国精神病予防治療所（ステーション、センター）が28ヵ所、精神科病床は約50万床となっている。ただ、医療資源の深刻な不足を考慮し、近年は、民政・警察などが軽易な「精神衛生サービス」を担っている[22]。

［2］韓国の精神保健

韓国の精神保健法は、政権交代の度に改正が行われ、1995年12月に現行法が制定され、人権概念を導入しながら進められている[23]。国家保健福祉部統計（2017）によると、社会復帰施設は333ヵ所、精神健康増進センターは225ヵ所、精神療養施設は59ヵ所である。社会復帰施設は居住支援が大半で、就労支援は少ない。

なお、韓国精神社会リハビリ協会や精神保健センターなどにより、家族支援が進めている。また、1988年、民間団体により、ソウル市にアメリカモデル（ニューヨーク・ファウンテンハウスモデル）の「**テファ・ファウンテン**」[23]が開設されるなど、地域生活支援プログラムが継承されている」。ただ、韓国は加盟国中、自殺率が最も高いため、防止対策が引き続き大きな課題となっている。

［3］その他のアジア諸国の精神保健

その他のアジア諸国は、概括的には、「精神保健は発展途上」である。特に軍事政権下にあるミャンマーなどの国々では、「平和や生活維持」そのものが困難な状況にある。それでも、「**ベトナム**」は相対的には、長期の戦禍を克服し、一定レベルの精神保健福祉体制を維持している。しかし、地域格差があり、特に少数民族などからのアクセスが限られている。政府はこのような状況を改善するため、「**ユニバーサル・ヘルス・カバレッジ（網羅率）**」の向上に向けた取組みを行っている[24]。

イスラム教国である「**マレーシア**」も、相対的には、一定のサービスレベルを保持しているが、伝統的なスルタン（小君主）分割統治の中、支援対策レベルに地域格差が見られる。

そういう中、「**シンガポール**」は、多民族都市国家で、高い経済力を基に、群を抜く医療保健福祉体制を維持している。具体的には、イギリスの福祉国家体制をモデルに、高度の専門職組織（福祉教育、ソーシャルワーカー協会など）も維持されている。ソーシャルワーカーは公務員であり、精神保健福祉領域もカバーしている。

テファ・ファウンテン
1986年に民間団体により、ソウル市に設立された。これはアメリカ（ニューヨーク）の「ファウンテンハウス」をモデルにしている。「대화（テファ）」の意味は「対話」「友達と会う」などである。このことにより、韓国における「精神障害者の地域リハビリテーション」が始まったと言われている。

C. 諸外国と日本の国際交流のあゆみ

[1]「精神衛生法の一部改正」と日本型地域生活支援のスタート

　「ライシャワー事件」を契機とする 1964 年の精神衛生法改正に基づき、神奈川県や大阪府で「日本型の地域精神衛生（保健所＋精神衛生センター）」がスタートした。その後、「Y 問題」を起点とし、日本精神医学ソーシャル・ワーカー協会（現・日本精神保健福祉士協会）は 10 年にわたり、「業務の在り方に関する論争」に明け暮れた。その後、1988（昭和 63）年に「倫理綱領」を策定し、1997（平成 9）年に「国家資格化」を果たした。なお、1982（昭和 57）年に公務員精神保健相談の適正化に向け「全国精神保健相談員会」が発足し、現在に至っている。

ライシャワー事件
1964（昭和 39）年に発生した精神障害者によるアメリカ大使刺傷事件。日本の精神衛生法の一部改正の契機となった。

Y 問題
1969（昭和 44）年に神奈川県川崎市で発生した無診察・精神科病院強制入院事件。公務員ワーカーが関わった。

[2] 日本政府への「クラーク勧告」

　1960 年代以降、日本政府は、アメリカの脱施設化や公民権運動などを見据え、「これからの日本の精神障害者支援の在り方」を先進国の識者に諮問すべく、ブレイン、レムカウ、**クラーク**を「精神保健コンサルタント」として招請した。クラークは、全国踏査の後、今後の業務指針である「**クラーク勧告**」を提言した。それらの推進拠点となったのは、国立精神衛生研究所（精研）である。

　同時期、アメリカ留学から帰国し、精研の社会復帰部専門官となった柏木昭らが、日本の地域生活支援の拠点となる「精神科デイケア」や「精神科ソーシャルワーカー養成講座およびグループスーパービジョン」等を開始したのである。

クラーク
Clark, David H.

クラーク勧告
日本政府に招請されたクラークが、全国踏査の後、1968（昭和 43）年に日本政府に対して提出した報告書。専門職の処遇改善や社会精神医療職の養成、社会療法（デイケアやリハビリテーションなど）の実施を提言。

[3] 日本版地域精神保健の開始と民間国際交流のはじまり

　1964（昭和 39）年の精神衛生法の一部改正による「日本型の地域生活支援」の先駆地となったのは、神奈川県や大阪府である。1970（昭和 45）年になると、センター職員の海外視察や研究の機会がもたらされた。一方、1970 年代以降は、アメリカの「ニューヨーク・ファウンテンハウス」や「ロサンゼルス・ビレッジ」などとの日本の民間 NPO の国際交流が活発になっていった。やがて、日本においても、それらをモデルにした施設設置が進んでいった。たとえば、やどかりの里(25)、麦の家（和歌山）などである。さらに、全国精神障害者家族会連合会（後継団体は「みんなネット」）の国際セミナーもこの時期に開かれた。

［4］ 日本精神障害者リハビリテーション学会の貢献

　その後、国際交流（海外実践交流）に目を向けたのは、日本精神科リハビリテーション学会（精神科リハ学会）である。その歴史的功績の１つは、「2003 年の長崎学会」である。学会には、ラップ夫妻、オヘイガン、シェパード、ペイ・ジュンギュ（韓国家族会会長）らの世界のリーダーが招請された。このことにより、日本に、「ストレンスモデル」「イギリスの地域生活支援モデル」「ピアサポートワーク」「アジア精神保健」などに関する貴重な情報がもたらされた(26)。さらには、2008（平成 20）年には、**ベストプラクティス賞**」が設けられた。国内のグローバルレベルの功績を顕彰するためである。

　これらの開拓世代の国際交流（交流経験、人脈、および拠点）は、これからの「さらなる、夢と希望の醸成」のための社会資源である。今後も、これらに積極的に関わり、広い視野をもち続け、当事者のよきパートナーを目指してほしいと願う。

注）

　　ネット検索によるデータ取得日は 2022 年 5 月 8 日.

(1)　助川征雄「イギリス・ケンブリッジ州における精神障害者支援に関する経年的研究（4）―リカバリー・イノベーションの現状と将来展望」聖学院大学編『聖学院大学論叢』第 27 巻 2 号，2015，pp.148-157.

(2)　ラップ，C. A. ＆ゴスチャ，R. J. 著／田中英樹監訳『ストレングスモデル（第 3 版）―リカバリー志向の精神保健福祉サービス』金剛出版，2014，p.18，p.21，p.22，p.23，p.24，p.28，pp.67-91，p.103，p.257.

(3)　EUCOMS ウェブサイト「オランダと日本の精神保健実践交流」生活臨床×EUCOMS WEB セミナー資料，2022.

(4)　精神保健福祉交流促進協会「リカバリーセミナー資料」精神保健福祉交流促進協会編『メンタルヘルスとウエルフェア』第 2 号，精神保健福祉交流促進協会，2011.

(5)　ブラウン，C. 編／坂本明子監訳『リカバリー――希望をもたらすエンパワーメントモデル』金剛出版，2014，p.32.

(6)　外務省ウェブサイト「世界保健機関（WHO）」.

(7)　アルコール健康障害対策基本法推進ネットワークウェブサイト「アルコールの有害な使用を低減するための世界戦略（Grobal strategy to reduce the harmful use of alcohol）」.

(8)　木村朋子訳「精神保健ケアに関する法：基本 10 原則」日本精神科看護協会編『精神看護』1 巻 4 号，1998，pp.42-45.

(9)　世界保健機関著／国立精神・神経医療研究センター精神保健研究所自殺予防総合対策センター訳『メンタルヘルスアクションプラン 2013-2020』国立精神・神経医療研究センター精神保健研究所自殺予防総合対策センター，2014.

(10)　細田満和子「ワールドナウ―障害調整生存年数（DALY）についての概要と批判」日本障害者リハビリテーション協会編『ノーマライゼーション―障害者の福祉』2008 年 10 月号，日本障害者リハビリテーション協会，2008，pp.46-49.

(11)　World Health Organization ウェブサイト「WHO report highlights global short

　　　–fall in investment in mental health」.

(12) OECD（経済協力開発機構）ウェブサイト「OECDによると、日本の精神医療は他国に比べて「脱施設化」が遅れているが、いくつかの進展も見られる」.

(13) ビアーズ，C. W. 著／江畑敬介訳『わが魂に会うまで』星和書店，1980.

(14) 公益社団法人 日本精神保健福祉連盟ウェブサイト「公益社団法人 日本精神保健福祉連盟の歩み」.

(15) 内閣府ウェブサイト「令和3年版 障害者白書」.

(16) クラーク，D. H. 著／蟻塚亮二監訳『21世紀の精神医療への挑戦—フルボーンは眠らない』創造出版，2002，p.307.

(17) 日本精神障害者リハビリテーション学会監修／政策部・渉外部編『英国保健省 精神保健に関するナショナル・サービス・フレームワーク—5年の経過』日本精神障害者リハビリテーション学会，2005.

(18) 小川一夫・長谷川憲一ほか編『コ・プロダクション：公共サービスへの新たな挑戦—英国の政策審議文書の全訳紹介と生活臨床』PHNブックレット18，萌文社，2016.

(19) 精神保健医療福祉の改革ビジョン研究ページ「イタリア」.

(20) 斎藤環『オープンダイアローグとは何か』医学書院，2015，pp.19–22.

(21) 精神保健医療福祉の改革ビジョン研究ページ「中国」.

(22) 王拓涵・李為「中国の精神障害患者に関する福祉救助の問題と対策」京都産業大学マネジメント研究会編『京都マネジメント・レビュー』第37号，京都産業大学，2020，pp.59–77.

(23) 呉恩恵「韓国の精神保健福祉—歴史から展望へ」東洋大学ライフデザイン学部編『ライフデザイン研究』13号，東洋大学ライフデザイン学部，2017，pp.49–76.

(24) 独立行政法人国際協力機構ウェブサイト「ユニバーサル・ヘルス・カバレッジ（UHC）」.

(25) 谷中輝雄・早川進編『ごくあたりまえの生活を求めて—精神障害者の社会復帰への実践』精神衛生実践シリーズ2，やどかり出版，1977.

(26) 田中英樹『精神障害者支援の思想と戦略—QOLからHOLへ』金剛出版，2019.

▌理解を深めるための参考文献

● 谷中輝雄・早川進編『ごくあたりまえの生活を求めて—精神障害者の社会復帰への実践』精神衛生実践シリーズ2，やどかり出版，1983.
　著者は、日本の精神保健福祉改革の功労ソーシャルワーカー。「精神障害者＝ごくあたりまえの人々」と呼び、「やどかりの里」を拠点に、国内外の実践交流に貢献した。

● 小川一夫・長谷川憲一ほか編『コ・プロダクション：公共サービスへの新たな挑戦—英国の政策審議文書の全訳紹介と生活臨床』PHNブックレット18，萌文社，2016.
　2008年にイギリス保健省から出された地域生活支援政策文書。ストレングスモデルを精神保健福祉方策に応用した。中心理念は、「当事者と共に作ること＝共同創造」。

キーワード集

アタッチメント
〔attachment〕
愛着といい、ボウルビィ（Bowlby, J.）が特定の対象に対する特別な情緒的結びつきについて名づけた言葉。乳幼児期に形成された愛着は内的ワーキングモデルとして青年期以降にも存在し続けるといわれている。測定法の1つにストレンジシチュエーション法がある。

アルコホーリクス・アノニマス（AA）
〔Alcoholics Anonymous〕
アルコール依存症者やアルコール問題を抱える者の自助（セルフヘルプ）グループの名称。1935年のアメリカにおける、アルコール依存症を抱えたビルとボブの出会いを起源とし、現在は世界的規模で活動を行っている。

アルコール依存症
〔alcohol dependence〕
アルコールの摂取（過飲）によって得られる酔い（薬理作用）を求め、アルコールなしでは精神的あるいは身体的な苦痛や不快感が出現することにより強迫的に飲酒行為を繰り返す精神疾患であり、飲酒のコントロール障害をいう。離脱症状として断酒後に発汗、手の震え、不眠などが出現し、2、3日後には全身に強い振戦とせん妄（振戦せん妄）を起こす。治療には自助グループ（セルフヘルプグループ）が有効である。

アルコール健康障害対策基本法
アルコール健康障害は、本人の健康の問題であるのみならず、飲酒運転、暴力、虐待、自殺などのさまざまな問題にも密接に関連することから、アルコール健康障害対策を総合的かつ計画的に推進するため、2013（平成25）年に成立した法律。定義において妊婦の飲酒等、不適切な飲酒の影響による心身の健康障害も規定されている。

アルツハイマー型認知症
初老期に発症することが多いアルツハイマー病と老年期に発症することの多いアルツハイマー型老年認知症（著明な大脳萎縮が特徴）の総称。

いじめ
文部科学省の定義では、「当該児童生徒が、一定の人間関係のある者から、心理的、物理的な攻撃を受けたことにより、精神的な苦痛を感じているもの」で、起こった場所については学校の内外を問わないとしている。

移送制度
家族等の同意の有無に応じて、医療保護入院または応急入院をさせるため、応急入院指定病院に移送することができる制度（精神保健福祉法34条）。同27条には措置診察の移送、同29条には措置入院の移送についても規定されている。

依存性薬物（依存形成性薬物）
連続的あるいは周期的に摂取せずにはいられなくなる状態（依存）をひき起こす薬物（物質）を依存性薬物（依存形成性薬物）という。具体的にはアルコール、覚醒剤、麻薬、幻覚薬、大麻類、揮発性溶剤（有機溶剤）、タバコ（ニコチン）、抗不安薬、睡眠薬等が挙げられる。精神的依存や身体的依存を生じる。

イネイブラー
〔enabler〕

アルコール依存症の家族などが本人の飲酒を制限もしくは止めてほしいと願いながら、本人の世話や本人の起こした問題の後始末をする役割を務めることで、結果的に飲酒行動を助長させてしまうことをいう。家族などが本人の飲酒を可能にさせ促進している行動をイネイブリング（enabling）という。

EAP（従業員援助プログラム）
〔Employee Assistance Program〕
企業が外部に業務委託し、従業員のメンタルヘルス対策（心の健康）を支援するプログラム。企業の内部に EAP スタッフを置く場合もある。アメリカの企業において、アルコール依存症や薬物依存症などに早期に介入し、人材（知識や技術）の損失にならないよう治療に結びつけたことが始まりで、メンタルヘルス研修なども実施している。

エリクソン
〔Erikson, Erik Homburger 1902-1994〕
発達心理学者。人間の一生をライフサイクルと捉え、乳児期、幼児期、遊戯期、学童期、思春期・青年期、成人期、壮年期、老齢期の 8 段階に分類した。各段階に、発達課題や社会的危機を設定して、各段階にある課題を克服することで精神的な発達を成し遂げるとした。また、青年期でのアイデンティティの確立の重要性を唱えた。

エンゼルプラン
正式名称は「今後の子育て支援のための施策の基本的方向について」。文部・厚生・労働・建設 4 大臣（当時）の合意によって 1994（平成 6）年に策定された子育て支援政策。①子育てと仕事の両立支援、②家庭における子育て支援、③子育てのための住宅および生活環境の整備、④ゆとりのある教育の実現と健全育成の推進、⑤子育てコストの削減、という方向が示された。

エンパワメント・アプローチ
〔empowerment approach〕
1976 年にソロモン（Solomon, B. B.）が黒人に対するソーシャルワークを通して提唱したアプローチ。社会的に不利な状況に置かれた人（高齢者・障害者など）が、自己決定の能力や主張性を高め、主体的にその状況に働きかけ改善すること、またはそのプロセスをいう。エンパワメント・アプローチ援助過程は、クライエント自身が問題解決の主体となる。

オタワ憲章
1986 年に、カナダのオタワで開催された WHO の国際会議において発表された、ヘルスプロモーションに関する宣言。健康を生きることの目的ではなく、生活の資源として相対的に位置づけているのが特徴である。

AUDIT
〔Alcohol Use Disorders Identification Test〕
WHO が関わり作成されたアルコールに関するスクリーニングテスト。テストは 10 項目からなりアルコール依存症にいたっていない「危険な飲酒」や「有害な使用」のレベルにある人のスクリーニングに優れている。

介護サービス計画（ケアプラン）
介護保険制度において「居宅サービス計画」「施設サービス計画」「介護予防サービス計画」をまとめて「介護サービス計画（ケアプラン）」という。

介護支援専門員（ケアマネジャー）
〔care manager〕
居宅介護支援事業所または各種施設に所属し、または独立開業して介護保険において要支援・要介護と認定された人に対して、アセスメントを行い、それに基づいてケアプランを作成し、対象サービスとの調整をし、介護保険の給付管理をする職業である。

学習障害（LD）
〔learning disabilities〕
発達障害の 1 つとして知能に遅れはなく、感覚器官、運動機能、生育環境に障害がないにもかかわらず、主として注意に関する障害のため、読むこと、書くこと、計算などの知的な学習に困難をきたすこと。その原因として脳機能の微細な障害が関連する可能性が示唆されている。

覚醒剤
覚醒作用をもつ化合物。アンフェタミンとメタンフ

ェタミンが代表例で取締りの対象となる。精神興奮作用と中枢・末梢交感神経刺激作用を有する。

学校医（がっこうい）
学校保健安全法23条において「学校には、学校医を置くものとする」と規定されており、学校医には児童、生徒、学生、幼児ならびに職員の健康の保持増進を図るという役割が課せられている。

学校不適応（がっこうふてきおう）
不登校・ひきこもり・校内暴力・非行といった問題行動や、抑うつ・不安・無気力といった情緒の障害で現れる、学校生活における児童・生徒がもつ能力を発揮せず（できず）機能して（できて）いない状態。

学校保健安全法（がっこうほけんあんぜんほう）
学校における児童生徒および職員の保健・安全管理を主な内容とする法律（旧学校保健法）。幼稚園、小学校、中学校、高等学校、特別支援学校等を「学校」と定義し、幼児、児童、生徒または学生を「児童生徒等」と定めている。

家庭内暴力（かていないぼうりょく）
家庭内で起こる暴力行為。これまでは子どもがその家族に対して行うものが多かったが、近年は児童虐待や高齢者に対する暴力行為に加えて、夫が妻に振るう暴力も注目されている。

空の巣症候群（からのすしょうこうぐん）
〔empty-nest syndrome〕
40〜50代の女性に多く見られる抑うつ症状。子どもが育ち、親元から巣立つ時期に症状が出現することが多いことから、こう呼ばれている。

患者調査（かんじゃちょうさ）
病院および一般診療所（クリニック）・歯科診療所を利用する患者について、その傷病の状況等の実態を明らかにし、今後の医療行政の基礎資料を得ることを目的として厚生労働省が3年に1回実施している調査。傷病分類別患者数（外来・入院、都道府県別）、受療率（外来・入院、都道府県別）などの結果を提供する。精神科病院、精神科診療所、訪問看護ステーション利用者については、毎年6月30日付で厚生労働省が調査を実施している調査があり、630（ろくさんまる）調査と呼ばれている。

キャプラン
〔Caplan, Gerald 1917-2008〕
精神科医。カプランとも表記される。精神医学の領域に地域精神保健の概念を取り込む。1970年代の日本の精神衛生活動に大きな影響を与えた。彼が提唱した第1次予防、第2次予防、第3次予防の3段階の予防の概念は精神疾患の予防においても応用されている。

ギャンブル等依存症対策基本法（とういぞんしょうたいさくきほんほう）
ギャンブル等依存症が多重債務、貧困、虐待、自殺、犯罪などの重大な社会問題を生じさせているとして、2018（平成30）年に制定された法律。国民の関心と理解を深めるためにギャンブル等依存症問題啓発週間を設けた（10条）。また、「ギャンブル等」には公営ギャンブルとパチンコ（遊技）等の射幸行為が含まれている。

教師の精神保健（きょうしのせいしんほけん）
学校における精神保健の問題は、不登校やいじめといった児童・生徒の問題が目につくが、それらの問題に直面し、向き合っていかなければならない教師の精神疾患の罹患率も増加し、メンタルヘルスについても考えていく必要がある。

強迫症状（きょうはくしょうじょう）
不合理な観念（強迫観念）や行為（強迫行為）が、自身の意志に反して現れ、それに捉われてしまう症状のことを指す。

グリーフケア
〔grief care〕
死別などの経験によって悲嘆（ひたん）することは、正常な反応である。その悲嘆が重度化や長期化する場合、回復には、精神保健の専門職の助けや介入が必要となる場合もある。悲嘆を受け止め、そこから立ち直る過程を支援する取組みのこと。

欠格条項

障害があることを理由に国家資格や営業等の許可を与えないとする法令上の規定（条項）のこと。1998（平成10）年の総理府（当時）障害者施策推進本部による欠格条項に関する見直しに向けての基本的な考え方と具体的な対処方針が決定された。それを受けて関係省庁の見直し作業の結果、精神障害者関係に関しては絶対的欠格条項はすべて廃止もしくは相対的欠格条項となっている。

行動療法

〔behavior therapy〕

行動を建設的な方向に変化させるために学習理論を用いる心理療法。行動変容、嫌悪療法、脱感作、トークン・エコノミーなどの技法がある。行動療法家は個人の心の問題の解決にはその原因追求よりも問題となっている思考や行動を変えることを目指す。

コカイン

〔cocaine〕

コカ樹の葉から抽出した局所麻酔作用をもつアルカロイド。陶酔感をもたらすという精神作用が強く、依存を形成しやすい物質である。

国際生活機能分類（ICF）

〔International Classification of Functioning, Disability and Health〕

2001年に世界保健機関（WHO）総会において採択され、国際障害分類（ICIDH）を改訂した生活機能分類。ICFの「生活機能と障害」は、心身機能・身体構造、活動、参加の3つの次元に分類され、環境因子・個人因子という観点を加えている。

心の健康づくり対策

近年、社会や家庭環境に大きな変化が生じている。そのような中、ストレスが増大する状況にあるにもかかわらず、本来ストレスを緩和させる役割をもつはずの家庭や職場等の人間的接触がむしろ希薄化する傾向にあり、ストレス対策を含む「心の健康づくり対策」が精神保健福祉行政における課題となっている。

子どものうつ病

12～15、16歳頃の児童に見られる。一般成人におけるうつ病のように悲哀感に彩られることはなく、身体的違和感、倦怠感があり、仮面うつ病の様相を呈するが、時に反抗や不機嫌、不登校や家出、徘徊などといった行動面でも症状が現れる。

子どもの自殺

文部科学省が2021（令和3）年に行った調査によると、1年間に自殺した児童生徒は473人で、3年以上連続して300人を超えている。

災害派遣医療チーム（DMAT）

〔Disaster Medical Assistance Team〕

大規模な災害や多傷病者が発生した事故現場などにおいて、患者の急性期（おおむね48時間以内）に活動できる機動性を持った、専門的なトレーニング（訓練）を受けた医療チーム。医師、看護師、業務調整員（医師・看護師以外の医療職および事務職員）で構成される。

災害派遣精神医療チーム（DPAT）

〔Disaster Psychiatric Assistance Team〕

自然災害や犯罪事件、飛行機事故、列車事故等の集団災害が発生した場合に、被災した地域の精神保健医療ニーズの把握とともに専門性の高い精神医療と精神保健活動の支援体制の構築などを行う専門的なトレーニング（訓練）を受けた精神医療チーム。被災地の状況に合わせて児童精神科医、薬剤師、保健師、精神保健福祉士、公認心理師等を適宜構成する。

サリヴァン

〔Sullivan, Harry Stack 1892-1948〕

アメリカの精神科医・精神分析医。サリバンとも表記される。精神医学は人間関係の科学であることを提唱し、生物学的要因よりも社会的要因、過去の体験よりも現実の人びととの接触、幼児期の性的体験よりも現在の対人関係を強調し、対人関係学派を形成した。

産業医

産業保健活動に携わる医師のこと。原則として日本

医師会認定の産業医、労働衛生コンサルタントなどの資格を必要としている。労働安全衛生法により、労働者数 50 人以上の職場においては産業医の選任が、1,000 人以上の職場においては専属の産業医を置くことが義務づけられている。

産業カウンセラー

産業領域で活動する心理カウンセラーのこと。産業カウンセラーを中心として組織されている（社）日本産業カウンセラー協会では資格認定を行っており、その資格所有者について、この名称を用いるのが一般的となっている。

産褥期うつ病

出産後おおむね約 8 週までの産褥期のうち後期において多く見られる、気分が沈み込んだり、精神的に不安定な状態に対する診断。一過性の軽症抑うつはマタニティブルーと呼ばれ、一般的にも知られている。

事業場における心の健康づくりのための指針

2000（平成 12）年 8 月、労働省（当時）が公表。「職場のメンタルヘルスケア 4 つの対策」として、①セルフケア、②ラインによるケア、③事業場内産業保健スタッフによるケア、④事業場外資源によるケアを位置づけ、心の健康づくりにおいて労働者や事業所が行うべきメンタルヘルスケアを具体的に示している。

自殺者数・自殺死亡者数

日本の自殺者数は、2021（令和 3）年で 2 万 1,007 人、うち男性が 1 万 3,939 人、女性が 7,068 人と推移しており、年齢別では 40 〜 50 歳代が増加傾向にある。また、女性と比べた男性の自殺死亡率は 2 倍を超えている。

自殺総合対策大綱

2007（平成 19）年 6 月に自殺対策基本法に基づき、政府が推進すべき自殺対策の指針として決定。「誰も自殺に追い込まれることのない社会」の実現を目指し、2012（平成 24）年 8 月に全体的な見直しが行われた。

自殺対策基本法

2006（平成 18）年公布、施行。1 条でその目的を、近年、わが国において自殺による死亡者数が高い水準で推移していることにより、自殺対策に関して基本理念を定め、国、地方公共団体等の責務を明らかにし、自殺対策を総合的に推進して、自殺の防止を図り、あわせて自殺者の親族等に対する支援の充実を図り、もって国民が健康で生きがいを持って暮らすことのできる社会の実現に寄与すること、としている。2 条の基本理念では、自殺が個人的な問題としてのみ捉えられるべきものではなく、その背景にさまざまな社会的な要因があることを踏まえ、社会的な取組みとして実施することとしている。

自殺の推定動機

精神保健における重大な問題の 1 つとして、自殺の問題が挙げられる。その動機には、倒産、失業多重債務等の経済・生活問題、病気や悩みなどの健康問題、家庭問題が複雑に関連している。警察庁の自殺統計によると、遺書による自殺の動機として推測されるものは健康問題が第 1 位となっている。

自殺の方法［日本］

日本における自殺の方法は、男性の場合は縊死（首吊り）、ガス、飛び降りの順に多い。女性の場合は縊死、飛び降り、入水の順になる。

自殺未遂者のケア

自殺未遂者に対して、積極的な治療が終了しても継続した精神科的治療を行うこと。自殺未遂者もその親族なども苦しみ悩んでいるため、ケアについても配慮が重要である。親族などは本人のケアの担い手であり、また、地域生活を支えるための相談や専門性をもった機関等が連携してケアを行うこととしている。

自殺予防

自殺予防においては、自殺が起こらないようにする第 1 次予防（プリベンション）、自殺の危機にある人に対し自殺を回避できるような支援を行う第 2 次予防（インターベンション）、自殺により遺された人への影響を最小限にする第 3 次予防（ポストベンション）の 3 つに分けることができる。

死産経験の妊婦の心的外傷

死産を体験した妊婦は、その喪失体験により心的外傷として症状を呈することがあるが、6〜10週で徐々に軽減し、再び適応を始めることが通常であり、長期間症状が持続するということは稀である。

施設コンフリクト

精神障害者施設の建設や知的障害者の入所・通所施設などの新設にあたり、地域住民からの反対運動や紛争が起こることをいう。

市町村における精神保健福祉業務

1994（平成6）年の地域保健法と1995（平成7）年の精神保健福祉法において、市町村には精神障害に関する正しい知識の普及ならびに相談指導の業務が位置づけられた。そして1999（平成11）年の同法改正（平成14年施行分）において精神障害者の地域生活支援における相談の第一線機関として位置づけられた。

児童虐待

児童虐待の防止等に関する法律（児童虐待防止法）において、「児童虐待」は、「身体的虐待（暴行）」「性的虐待（児童にわいせつな行為を行うことまたはさせること）」「ネグレクト（保護者としての監護を著しく怠ること）」「心理的虐待（児童に著しい心理的外傷を与えること）」の4つに区分されている。

児童虐待防止法

正式名称は「児童虐待の防止等に関する法律」。2000（平成12）年制定。児童に対する虐待の禁止、児童虐待の予防および早期発見、児童の保護および自立支援のための措置等を定め、児童の権利利益の擁護に資することを目的としている。

自閉症スペクトラム障害

広汎性発達障害のうち、知能指数（IQ）が70以上であり、明らかな知的障害をもたない高機能者に特有の問題があるものをいう。

社会福祉法

1951（昭和26）年に制定された「社会福祉事業法」が、2000（平成12）年6月、半世紀ぶりに大改正され、「社会福祉法」となった。この法律では、社会福祉事業の経営者に対して、自らその提供する福祉サービスの質を評価することなどによって、良質で適切な福祉サービスを提供するよう努めるべきことを定めている。わが国における社会福祉に関する事項の共通基礎概念を定めた法律である。

社会復帰調整官

心神喪失者等医療観察法20条に規定された保護観察所に配置される専門職。心神喪失等の状態で重大な他害行為を行った者に対し、適切な医療を受けさせ、社会復帰への促進を図るため、生活環境の調査や退院後の生活環境の調整を行う。また対象者の通院治療の状況や生活状況を見守り、継続的な医療が受けられるように必要な精神保健観察を行う。その多くが精神保健福祉士である。

終末期（ターミナル期）

一般的には、不治の病と診断され、さまざまな治療が行われたにもかかわらず、数週間〜数ヵ月以内には死の転帰が予想される時期をいう。「人生の最期の時期」と捉え、QOL（Qualiti of Life）を向上させ、より広い積極的な概念として考えることができる。

出社拒否

成人期の心理・社会的問題として捉えることができる。社会人として活動する中で、協調性や自己を没する忍耐性が要求され、それに耐えられず、社会的逃避として取られる行動。

障害者基本法

1993（平成5）年12月に「心身障害者対策基本法の一部を改正する法律」が施行され、法律名が「心身障害者対策基本法」から「障害者基本法」になり、「完全参加と平等」を目指すことが明らかにされた。わが国における障害者のための施策に関する基本的事項を定めたもの。2004（平成16）年に一部を改正する法律が公布され、差別の禁止等が基本的理念として明記された。また2011（平成23）年にも改正され、ノーマライゼーション理念と社会的障壁の除去がより強調されている。

障害者雇用率制度

「障害者の雇用の促進等に関する法律」に基づいて、事業主に対し、従業員の一定比率以上の障害者雇用を義務づけ、障害者の雇用を促進する制度。精神障害者は 2018（平成 30）年 4 月 1 日から義務化された。2021（令和 3）年までに民間企業では 2.3％、国・地方公共団体の非現業機関では 2.6％となっている。算定において、週所定労働時間 20 時間以上 30 時間未満の短時間労働者の場合、0.5 人としてカウントされる。

障害調整生命年（DALY）

〔Disability Adjusted Life Years〕

疾病による死亡や障害の影響を表す指標であり、平均寿命とは異なり疾病による損失生存年数と疾病により障害を余儀なくされた障害生存年数を足すことによって算出される。

少年犯罪（非行）

少年法 3 条において、①罪を犯す（犯罪）行為、②14 歳に満たないで刑罰法令に触れる（触法）行為、③その性格または環境に照らして、将来、刑罰法令に触れる行為をする虞のある（虞犯）少年が対象となる。なお同法では少年を 20 歳未満と規定していたが、2021（令和 3）年に少年法が改正され、18 〜 19 歳を「特定少年」と規定し、18 〜 19 歳の原則逆送事件に強盗や強制性交等などを追加した。また、起訴後実名や顔写真などの本人を特定する報道が可能となった。

処遇改善請求

精神保健福祉法 38 条の 4 の規定により、精神科病院に入院中の者またはその保護者は入院処遇の改善を都道府県知事（もしくは政令指定都市の市長）に対して求めることができる。請求に対して都道府県知事（もしくは政令指定都市の市長）は精神医療審査会に審査を求め、改善が必要と認められた場合、都道府県知事（もしくは政令指定都市の市長）は当該精神科病院長に対して処遇改善を命じなければならない。なお請求は、文書だけではなく口頭での請求も認められている。

職場適応援助者（ジョブコーチ）

〔job coach〕

一般事業所に就労している障害者の職業生活や仕事内容への適応について直接援助するとともに、職場環境の調整や仕事内容の指導方法について事業所に提案助言する間接支援も行う専門職のこと。障害者職業センターの職員である配置型ジョブコーチと社会福祉法人等に所属するジョブコーチが事業所に出向く「訪問型」と「企業在籍型」とがある。

ジョブガイダンス事業

公共職業安定所（ハローワーク）が精神科病院や社会復帰施設等に赴き、就職意欲のある精神障害者に対し、就職活動に関する知識や方法、就職への現実的意識や技術を高めるための講習等を行う事業。

新健康フロンティア戦略

内閣官房長官主宰の「新健康フロンティア戦略賢人会議」において 2007（平成 19）年 4 月に取りまとまった 2007 年度から 2016（平成 28）年度の戦略。予防を重視した健康づくりの国民運動としての展開などを通して「健康国家への挑戦」を目指している。①子どもの健康力、②がん克服力、③こころの健康力など、12 の指標が示されている。

心神喪失者等医療観察法

正式名称は「心神喪失等の状態で重大な他害行為を行った者の医療及び観察等に関する法律」。①殺人、②放火、③強盗、④強制性交等、⑤強制わいせつ、⑥傷害などの犯罪行為を行っても心神喪失等の状態により、不起訴処分や無罪が確定した者を対象として治療から社会復帰までを国（司法）が一貫した体制で関わるという法制度。

心的外傷後ストレス障害（PTSD）

〔Post-Traumatic Stress Disorder〕

一般には、本人もしくは身近な人間の生死に関わるような危険や災害、テロ、犯罪などによる被害を体験した場合に生じるものとされている。外傷的体験の 1 ヵ月〜数ヵ月後に遅延して反応が生じる。全体に関わる追体験（フラッシュバック）が 1 ヵ月以上続く場合は PTSD、1 ヵ月未満の場合は ASD（急

性ストレス障害）と診断する。さらに、ケアをする援助者も発症する危険性がある。

スクールカウンセラー

学校におけるいじめ問題などに対応することを目的として配置されている臨床心理相談員。主として公認心理師や臨床心理士が行っているが、生徒や教員に対する指導（カウンセリング）のみならず、社会的な側面へのかかわりも重視されてきている。

スクールソーシャルワーカー

学習や適応上の社会的・情緒的困難に陥っている児童生徒やその家族に対して、ソーシャルワークを提供する専門家。子どもや保護者へのアプローチとして貧困、いじめ、ひきこもり、不登校に対する支援を行っている。文部科学省では 2008（平成 20）年度より、公立小・中学校で活動するスクールソーシャルワーカーを全都道府県に配置することとした。

スチューデントアパシー

〔student apathy〕

大学生等に特有な神経症性の無気力・無関心状態のことをいう。自我同一性の拡散に関連するともいわれているが、包括的な概念はいまだ提示されていない。

ストレスマネジメント

〔stress management〕

ストレスを低減し、対処方略をより改善するために行動的な方略を適用すること。ストレッサーの除去、認知的評価の変容、対処方略の選択、リラクゼーションなどがある。

精神医療審査会 （せいしんいりょうしんさかい）

精神保健福祉法に基づいて都道府県および政令指定都市に設置される精神科病院入院に関する要否及び処遇の適否に関する審査を行う機関。事務局は精神保健福祉センターが担っている。委員は医療委員（精神保健指定医）2 名以上、精神保健福祉委員 1 名以上、法律家委員 1 名以上の合計 5 名の合議体で審査を行う。任期は 2 年（再任可）である。

精神科救急システム （せいしんかきゅうきゅう）

精神障害者が安心して地域において暮らすことを保障するための方策の 1 つであり、緊急な医療を必要とする精神障害者等のために、24 時間体制で精神科救急医療を確保する事業。現在は、全都道府県において整備されている。精神保健福祉法に基づき、都道府県と政令指定都市に対して努力義務が課せられている。

精神科診療所数 （せいしんかしんりょうじょすう）

精神障害者が「病院から地域へ」と移行する中で、精神科診療所（クリニック）の役割が重要となるに伴い、診療所の数も増加している。

精神科特例 （せいしんかとくれい）

1958（昭和 33）年に定められた精神科病院の従事者の定員に関する特例をいう。入院患者に対し、医師の数は一般病床の 3 分の 1、看護師・准看護師は 3 分の 2 と規定している。

精神科病院の入院形態 （せいしんかびょういんのにゅういんけいたい）

精神科病院における入院は精神保健福祉法において全て規定されており、この法に基づかない入院は認められていない。現在は①任意入院、②医療保護入院、③応急入院、④措置入院、⑤緊急措置入院の 5 形態が定められている。

精神科訪問看護 （せいしんかほうもんかんご）

精神障害者が在宅で病気や障害を受け止め、それに対処できるよう、訪問をして指導する看護およびリハビリテーションの一手法。診療報酬における訪問看護は、精神科医の指示により、保健師・看護師・精神保健福祉士等が従事すると規定されている。

精神障害者ケアマネジメント （せいしんしょうがいしゃ）

生活困難な状態で援助を必要とする精神障害者が、継続的かつ効果的にサービスを受けられるように調整し、生活を向上させることを目的とした地域生活支援の方法論。

精神障害者数 （せいしんしょうがいしゃすう）

日本における精神障害者の数は 1999（平成 11）年の調査において約 204 万人であったものが、2011（平成 23）年の調査では約 320 万人となっている。2018（平成 30）年の調査では 392 万 4,000 人となっている。

精神障害者保健福祉手帳

精神障害をもつ者が、一定以上の障害にあることを証明するもの。この手帳を所持することにより、税金の減額・免除をはじめとするさまざまな優遇制度が受けられる。障害等級は1～3級。有効期間は2年（更新可）。申請の窓口は市町村となっており、2006（平成18）年10月からは、申請の際には顔写真の添付が必要となっている。2019（令和元）年現在の手帳所持者数は110万人を超えている。

精神障害の通院患者数

厚生労働省が行った平成29年患者調査（概況）によると、精神科医療機関における通院患者数は推計で約389.1万人いるとされている。

精神障害の入院患者数

厚生労働省が行った平成29年患者調査（概況）によると、精神病により精神病床に入院している患者数は30万2,000人いる。またそのうち65歳以上の者が5割以上を占めている。

精神の老化／脳の老化

精神の老化と脳の老化は関係が深いとされており、精神の老化において代表的なものは記憶能力の低下である。また、アルツハイマー型認知症においては、脳実質の急激な老化（脳の萎縮）が起こっている。

精神病者の保護及び精神保健ケア改善のための諸原則

通称、国連原則。1991（平成3）年12月、第46回国連総会において採択された原則（国際基準）。精神医療の濫用防止、精神障害者の人権擁護を目的とし、ノーマライゼーションやインフォームドコンセントの考え等が盛り込まれている。法的拘束力はないが、国連加盟国のガイドライン（勧告）としての指針となっている。

精神病床数

2017（平成29）年6月現在、国内における精神病床数は約33.8万床である。これは少しずつではあるが減少傾向にある。しかしこの数は全世界における精神病床数の約20％を占めており、人口比による精神病床数でみても世界最多である。

精神病床数の傾向［世界］

欧米においては1960年代より精神病床数が減少しているにもかかわらず、日本においては同時期頃より国庫補助制度が設けられたことにより、精神科病院は新設され、精神科病床は1990年代まで増加の一途をたどった。

精神保健医療福祉の改革ビジョン

2004（平成16）年9月に精神保健福祉対策本部が前年5月の同本部中間報告に基づき設置した3検討会の結論を踏まえて提示。「入院中心医療から地域生活中心へ」という基本的方策推進のため、①国民各層の意識の変革、②精神保健医療福祉体系の再編、③地域生活支援体制の基盤強化を今後10年間で進めることとそれぞれの推進を図る数値目標が示され、併せて社会的入院者の10年後の解消を図るとしている。

精神保健指定医

精神科医療において本人の意思によらない非自発的入院の判断や、身体拘束などの一定の行動制限の必要に関する判断の権限を有する医師のこと。一定の実務経験などを有し、指定の研修を修了した者の中から厚生労働大臣が指定をする。

精神保健福祉センター

1965（昭和40）年の精神衛生法改正時に創設。当時の名称は精神衛生センター。精神保健福祉に関する技術的側面における中核行政機関。設置主体は都道府県および政令指定都市。①精神保健福祉に関する知識の普及や研究調査、②複雑または困難な精神保健福祉相談および指導、③精神医療審査会の事務局、④精神障害者保健福祉手帳および自立支援医療費（精神医療分）の判定等の業務を行う。

精神保健福祉法

正式名称は「精神保健及び精神障害者福祉に関する法律」。精神障害者の医療および保護を行い、障害者総合支援法と相まって、社会復帰の促進および自立と社会経済活動への参加の促進に必要な援助を行い、発生予防、その他国民の精神保健の向上を図ることを目的とした法律。

世界保健機関（WHO）

〔World Health Organization〕

1948年発足の国際連合における専門機関の1つ。「全ての人々が可能な最高の健康水準に到達すること」を目的とする。参加各国から拠出される分担金により運営されるが、日本はアメリカに次ぐ多額の分担金を拠出するとともに、人材も提供している。

摂食障害

食に関する障害の総称。精神科的には、思春期以後に多く見られ、拒食や神経性食思不振症、過食による下剤の乱用・過度の運動・自己誘発嘔吐などが挙げられる。

セルフヘルプグループ（自助グループ）

〔self help group〕

同じ病気や障害・問題をかかえる人がそれぞれの体験を語り、経験や情報を分かち合うことで、気づきや癒しと希望を得る場となっている。同じ経験を持つ仲間と出会うことで回復へと導く場でもある。アルコール依存症当事者を対象とする断酒会やAA（アルコホーリクス・アノニマス）、薬物依存症のNA（ナルコティクス・アノニマス）、ギャンブル障害のGA（ギャンブラーズ・アノニマス）などがある。また、家族の集まりとして、アルコール依存症当事者の家族を対象とするアラノン（Al-Anon）、薬物依存症のナラノン（Nar-Anon）、ギャンブル障害のギャマノン（Gam-Anon）などがある。

措置患者の受入先

措置入院は精神保健福祉法29条に定められた入院形態であり、受け入れ先は国公立（独立行政法人を含む）精神科病院もしくは都道府県知事が指定した同法に基づく指定病院に限定されている。

退院請求

精神保健福祉法38条の4の規定に基づき、精神科病院に入院中の患者または家族などは、都道府県知事または政令指定都市の市長に対し、措置入院についてはその措置の解除、他の入院形態患者においてはその入院する精神科病院の管理者に退院命令をすることを求める権利を有する。請求を受けた都道府県知事または政令指定都市市長は精神医療審査会に通知し、審査を求め、その結果入院の必要がない場合には当該精神科病院の管理者に対し、退院命令を出さなければならない。

第五次薬物乱用防止五か年戦略

2021（令和3）年6月に第五次薬物乱用防止五か年戦略フォローアップを公表。目標として「青少年による薬物乱用の根絶」「薬物依存・中毒者の治療・社会復帰の支援及びその家族への支援の充実強化」「薬物密売組織の壊滅及び末端乱用者に対する取り締まりの徹底」「薬物密輸阻止に向けた水際対策の徹底」「国際社会の一員としての国際連携・協力を通じた薬物乱用の防止」の5つを掲げている。

大麻

マリファナ、ハッシッシなどとも呼ばれる精神作用物質。日本では指定薬物とされ、大麻取締法によって栽培と使用が禁じられている。身体依存性は低いが、精神依存は極めて高い。

脱施設化

1963年のアメリカのケネディ（Kennedy, J. F.）大統領の教書に端を発する。精神科病院や障害者施設等の閉鎖的な環境の中で、一律に処遇を受けるという非人間的な対応を改変していく考え方や運動を意味する。

ターミナルケア

〔terminal care〕

「人生の最期の時期」において、その人の人格やQOL（quality of life、生活の質）を尊重し、残された人生をその人らしく生きていけるように専門性を生かしたチームアプローチと援助を進めるケアをいう。

地域診断

コミュニティワークにおいて、住民のニーズや問題の発生要因、解決方法等を地域や社会資源の状況などについてあらゆる角度や視点から総合的に把握をし、分析・検討を行うことをいう。

地域包括支援センター

介護保険法に基づき地域住民の健康の保持および生活の安定のために必要な援助を行うことにより、住民の生活を包括的に支援することを目的として設置された機関。包括的支援事業（介護予防ケアマネジメント、総合相談・支援など）や介護予防支援業務などを実施する。社会福祉士の配置が必要となっており、主任ケアマネジャー、保健師等が配置される。市町村が責任主体であるが、運営は社会福祉法人、医療法人、NPO法人などが行っている。

地域保健法

1994（平成6）年に「保健所法」から「地域保健法」に改正。この改正によって、市町村保健センターにおいて、住民に一貫した保健サービスを提供するようになった。

チック症状

瞬きや口をゆがめる、首・肩・手・足などをピクピクと動かすような不随意かつ無目的な運動を頻繁に繰り返す症状。行動および情緒の障害とされ、一般的には予後が良く、自然に軽快することが多い。

知的障害

かつては精神薄弱と呼ばれていた。精神遅滞とほぼ同義語。発達期以前に知能障害と適応障害が同時に生じたもの。①平均以下の知的機能（IQ70以下）、②適応行動水準の低さ（年齢基準と比べて）、③18歳未満の発症、の3項目がいずれも満たされた場合が診断の基準となる。

注意欠如・多動症（ADHD）

課題の持続が難しく1つの活動に集中できず、気が散りやすい注意の障害とじっとしていなければならない状況でも過度に落ち着きがない多動を示す障害のこと。男女比は4〜6：1で男性の方が多いといわれている。

通院患者の疾患別割合

精神科医療機関に通院中の者を疾患別で見たとき、最も多いのは「気分（感情）障害」であり、入院患者の疾患別比率とは大きく異なる。

トータルヘルスプロモーションプラン（THP）

〔Total Health promotion Plan〕

厚生労働省において推進している、働く人の心と体の健康づくりを目的とした「事業場における労働者の健康保持増進のための指針」（2008〔平成18〕年）のこと。具体的な健康保持増進計画やその内容が規定されている。

ドメスティック・バイオレンス（DV）

〔domestic violence〕

「配偶者からの暴力の防止及び被害者の保護等に関する法律」（DV防止法）によると、配偶者には婚姻の届け出をしていない事実上婚姻関係にある者、元配偶者や生活の本拠を共にする交際相手（元生活の本拠を共にする）も含まれている。

日常生活自立支援事業

認知症高齢者や知的障害者、精神障害者等、判断能力が十分でない人の地域自立生活を支えるための事業。社会福祉法によって規定された福祉サービス利用援助事業の1つで、都道府県・指定都市社会福祉協議会によって運営される。2007（平成19）年4月より、「地域福祉権利擁護事業」の名称を変更し、「日常生活自立支援事業」となった。

ニート

NEET（Not in Education, Employment, or Training）の略称。日本では15〜34歳までの進学も仕事もしておらず職業訓練も受けていない若者をいう。これは家事従事者を除いている。

入院患者の疾患別割合

精神科病院に入院している者を疾患別に見たとき、最も多いのが「統合失調症、統合失調症型障害及び妄想性障害」であり、次いで「症状性を含む器質性精神障害」「気分（感情）障害」の順となっている。

妊娠期間と精神保健上の問題

妊娠初期には妊娠悪阻などの理由により、心理的な動揺を起こしやすい。中期は精神的には比較的安定しているが、妊娠末期は精神的に不安定になりやすい時期である。

認知症高齢者
にんちしょうこうれいしゃ

65 歳以上の認知症高齢者は高齢者全体に占める後期高齢者の割合が増加していることも含めて増加の一途をたどっており、2002（平成 14）年には 149 万人と推計されていたものが、2035 年頃には 376 万人にまで達すると見込まれている。

ノーマライゼーション
〔normalization〕

高齢や障害があっても地域において普通の生活を営み、差別されず、それが当たり前であるという社会をつくる基本理念をいう。1950 年代にデンマークにおいて障害児をもつ親の会から草の根運動的に広がり、バンク－ミケルセン（Bank-Mikkelsen, N. E.）を中心に展開された。その後スウェーデンのニィリエ（Nirje, B.）や北米のヴォルフェンスベルガー（Wolfensberger, W.）らによって広められた。日本では 1981（昭和 56）年の国際障害者年を皮切りに、ノーマライゼーションが展開されている。

配偶者暴力相談支援センター
はいぐうしゃぼうりょくそうだんしえん

「配偶者からの暴力の防止及び被害者の保護等に関する法律」（DV 防止法）において規定されている都道府県が設置する施設。配偶者からの暴力の防止および被害者の保護を図るため、相談を中心としたさまざまな活動を行っており、相談件数は増加の一途をたどる。相談者の 99％は女性である。

曝露法（エクスポージャー療法）
ばくろほう　　　　　りょうほう

認知行動療法の一種。不安障害や大人の外傷後ストレス障害（PTSD）において有効とされている。恐怖や不安の原因になる状況や刺激に対して、あえて段階的にさらすことによって不安反応を消していくという方法である。

発達障害者支援センター
はったつしょうがいしゃしえん

発達障害者支援法に基づき、発達障害者への支援を総合的に行うことを目的とした専門的機関。保健、医療、福祉、教育、労働等の関係機関と連携し、地域における総合的なネットワークを構築しながら、発達障害者やその家族に対して相談、助言、指導を行う。都道府県と政令指定都市に設置が義務づけられている（社会福祉法人等への事業委託も可能）。

発達障害者支援法
はったつしょうがいしゃしえんほう

発達障害を早期に発見、生活全般に渡る支援を通して、福祉の増進を図ることを目的とした法律。発達障害を広汎性発達障害、学習障害、注意欠如・多動症など脳機能の障害であって、その症状が通常低年齢で起こるものと定義している。18 歳未満の者もこの法律の対象者に含まれている。

パニック障害
しょうがい

パニック発作、予期不安、広場恐怖の 3 つの主症状を呈する。突然生じるパニック発作（動悸、めまい、吐気、手足のしびれ）などの強い不安感を主症状とする精神疾患の 1 つ。この不安感はその対象が明確とは限らず、漠然とした不安感であることが多い。

ハームリダクション
〔harm reduction〕

健康被害や危険をもたらす行動習慣（薬物依存など）を全面的にやめることなく、それがもたらす個人あるいは社会への有害な影響（harm）を軽減させる（reduction）政策やプログラムのこと。HIV 感染症を防ぐために自治体が注射器を配布したり、麻薬常習者のために薬物使用センターを作ったり、その他治療や福祉サービスを提供する。

バルビツレート
〔barbiturate〕

睡眠薬の一種。バルビツールとも呼ぶ。依存性が高く、服薬の中断により反跳性の不眠やせん妄が出現しやすい。大量服薬による中毒症状が重篤なため、精神科領域以外では睡眠薬として使われることはほとんどない。

バーンアウトシンドローム（燃え尽き症候群）
も　つ　　しょうこうぐん
〔burnout syndrome〕

それまで仕事や物事に対して、献身的に努力していた人が心身の極度の疲労によって、燃え尽きたように意欲を失ってしまうこと。症状としては情緒的消耗感、脱人格化、個人的達成感の低下などが見られる。

犯罪被害者等基本法

2004（平成 16）年に犯罪被害者等（犯罪やこれに準ずる心身に有害な影響を及ぼす行為の被害者およびその家族または遺族）の権利や利益を守ることを目的として成立した法律。個人の尊重と被害を受けた時から再び平穏な生活が営めるよう支援が途切れなく講ぜられるものとする。

反社会的行動

刑事罰の対象となる価値や規範を逸脱し敵対する行動や行為（殺人・暴行・強盗・傷害・詐欺等）、社会が容認していない行動（違法賭博・売春行為・違法薬物の使用等）、不特定の対象や公的領域に対して混乱や悪影響を与える行動（インターネット上へのウィルス散布、暴走族による暴走行為等）の総称。

反社会的行動と非社会的行動 [思春期]

思春期における反社会的行動には、暴力、暴走、窃盗、恐喝、いじめが挙げられる。また、非社会的行動とは、自分自身の責務や他人との感情的な交流を回避する行動で、社会規範に対する積極的敵対ではない。思春期の場合、不登校、ひきこもり、自傷行為、自殺といった行動が挙げられる。

ピアジェ

〔Piaget, Jean 1896-1980〕
スイスの児童心理学者。子どもの認知発達の研究から発生的認識論を提唱した。認知発達の4つの段階（感覚運動期、前操作期、具体的操作期、抽象的操作期）や子どもの知能や心性の研究、保存の概念などで有名。

ビアーズ

〔Beers, Clifford Whittingham 1876-1943〕
アメリカにおける精神衛生運動の創始者。24 歳の時、自殺未遂をして、その後3回の精神科病院への入院歴を有する。その時の体験を書いた『A Mind That Found Itself（わが魂にあうまで）』を 1908 年に出版。精神障害者の人権擁護、精神科医療に対する改善を訴える活動を展開する。

ひきこもり

さまざまな要因によって社会的参加を回避し、原則として6ヵ月以上にわたっておおむね家庭にとどまり続けている状態のことを指す。その原因が疾患によるものの場合もあるが、疾患ではなく、「状態」として捉える。

病床機能の専門分化・専門病棟

精神科病棟においては、その病棟としての機能の専門分化が進んでいる。主なものとしては、精神科救急入院病棟、精神科急性期治療病棟、精神科療養病棟、老人性認知症疾患治療病棟、老人性認知症疾患療養病棟が挙げられる。

不登校

（病気や経済的な理由を除き）社会的な要因や背景、もしくは身体的、情緒的、心理的な理由により、児童・生徒が学校に登校しない、もしくは登校できないこと。従来は「登校拒否」「学校恐怖」などと呼ばれていたものであるが、現在はこのような表現が用いられている。不登校児童が在籍者に占める割合は、小学校より中学校の方が高い。

ヘルシーピープル

〔Healthy People〕
アメリカが 1979 年に公表した国民の包括的な健康向上・疾患予防計画。健康づくりのために乳児、子ども、未成年、成人、高齢者の5ライフステージ別に目標を設定した。疫学や健康への危険因子を特定し、個人の生活習慣の改善と社会環境整備による健康を目指した目標志向型健康増進施策で、10 年ごとに見直されている。ヘルシーピープル 2020 では思春期の健康、認知障害、睡眠に関する健康、LGBT の健康、そして世界規模で考えるグローバルヘルスなど現状を反映した課題が盛り込まれた。2020 年に発表されたヘルシーピープル 2030 では、重複を避け、最も差し迫った公衆衛生問題に優先順位をつけるために目標指標を減らしている。

ヘロイン

〔heroin〕
天然アヘンより合成された鎮痛作用の極めて高い薬

物。身体依存、精神依存とも強く、慢性中毒症状として振戦、全身衰弱、無気力等の症状が、離脱症状としては発汗、悪心嘔吐などの激しい自律神経症状に見舞われるが、幻覚・妄想の症状は、あまり見られない。

ベンゾジアゼピン
〔benzodiazepine〕
抗不安薬の一種。抗不安作用や鎮静作用をもつが、筋弛緩作用や抗けいれん作用も併せもつ。眠気、脱力感などの副作用があり、急激な中断により、せん妄やけいれんなどの離脱症状が出現することもある。

暴力行為の発生件数
文部科学省が行った調査によると、小・中・高等学校における暴力件数は増加の傾向を示し、2021（令和3）年度は6万6,201件に達している。

保健所デイケアにおける援助
保健所における精神障害者社会復帰援助事業の1つ。医療機関の精神科デイケアと違い診療報酬がない。日中において生活の場を提供し、社会復帰を目的としている。

保健所における精神保健福祉業務
地域精神保健福祉業務の中心的な行政機関として、専門性や広域性が必要な事項について市町村を支援する役割を有する。また、精神保健福祉法34条に規定された移送制度や精神科病院に対する指導監督の役割も有している。

母子保健
国および地方公共団体は、母性ならびに乳児および幼児の健康の保持および増進に努めなければならない（母子保健法5条）。市町村は、母子保健計画の策定のほか、保健指導の奨励、新生児訪問指導、一定の条件にある幼児の健康検査、必要に応じた妊産婦、乳児、幼児の健康診査、母子健康手帳の交付等を行うことになっている。

マタニティブルー
〔maternity blue〕
産後の3〜10日頃に見られる、不安や涙もろさ、緊張感や困惑、疲労感や情動の不安定といった症状を特徴とする一過性の軽いうつ状態。一般的には2週間以内に改善し、出産に伴う正常な反応とみなされている。

メニンガー
〔Menninger, Karl Augusutus 1893-1990〕
アメリカの精神科医・精神分析医。精神現象の背後で働いている生物・心理・社会的な諸力を力動的（ダイナミック）に捉えるという力動精神医学の発展に寄与している。

メンタルヘルスアクションプラン 2013-2020
〔Mental Health Action Plan 2013-2020〕
2013年にWHO総会にて包括的メンタルヘルスアクションプランが採択された。このメンタルヘルスアクションプランは、"No health without mental health（メンタルヘルスなしに健康なし）"を原則に掲げ、精神的に満たされた状態を促進し、精神障害を予防し、ケアの提供やリカバリーを促進し、人権を促進することを目標としている。

モラトリアム
〔moratorium〕
本来は経済学用語であり債務の支払いを猶予することの意味である。しかし、心理学においては、エリクソン（Erikson, E. H.）が、青年期は社会的な責任や義務がある程度猶予されていることから、心理社会的モラトリアムと呼んだことで有名になった。

モルヒネ
〔morphine〕
ケシの乳液より採取される代表的な麻薬性鎮痛薬。強力な鎮痛作用をもつため、末期がんの疼痛治療に効果を発揮する。不安恐怖を取り除く陶酔効果があるため、強い身体依存と精神依存をひき起こす。

薬物乱用防止新五か年戦略
薬物乱用対策推進本部が2003（平成15）年に出した、覚醒剤乱用の一刻も早い終息に向けた戦略。具体的な目標として、①青少年対策、②密売対策、③水際対策・国際協力、④再乱用防止対策が挙げられている。

有機溶剤中毒

有機溶剤とは、塗料の材料などの非水溶性物質を溶かす液化化合物のことでベンジン、ガソリン、灯油、シンナーがこれに含まれる。ベンゼンは造血器障害が起こる。シンナー中毒は、ひどく酒に酔ったような状態になり、幻覚におそわれる中毒性の疾患である。

養育医療

母子保健法に基づく医療費助成制度。出生児体重が2,000 g以下の低体重児や未熟児、または周産期における重篤な合併症をもった乳児が主な対象となる。適用は指定医療機関に限られており、医療費の助成額は世帯の収入状況により異なる。

ライフサイクルに伴う専門的援助

エリクソン（Erikson, E. H.）は、ライフサイクルの概念を導入し、発達段階における課題への葛藤が問題を引き起こす原因とした。思春期の家庭内暴力や青年期のひきこもり、成年期のアルコール依存症、老年期のうつ病など、発達段階ごとのライフサイクルに応じたメンタルヘルス対策に取り組むことをいう。

リカバリー

〔recovery〕
1990年代にサービスの消費者（コンシューマー）やリハビリテーション専門家によって論じられるようになった新しい概念。病気や障害によって失ったものを回復する過程であり、人生を生きることの新しい意味と目的を作りだすこと。医学的な回復過程とは区別され、心理的・社会的目標達成による精神的回復に重点が置かれる。

離脱症状

長期間に渡り反復使用した依存性物質（薬物）を減量もしくは中止した際に引き続いて起こる症状。かつては「禁断症状」という言葉が使われていたが、現在は「離脱症状」という言葉が使われるのが一般的である。

リバーマン

〔Lieberman, Robert Paul 1937-2021〕
アメリカの精神科医。カリフォルニア州立大学ロサンゼルス校で精神科教授を務める。認知行動療法と社会的学習理論に基づいた社会生活技能訓練（Social Skills Training）を治療技法として確立し、発展させた。

レジリエンス

〔resilience〕
「精神的回復力」「復元力」「耐久力」などと訳されるもの。近年では特に「極度に不利な状況に直面した場合においても、正常な平衡状態を維持することができる能力」という意味合いで使われることが多い。

老人性認知症

一般に65歳以上に起こる認知症。脳の老年性萎縮性変化により起こる。記銘・記憶力障害などの認知症状を基本とし、高等感情の鈍麻や人格水準の低下が見られる。夜間せん妄や抑うつ状態、徘徊、不潔行為なども見られることが多い。

労働安全衛生法

職場における労働者の安全と健康の確保、快適な職場環境の形成促進を目的とした法律。①労働災害防止計画、②安全衛生管理体制、③労働者の危険または健康障害防止の措置、④健康の保持増進の措置等が設けられている。

老年期認知症患者数 [世界]

老年期における認知症患者は世界的に増加しており、WHO（世界保健機関）では、2025年には全世界で老年期認知症患者数は4,000万人を超えると予測している。

※吉澤豊「キーワード集」松久保章・坂野憲司・舟木敏子編『精神保健の課題と支援（第2版）』弘文堂, 2016, pp.222-236に基づき、加筆・修正を加えた。

（太字で表示した頁には用語解説があります）

283

鈴木庸裕	（すずき　のぶひろ）	日本福祉大学教育・心理学部　教授／福島大学　名誉教授⋯⋯第3章3節
高橋尚子	（たかはし　なおこ）	ジャパンEAPシステムズ　執行役員・アウトリーチ事業本部　本部長
		⋯⋯⋯⋯⋯⋯⋯⋯⋯⋯⋯⋯⋯⋯⋯⋯第4章3-4節・同4節コラム
高濵壮斗	（たかはま　まさと）	東北文化学園大学現代社会学部　助教／東北大学大学院精神科　ソーシャルワーカー⋯⋯⋯⋯⋯⋯⋯⋯⋯⋯⋯⋯⋯⋯第5章1節、第6章10節
竹村道夫	（たけむら　みちお）	特定医療法人　群馬会　赤城高原ホスピタル　院長⋯⋯⋯⋯第5章9節
舘　祥平	（たち　しょうへい）	武蔵野大学看護学部　専任講師⋯⋯⋯⋯⋯第1章2-3節、第6章1節
谷　功	（たに　いさお）	静岡福祉大学社会福祉学部　教授⋯⋯⋯⋯⋯⋯⋯⋯⋯第6章7節
辻本哲士	（つじもと　てつし）	滋賀県立精神保健福祉センター　所長／全国精神保健福祉センター長会　会長
		⋯⋯⋯⋯⋯⋯⋯⋯⋯⋯⋯⋯⋯⋯⋯⋯⋯⋯⋯⋯⋯第1章1節
名城健二	（なしろ　けんじ）	沖縄大学人文学部　教授⋯⋯⋯⋯⋯⋯⋯⋯⋯⋯⋯⋯第3章2節
新村順子	（にいむら　じゅんこ）	公益財団法人　東京都医学総合研究所　主任研究員⋯⋯⋯第8章3-4節
西　大輔	（にし　だいすけ）	東京大学大学院医学系研究科　教授⋯⋯⋯⋯⋯⋯⋯⋯第1章4節
橋本直子	（はしもと　なおこ）	関西学院大学人間福祉学部　准教授⋯⋯⋯⋯⋯⋯⋯第8章5-6節
早川　洋	（はやかわ　ひろし）	社会福祉法人　慈徳院　こどもの心のケアハウス嵐山学園　園長
		⋯⋯⋯⋯⋯⋯⋯⋯⋯⋯⋯⋯⋯⋯⋯⋯⋯⋯⋯⋯⋯第2章3節
稗田里香	（ひえだ　りか）	武蔵野大学人間科学部　教授⋯⋯⋯⋯⋯⋯⋯⋯⋯⋯第6章2節
引土絵未	（ひきつち　えみ）	日本女子大学人間社会学部　専任講師⋯⋯⋯⋯⋯⋯⋯第6章3節
平林美紀	（ひらばやし　みき）	静岡県立静岡がんセンターよろず相談　社会福祉士⋯⋯⋯第5章4節
福島喜代子	（ふくしま　きよこ）	ルーテル学院大学総合人間学部　教授⋯⋯⋯第5章3節、第6章5節
福田幸夫	（ふくだ　さちお）	静岡福祉大学社会福祉学部　教授⋯⋯⋯⋯⋯⋯⋯⋯第5章5節
水澤都加佐	（みずさわ　つかさ）	Healing & Recovery Institute 所長⋯⋯⋯⋯⋯⋯⋯第2章7節
森田久美子	（もりた　くみこ）	立正大学社会福祉学部　教授⋯⋯⋯⋯⋯⋯⋯⋯⋯⋯第2章4節
山中達也	（やまなか　たつや）	山梨県立大学人間福祉学部　准教授⋯⋯⋯⋯⋯⋯⋯第6章11節
米沢　宏	（よねざわ　ひろし）	ジャパンEAPシステムズ産業ダイアローグ研究所　所長⋯⋯第4章1-2節

コラム執筆者（五十音順）

執筆分担

今成知美	（いまなり　ともみ）	特定非営利活動法人　ASK　代表⋯⋯⋯⋯⋯⋯⋯第6章2節コラム
坂口香澄	（さかぐち　かすみ）	駿府こころのクリニック　ピアサポート専門員・精神保健福祉士
		⋯⋯⋯⋯⋯⋯⋯⋯⋯⋯⋯⋯⋯⋯⋯⋯⋯⋯第7章3節コラム
白石玲子	（しらいし　れいこ）	医療法人社団　アパリ　アパリクリニック　精神保健福祉士
		⋯⋯⋯⋯⋯⋯⋯⋯⋯⋯⋯⋯⋯⋯⋯⋯⋯⋯第6章3節コラム
田中紀子	（たなか　のりこ）	公益社団法人　ギャンブル依存症問題を考える会　代表
		⋯⋯⋯⋯⋯⋯⋯⋯⋯⋯⋯⋯⋯⋯⋯⋯⋯⋯第6章4節コラム
新田　惠	（にった　めぐみ）	DVサバイバー⋯⋯⋯⋯⋯⋯⋯⋯⋯⋯⋯⋯⋯⋯第2章1節コラム
持田恭子	（もちだ　きょうこ）	一般社団法人　ケアラーアクションネットワーク協会　代表理事
		⋯⋯⋯⋯⋯⋯⋯⋯⋯⋯⋯⋯⋯⋯⋯⋯⋯⋯第2章4節コラム
		窃盗症当事者⋯⋯⋯⋯⋯⋯⋯⋯⋯⋯⋯⋯⋯⋯第5章9節コラム

現代の精神保健の課題と支援
【新・精神保健福祉士シリーズ2】

2023(令和5)年2月15日　初　版1刷発行

編　者　岡﨑直人・長坂和則・山本由紀
発行者　鯉渕友南
発行所　株式
　　　　会社　弘文堂　　101-0062　東京都千代田区神田駿河台1の7
　　　　　　　　　　　　TEL 03(3294)4801　　振替 00120-6-53909
　　　　　　　　　　　　https://www.koubundou.co.jp

装　丁　水木喜美男
印　刷　三美印刷
製　本　井上製本所

ISBN978-4-335-61126-1

新・精神保健福祉士シリーズ 全21巻

福祉臨床シリーズ編集委員会/編

2021年度からスタートした新たな教育カリキュラムに対応！

新・精神保健福祉士シリーズ
1
精神医学と精神医療

シリーズの特徴

精神保健福祉士の新カリキュラムに対応した全面改訂版を編むにあたり、①血の通ったテキスト、②実践の哲学を伝えるテキスト、③現状変革・未来志向のテキスト、④現場のリアルを伝えるテキスト、⑤平易で読みやすいテキスト、の5点を基本的な編集方針としました。
精神保健福祉士をめぐる時代状況の変化とともに、本シリーズもまた新陳代謝を図り、新しい価値と哲学を発信していければと願っています。

新・社会福祉士シリーズ 全22巻

福祉臨床シリーズ編集委員会/編

2021年度からスタートした新たな教育カリキュラムに対応！

新・社会福祉士シリーズ 1
医学概論

シリーズの特徴

社会福祉士の新カリキュラムに合致した科目編成により、社会福祉問題の拡大に対応できるマンパワーの養成に貢献することを目標とするテキストです。
たえず変動し拡大する社会福祉の臨床現場の視点から、対人援助のあり方、地域福祉や社会福祉制度・政策までをトータルに把握し、それらの相互関連を描き出すことによって、社会福祉を学ぶ者が、社会福祉問題の全体関連性を理解できるようになることを意図しています。

◎＝精神保健福祉士と共通科目